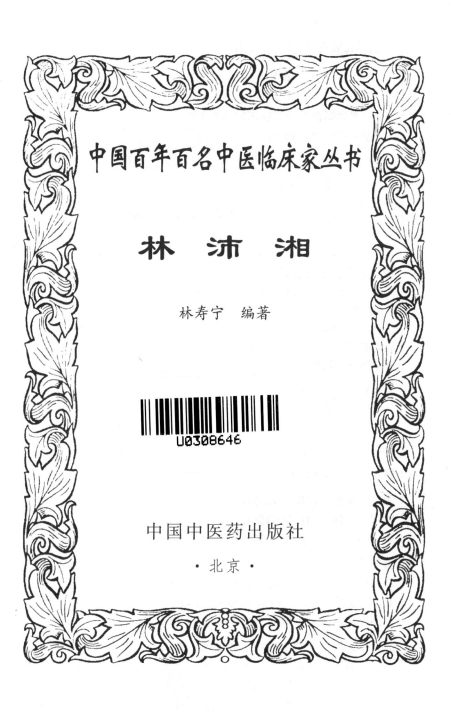

中国百年百名中医临床家丛书

林 沛 湘

林寿宁 编著

U0308646

中国中医药出版社

·北京·

图书在版编目（CIP）数据

林沛湘 / 林寿宁编著 . -- 北京：中国中医药出版社，2001.9（2025.3 重印）

（中国百年百名中医临床家丛书）

ISBN 978 - 7 - 80156 - 251 - 7

Ⅰ. ①林… Ⅱ. ①林… Ⅲ. ①中医学临床—经验—中国—现代 Ⅳ. ① R249.7

中国版本图书馆 CIP 数据核字（2001）第 064281 号

中国中医药出版社出版

北京经济技术开发区科创十三街 31 号院二区 8 号楼

邮政编码　100176

传真　010-64405721

廊坊市佳艺印务有限公司印刷

各地新华书店经销

开本 850×1168　1/32　印张 10.625　字数 246 千字

2001 年 9 月第 1 版　2025 年 3 月第 4 次印刷

书号　ISBN 978 - 7 - 80156 - 251 - 7

定价　38.00 元

网址　www.cptcm.com

服 务 热 线　010-64405510

购 书 热 线　010-89535836

维 权 打 假　010-64405753

微信服务号　**zgzyycbs**

微商城网址　**https://kdt.im/LIdUGr**

官方微博　**http://e.weibo.com/cptcm**

天猫旗舰店网址　**https://zgzyycbs.tmall.com**

如有印装质量问题请与本社出版部联系（010-64405510）

出版者的话

祖国医学源远流长。昔岐黄、神农，医之源始；汉仲景、华佗，医之圣也。在祖国医学发展的长河中，临床名家辈出，促进了祖国医学的迅猛发展。中国中医药出版社为贯彻卫生部和国家中医药管理局关于继承发扬祖国医药学，继承不泥古、发扬不离宗的精神，在完成了《明清名医全书大成》出版的基础上，又策划了《中国百年百名中医临床家丛书》，以期反映近现代即20世纪，特别是新中国成立50年来中医药发展的历程。我们邀请卫生部张文康部长做本套丛书的主编，卫生部副部长兼国家中医药管理局局长佘靖同志、国家中医药管理局副局长李振吉同志任副主编，他们都欣然同意，并亲自组织几百名中医药专家进行整理。经过几年的艰苦努力，终于在21世纪初正式问世。

顾名思义，《中国百年百名中医临床家丛书》就是要总结在过去的100年历史中，为中医药事业做出过巨大贡献、受到广大群众爱戴的中医临床工作者的丰富经验，把他们的事业发扬光大，让他们优秀的医疗经验代代相传。百年轮回，世纪更替，今天，我们又一次站在世纪之巅，回顾历史，总结经验，为的是更好地发展，更快地创新，使中医药学这座伟大的宝库永远取之不尽、用之不竭，更好地服务于人类，服务于未来。

本套丛书第一批计划出版140种左右，所选医家均系在中医临床方面取得卓越成就，在全国享有崇高威望且具有较高学术造诣的中医临床大家，包括内、外、妇、儿、骨伤、针灸等各科的代表人物。

本套丛书以每位医家独立成册，每册按医家小传、专病论治、诊余漫话、年谱四部分进行编写。其中，医家小传简要介绍医家的生平及成才之路；专病论治意在以病统论、以论统案、以案统话，即将与某病相关的精彩医论、医案、医话加以系统整理，便于临床学习与借鉴；诊余漫话则系读书体会、札记，也可以是习医心得，等等；年谱部分则反映了名医一生中的重大事件或转折点。

本套丛书有两个特点是值得一提的：其一是文前部分，我们尽最大可能地收集了医家的照片，包括一些珍贵的生活照、诊疗照，以及医家手迹、名家题字等，这些材料具有极高的文献价值，是历史的真实反映；其二，本套丛书始终强调，必须把笔墨的重点放在医家最擅长治疗的病种上面，而且要大篇幅详细介绍，把医家在用药、用方上的特点予以详尽淋漓地展示，务求写出临床真正有效的内容，也就是说，不是医家擅长的病种大可不写，而且要写出"干货"来，不要让人感觉什么都能治，什么都治不好。

有了以上两大特点，我们相信，《中国百年百名中医临床家丛书》会受到广大中医工作者的青睐，更会对中医事业的发展起到巨大的推动作用。同时，通过对百余位中医临床医家经验的总结，也使近百年中医药学的发展历程清晰地展现在人们面前，因此，本套丛书不仅具有较高的临床参考价值和学术价值，同时还具有前所未有的文献价值，这也是我们组织编写这套丛书的初衷所在。

中国中医药出版社

2000 年 10 月 28 日

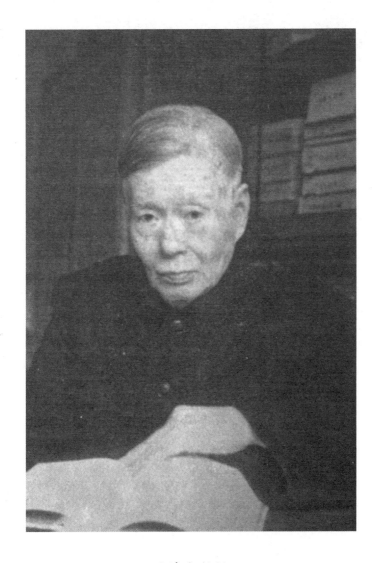

林沛湘教授

内容提要

　　本书为全国名老中医、著名中医内科专家林沛湘教授从医六十余年的经验集萃，分为医家小传、专病论治、诊余漫话及年谱四大部分。专病论治对林氏治疗肝病、肾病、心病、胃病、外感病、肺系疾病和眼病等经验作了系统的介绍，诊余漫话则反映了林氏学术思想。全书内容翔实，医案精当，可启发后学，对中医及中西医结合临床工作者及学生提高辨证论治水平有直接的指导作用。

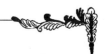

目　录

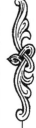

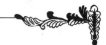

林沛湘，字震瑚，1906年3月26日生于西江中游的鱼米之乡——广西贵港市。其父靠替人打工为生，闲时亦好岐黄之术。林沛湘自幼天资聪慧，虽家庭贫困，读书仅及高小，但见家中中医古籍不少而常读之，久而不觉中竟喜之不释手，加上为谋生之计，遂立志学医。1922年至1935年间，他以十余年的时间，一边打工，一边自学医经，同时广访当地名医，不耻下问，虚心求教，终于学有所成。1936年初，林沛湘正式在贵港市开办诊所，悬壶应诊。因其医术精良，信誉至上，不久便赢得了患者的信赖。中华人民共和国成立后，他于1954年又在贵港市联合多名同道，创办"三好联合诊所"并担任所长至1956年。

坚实的理论基础，20年的行医生涯，铸就了林沛湘精湛的医术，其名享誉四方。1956年年初，广西创建中医专科学校（广西中医学院前身），林沛湘因此被卫生厅选调到南宁，参与学校的筹建。建校初期，百业待兴，林沛湘作为

经史教研组的组长，与同事们一道，制定教学大纲，编写教材，开创了广西中医高等教学的先河。几十年来，林沛湘桃李遍及国内外，其以严谨的治学态度，广博的学识，而深受学生们的爱戴。

林老长于中医基础理论的研究，而尤精于《内经》，其解读经文既重视历代各家注解又不拘泥之，既重视文字的释译，又必以不乖于临床为基点，以指导临床为前提，故其讲解中医基础理论常因与临床联系密切而深入浅出。对《内经》难点的解惑常有自己独到的见解。所著《内经讲义》《中医学基础教学参考资料》，乃集几十年对中医基础理论和《内经》的研究与教学的心得。

林老从来就认为，中医基础理论与《内经》的教学与学习和研究必须与临床紧密联系，因此，无论教学工作多忙，也保证有相当时间用于临床，并把临床带教作为中医基础理论教学的重要内容。八桂大地，从中医学院附属医院到地方及部队医院，从城市到乡村，都留下了他的足迹。1959年秋，林老带领学生到广西百色澄碧河水库建设工地实习，当时工地民工及村民流行伤寒病及阿米巴痢疾，林老以六经辨证和卫气营血辨证理论相结合，巧用当地生鲜草药，成功救治了大批患者，一时传为佳话。1973年到1975年间，林老多次带领西医学习中医班的学生到外地实习，不但亲自治愈了众多杂病患者，而且针对西医同志对中医理论不易理解，存有疑问的情况，结合实际病案深入浅出，循序渐进，生动形象地解释中医理论，其师长风范令人折服。1990年虽已年逾耄耋，仍带徒授业，将其毕业所得传于后人。

长期的临床实践和教学研究，使林老形成了自己的学术风格，这一风格用他自己的话来讲就是"治病必求于理"。

此理乃辨证论治之理，而辨证论治则基于中医基础理论。证候是中医对于疾病的基本认识，每一疾病其证候必为一组，而不是一个。辨证论治也应在一组证候的类证鉴别上，结合辨病进行论治。如能抓住疾病的主要病机，认识病位、病性标本及转归，治疗多可事半功倍。世有所谓独药单方治病者，不为主流也。如能与辨证论治相结合，必能锦上添花。在选方用药上，林老亦以遵循古方为主，认为经典古方经千百年的实践，已证明是有效的，但运用古方治疗今病，往往是对证而不对病。又有古方新用者，所治之病证与原方义相差甚远，如医者能结合自己的体会而推陈出新，则治无不效者。

林老治病，其理常出于《内经》，强调平衡阴阳，调节气机升降出入。以辨证论治为临证之根本，不强求以一证统治一病，而是根据具体证候论治。他善用古方，认为古方之所以流传至今，乃因其效验也。但运用古方又需合于现今病证情况，故其验方大多源于古方而新于古方，基于古方而成。这往往能利用一些看似简单的方剂进行重新组合，临证效果甚佳。林老主张辨证与辨病相结合，辨证论治与专效方药运用相结合，认为本草知识在辨证论治的基础上应适当参考现代药理研究成果。林老重视对脾肾的调治，善于从肝论治杂病。治疗肝病，他注重补脾肾以扶正壮肝，逐湿瘀解热毒以祛邪；治疗心病，他重视理肺以充宗气，补肾以强真水真火；治疗脾胃病，他又以疏理脾胃、肝脾、肝胃的气机升降出入为先；治疗肾病，他围绕补肾脾，化湿浊，祛瘀血，以保肾为要；治疗外感病，他主张祛邪以"给出路，阻去路"为治；治疗眼病，他发挥"通玄府"之法，攻补结合，以通为本。

　　林老从医六十余载，学验俱佳，著作颇丰。曾发表论文数十篇，其所著《内经讲义》，乃集数十年对《内经》教学及研究之体会，解疑答惑，发微《内经》对临床实际的指导作用。林老所著的《中医学基础教学参考资料》用通俗易懂的语言，从理论联系实际的角度，将看似深奥枯燥的中医基本理论加以阐释，曾获广西科技大会奖励。《林沛湘医案医话选》《绛雪园伤寒方条目评注》《西溪书屋夜话录评释》等书则是其临证思维的体现、学术观点的归纳和临床经验的总结。20世纪80年代，林老还和其学生与电子计算机工程人员一起，研制开发了"林沛湘外感咳嗽经验电子计算机诊疗系统"，并获广西科技成果奖励。

　　林老曾任中华全国中医学会理事、广西中医学会副会长、广西医古文研究会主任委员、广西中医专科学校（广西中医学院前身）经史教研组组长、广西中医学院内经及中医学基础教研室主任、医史文献研究室主任。也是广西壮族自治区政协第四、五届委员。林老在1958年获国家卫生部继承祖国医药学成就奖，1980年获广西科技大会奖，1987年获广西科技成果奖二等奖。1990年林老被国家卫生部、人事部、国家中医药管理局联合确认为国家级名老中医专家。

　　春华秋实，当1996年广西中医学院建校四十周年校庆之际，正值林老九十华诞，学生们从各地云集南宁，给这一终身为中医事业工作的广西中医泰斗祝寿。林老看到昔日的学子如今已成栋梁，不禁为中医后继有人而感到欣慰。林老生性耿直，对学术执着地追求，虽主张学术争鸣，但决不盲从，在原则问题上从不让步。对生活的要求不高，一生俭朴，淡泊名利。其以学识和为人，受到学生的爱戴，患者的称道，同事的尊敬，领导的尊重，家乡的父老也引以为豪。

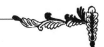

专病论治

肝　炎

肝脏的特性及其与辨治肝炎的关系

　　林老认为，要掌握肝炎的中医辨证论治规律，首先必须明确肝脏的特性及其与各有关脏腑的关系。从肝脏的功能和特性来讲，肝脏体阴而用阳，藏血，内寄相火；其性喜条达，恶郁抑，主疏泄，主生阳之气，以升为用。又因肝脏内寄之相火为阴中之少阳，易动，故肝脏又称为刚脏。

　　肝脏是人体的重要器官，与各脏腑均有联系，特别是同胆、肾、脾、胃等脏腑之间的关系尤为密切。

　　肝和胆是脏腑表里关系。胆为六腑之一，泻则不藏，喜润而恶燥，内主少阳相火。如由于某些原因，导致相火不藏或湿热内蕴，每多从肝胆证候表现出来，出现肝胆实火或

肝胆湿热的病理变化。如情志过激，可使肝气郁而化火，横逆胆腑，或郁怒伤肝，使肝气实而郁火内生等，都与肝胆之相火异常有关。又如湿热邪毒客于肝脏，可致肝脏湿热之证。因肝属脏，主藏，无邪之出路，所以临床上对肝气实、湿热邪火内郁等肝脏疾患的治疗，每多采用借胆腑之道以祛邪。所以泻胆可以泻肝，利胆即是疏肝。如龙胆泻肝汤主泻肝经湿热，实质上是泻胆，使湿热通过胆从小肠以达膀胱，随小便排出。方中柴胡、龙胆草、栀子、黄芩、木通等苦寒之药，是泻胆火从小肠下行（也就是吴鞠通所说的“苦通火腑”之意），再以车前子、木通、泽泻导向膀胱，使邪有出路。还有茵陈蒿汤、栀子柏皮汤等泻肝胆湿热的方剂，亦均用此法。此外，若肝火亢奋，导致心火内燔，出现心烦易怒，脉细弦数，舌赤尿黄，甚至口舌糜烂，也可采用泻心（实则泻其子）之法治疗，以导赤散泻心火，使邪从小肠以达膀胱，随小便排出。

肝和肾同属下焦，是子母关系。肾藏元阴元阳，藏精而主水。在生理上，肝之阴血有赖于肾之阴精的滋养；肾之元阳，为命门真火，可温煦脏腑百骸，发挥“少火生气”的作用，所谓“水生木体”也。而肝血充盛，血化为精，又可充盈肾精，所谓“肝肾同源”也。故肝阴、肝阳、肾阴、肾阳，相互滋生，相互制约。肝肾之间，肾阴虚，可以导致肝阴虚。在病理上，肝肾一方面的不足，也导致另一方面的虚损。例如肾阴不足，肝之阴血无以濡养，可导致肝阳上亢，肝火内生的病理改变；而相火妄动，则表现为肝胆火旺，又会出现“壮火食气”之证候，引起肾的亏虚。“肝肾同病”，就是这个道理。因此在治疗时，可采用滋肾养肝或泻肝凉肾的方法以“肝肾同治”，即“补肾即所以补肝”“泻肝即所以

泻肾"。所以肝肾之间的关系，在生理上是"肝肾同源"，在病理上有"肝肾同病"，在治疗上可以"肝肾同治"。了解这三点，也就掌握了肝与肾之间的关系。

　　肝藏血而主疏泄，内寄胆腑；脾生血而司运化，与胃相连。在生理上，肝脾相互资助，脾的健运，使血的化生有源。脾胃的升降与肝胆的疏泄有着密切的关系，二者有"脾之升随乎肝，胃之降随乎胆"的说法。故土得木而疏，或土厚则木气自荣。在病理上，肝和脾是乘侮的关系，临床上常见为肝旺乘脾，或土壅木郁。如肝乘脾，是肝有实邪，在脾虚的情况下出现胁腹痛、便溏、不欲食等症状，此即《金匮要略》所说的"见肝之病，知肝传脾，当先实脾"的证候。小儿疳积，出现烦躁易怒，则为土壅木郁的证候。《伤寒论》第100条说："伤寒阳脉涩，阴脉弦，法当腹中急痛，先与小建中汤。不差者，小柴胡汤主之。"此即为土得木而疏的证治。另逍遥散的证治，则是培土而疏肝，使土厚则木气自荣也。又如肝胆气火上逆，导致胃气不降，燥土（胃）气逆，胆（肝）胃不和，症见呕吐，或苦或酸，脘胁痛，心中疼热，气上冲心，治宜"泄木和胃"，方选温胆汤、左金丸等，辛开苦降，泄木安胃。

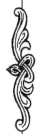

　　肝、胆、脾、胃之间的关系较为复杂，病变上可以互相影响，治疗上常互相兼顾。如《伤寒论》小柴胡汤证，既有寒热往来、胸胁苦满的经证，又有口苦、咽干、目眩的腑证；既有心烦喜呕的胃证，又有腹中痛的脾证。可见小柴胡汤虽然是治少阳病的方剂，其实是肝、胆、脾、胃均能照顾的祖方，也即调和肝脾、调和胆胃的祖方。《伤寒论》第172条说："太阳与少阳合病，自下利者，与黄芩汤；若呕者，黄芩加半夏生姜汤主之。"前者是胆火迫注胃肠，以黄芩泻

胆火，芍药敛胆火，而以草、枣缓中，缓火气之急迫，缓津液之下降；后者是胆气上逆，导致胃气不降，故在泻胆火、敛胆火、缓津液的同时，加半夏、生姜以降逆。再如《丹溪心法》的左金丸，治肝郁化火，胃失和降，逆而上冲所致的嗳气吞酸，口苦，胁胀痛等症，虽然名为"左金"，实为使金气左行而平木。因上证已从火化，故用辛以开上，苦以泻下，也是泻胆火。

肝炎的治疗原则

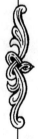

通过上述讨论，可见肝、胆、脾、胃之间是互相影响的，其病理变化，更为错综复杂。因此对肝病的治疗要药随证转，把握要领，处理好其升降出入及补泻的原则。林老认为，王旭高《西溪书屋夜话录》提出治肝三十条二十九法，较能体现肝的生理病理特点及其与其他脏腑的关系，并将之用叶天士的"治用、治体、治阳明"治肝三法加以归纳，认为如能结合扶正祛邪的原则来运用，对于肝炎的治疗，可以取得良好的效果。

所谓"治用"，就是调整肝的机能，即调理肝气，因为"气有余便是火"。肝用既有太过，也有不及，但因肝为刚脏，肝火易动，所以治用一般多指实证。如肝经实火，机能亢进，导致口苦、目赤、耳聋、耳肿等症，用龙胆泻肝汤以泻肝火，亦即泻胆通腑，使热从下泄。又如郁怒伤肝，气逆动火，烦热胁痛，胀满动血等症，张景岳用化肝煎治疗，清化肝经之郁火，其实也是从泻胆火以求出路，药用丹皮、山栀泻胆火，白芍敛降胆火，又泻又敛，使肝胆之火从下降，脏病以通腑气为出路。叶天士所说的"肝用宜泄"，是指这种方法而言。

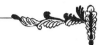

　　"治体"，是指肝血和肝阴亏损，造成肝的实质（津血）损害而言。因为水生木体，而津血来源于脾胃，所以肝的实质损害与肾和脾胃有密切关系，可以滋补肾阴以生肝体，或健脾养血，柔养胃阴以荣肝体。例如逍遥散治疗脾虚血少，肝脏藏血不足，不能濡养肝木的肝郁，症见胁痛、寒热、头痛目眩、神疲食少等，血虚内热加丹皮、栀子，血虚太甚则加熟地。又如六味地黄丸、一贯煎治疗肝肾阴虚，肝失所养，肝气横逆，或气火上逆，胁肋疼痛等症。以上逍遥散补脾养血舒肝以足肝藏，六味地黄丸滋肾阴以生肝体，一贯煎养肝胃之阴以荣肝体，均属于治体的方法。

　　"治阳明"亦即治脾胃。肝病到了一定程度，有些需要兼治脾胃，才能解决问题。《临证指南医案》提出"治肝不应，当取阳明"，《沈绍九医话》提出"柔肝当养胃阴，疏肝当通胃阳"，可见治脾胃的意思，是通过滋养胃阴以滋荣肝急，或健脾养血以条达肝气。前者如一贯煎（沙参、麦冬、当归、生地黄、栀子、川楝子）滋养肝肾胃阴，治肝气不舒，胸脘胁痛；后者如逍遥散治血虚肝郁所致的脘胁作痛。

　　肝脏内寄相火，火属阳，主动，性刚强，要赖肾水以滋养，心血以润养，脾胃的谷气津液以培养，肺气的肃降以制亢奋。倘精血津液营养衰少，火就失其涵蓄而亢奋（动），动则生风。在治疗上属于肝肾阴亏者，则滋肾之阴以制相火之妄动，如六味地黄丸。属于邪火（热）夺津液者（如慢性肝炎），则养胃阴生津液以熄风阳，舒肝急，如五汁饮（梨汁、荸荠汁、鲜芦根汁、麦冬、藕汁），或一贯煎之类。又有血虚肝急，则宜缓肝养血熄风（何首乌、枸杞子、当归、桑叶、胡麻、柏子仁、茯苓、天冬、黑稆豆衣等）。所以治肝一般宜凉宜润宜濡养，凉润则相火宁，刚劲之用得柔和之体，顺其条达之性，敷荣之用而无病。

肝炎证治

肝炎一病常表现为正虚邪实的证候，其邪实之证，除了因上述的肝郁气滞及肝火内动外，湿热内蕴（或湿邪阻遏）及瘀血阻滞的证候常贯穿于疾病的整个过程，所以清利湿热（湿邪）和凉血活血又为基本的治疗主法。常选用茵陈蒿汤、田基黄、虎杖、白花蛇舌草、板蓝根、土茯苓、苍术及丹参、牡丹皮、三七、桃仁、红花、蒲黄、鸡血藤等。但在祛邪时应注意处理好急则治其标、缓则治其本及标本同治的关系。在肝炎的急性期应以祛邪为主，慢性期可以标本同治或以扶正为主。还应谨防祛邪伐伤正气，而犯虚虚之戒。清利湿热（湿邪）和凉血活血的药物多为苦寒之品，活血药物又有散血耗血之虞，多用久用则过，故每每与扶正之药共伍，以制其过。

治疗慢性肝炎和治疗其他许多病证一样，临床用药要因证情的偏寒偏热、偏虚偏实而作必要的调整，但病情一好转或稳定就要守方，守方也是取得预期疗效的一个重要方法。

林老根据肝脏的特点，结合其数十年在肝炎治疗方面的临床经验，对该病的证治规律作了归纳，兹分述如下。

阴虚证治

该证为湿热留滞日久，消耗津血所形成者。本型又分为偏于血虚及阴虚两种证型。

偏于血虚者，一般多责于肝脾。这里有两种证候：一种是其症状除肝区胀痛之外，伴有脾虚症状，如纳呆、便溏、腹胀、面色青白、舌暗淡、脉虚或迟弦，常用逍遥散补脾生血为基本方；另一种是根据临床经验，血虚者，多伴有血

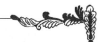

滞，血滞多为血虚所造成，气滞导致血滞者少，故宜于逍遥散加丹参、熟地黄、郁金。如果兼挟湿热未除，邪盛正衰，应再加清热祛湿解毒药，如田基黄、茵陈、鸡骨草等。如果血虚而又兼血热，伴有潮热、脉弦细、舌红等症，则在以上处方的基础上加牡丹皮、生地黄、地骨皮、栀子等。

　　阴虚者，一般多责于肝、肾、胃，但以胃阴为主。所谓"治肝不愈治阳明"，就是这种证候。治疗上宜"柔肝当养胃阴"，因为这是由于长期的湿热邪气消耗津血所造成。除肝区灼热胀痛外，多伴有潮热，面潮红，脉弦细数，舌质暗红，干黄白苔，口不渴，或见口苦。此为湿热未除，正气（津血）已虚的表现。常用一贯煎为主方，它有滋养肝肾胃阴，特别是滋养胃阴的作用。如加石斛、白芍、大枣酸甘化阴，则更能养肝阴护肝体，促进甘守津还。在治疗这一证候时常少用甘草而多用大枣，乃因甘草能增胀满，大枣则有养血之功。血热甚而有血滞者，则加丹皮、地骨皮，因为血热可使血液干枯，形成血滞。丹皮、地骨皮能清泄血中之热，但丹皮、地骨皮不能增液，故应加生地黄、石斛、沙参、麦冬以增液，然后血不干枯，再加丹参活血，则血行而不滞，这是正虚治法的一面。

　　本型常见有气阴两虚者，可考虑加党参、黄芪、灵芝菌等以益气生津，或加大半夏汤以通补阳明。湿热之邪未衰，则用一贯煎加味，田基黄、茵陈、鸡骨草、栀子、黄芩、黄柏等随宜选用，以清热解毒祛湿。至于肝大者，除责其本虚外，还多为湿热及瘀血所为，所以治疗时应在扶正的基础上注意清热利湿、活血祛瘀。在这方面，丹参、牡丹皮凉血活血解郁，生地清热凉血，养阴益肝，田基黄清热解毒，林老在临证时常选用之。经过治疗，肝大的情况可随炎症的好转

而改善，此时对于疏肝行气止痛药物，如柴胡、青皮、香附等，因恐其耗气伤阴，宜慎用。正如李士材所说"肝虚则禁其疏泄"。阴虚型是一个主要的病型，在慢性肝炎中占的比例很大。

例1：贾某，男，42岁，1990年6月10日初诊。

患慢性肝炎已3年余。6月10日查肝功能：TTT（麝香草酚浊度试验）18U，ZnTT（硫酸锌浊度试验）14U，GPT（谷丙转氨酶）146U，HBsAg（乙型肝炎表面抗原）（＋），HBeAg（乙型肝炎E抗原）（＋），HBcAb（乙型肝炎病毒核心抗体）（＋）。现症见：右胁部隐隐作痛，烦热，纳差。诊得舌体偏小，舌质边尖红，舌苔黄，脉细弦。证属肝之阴血亏损，湿热瘀血为患。治宜养阴凉血，清热利湿化瘀。方用一贯煎加味：枸杞子13g，沙参13g，麦冬13g，生地黄15g，当归7g，女贞子20g，牡丹皮20g，丹参15g，虎杖20g，白花蛇舌草15g，田基黄20g，川楝子7g。水煎服，每日1剂。

药服10剂后，右胁疼痛缓解，其他症状也减轻，即去川楝子。7月19日复查肝功能：GPT 32U，TTT 9U，ZnTT 8U。于前方基础上，再去田基黄、白花蛇舌草，又治疗2个月，9月21日复查肝功能已恢复正常，HBeAg（－），HBcAb（－）。嘱其用此方每周服2~3剂，继续调理3个月。1年后随访，病情未见复发。

例2：文某，女，26岁，1990年12月8日初诊。

发现"大三阳"半年。半年前体检时发现乙型肝炎病毒表面抗原（HBsAg）、乙型肝炎病毒E抗原（HBeAg）及乙型肝炎病毒E抗体阳性，但肝功能正常，以后两次复查结果均如此，但身体无明显不适。诊见舌质偏红，舌苔腻。脉细

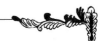

弦。查：肝功能正常。两对半：HBsAg（＋），HBeAg（＋），HBcAb（－），抗－HBs（乙型肝炎表面抗体）（－），抗－HBe（乙型肝炎 E 抗体）（＋）。西医诊为乙型肝炎病毒携带者。中医证属肝阴不足，湿热内蕴。治宜养肝益阴，清热解毒。方用一贯煎加减：枸杞子 15g，沙参 13g，麦冬 13g，生地 10g，鸡血藤 15g，女贞子 20g，丹参 15g，牡丹皮 20g，白花蛇舌草 20g，虎杖 20g。水煎服，每日 1 剂。嘱忌烟酒及辛辣煎炸食物。以此方为基础，临证化裁，治疗 1 个半月，以后两次复查两对半均正常。2 年后随访，未见复发。

　　按：上二例的证候特点是肝阴不足。例 1 兼夹湿滞瘀血化热，故使病情缠绵。治疗既不能偏于滋腻，又不可过于苦燥。方选一贯煎加女贞子，采取滋水涵木，培土抑木，清金抑木等并用，从多方位养血、益津、补阴，解决肝体不足这一主要矛盾，配合丹参、牡丹皮活血凉血而祛瘀，虎杖、白花蛇舌草、田基黄等清热利湿解毒。林老说，治疗慢性肝炎的重点是培补正气，在治疗过程中，苦燥行气及疏肝之品应慎用，中病即止，以免复伤肝液。清热解毒药物在病情好转之后也须逐渐减量，以利于气机运行。此外，一旦有效，便不轻易更方，也是取效的手段之一。例 2 临床上虽无症状可辨，但又确有治疗的需要，故从其体质入手，以舌脉为主要辨证依据。分析其舌脉，知其体质为肝阴不足，今又湿热毒邪乘肝体之不足而蕴积，故根据肝病的特点施治。肝阴不足是慢性肝炎常见的证型，林老在治疗时有一相对固定的方剂，这一方剂是以一贯煎为基础的，运用时还要根据临床情况加减。该方的基本药物为枸杞子 13g，沙参 13g，麦冬 13g，生地黄 15g，当归 7g，女贞子 20g，丹参 15g，牡丹皮 20g，白花蛇舌草 20g，虎杖 20g。

气阴两虚证治

该证包括肝气阴两虚及肝脾气阴两虚证候。此二证均是慢性肝炎常见证候。前者为肝脏的气阴不足，症见胁痛隐隐，或胁部胀闷不适，或身目微黄，其色不华，神疲乏力，筋脉拘急，手足麻木，头晕目眩，耳鸣等，舌质淡红或淡，舌苔白或白腻，脉弦细或细弱无力。治法为益气养阴，活血化湿解毒，治疗是侧重在养肝解毒。常用方剂为林老自拟方，其中药物为枸杞子15g，麦冬15g，当归10g，党参20g，黄芪15g，茯苓15g，白术10g，虎杖15g，白花蛇舌草15g，丹参10g，鸡骨草20g，大枣15g。后者为肝脾两虚，其症见除有肝脏气阴两虚的表现以外，还见脾胃虚弱的症状，如面色萎黄，纳呆，大便溏烂。治宜益肝健脾，活血化湿解毒，治疗重在调补肝脾。方剂亦为林老自拟方，其基本药物有黄芪20g，黄精20g，茯苓15g，白术10g，白芍15g，当归7g，女贞子20g，牡丹皮20g，丹参15g，白花蛇舌草20g，虎杖20g，绞股蓝20g。不论是肝气阴两虚或肝脾气阴两虚，临床上多以气虚证候为主，有时亦或表现为只见气虚证候，由于肝为体阴用阳之脏，其虚者多伤于阴血，故不管是气虚为主或气虚证候，治疗均应当照顾到补益阴血，这也是林老为什么将这些证候统称为气阴两虚而不称之为气虚的原因。同其他以虚为主的证候一样，气阴两虚证也是常兼夹瘀血、湿滞，用药时需综合考虑。

例3：王某，女，32岁，1989年12月4日初诊。

患慢肝炎2年余。近3个月来服用清热疏肝为主之中药治疗，病非但未好转，现又见精神疲惫，纳差乏力等症。肝 功 能：TTT 12.7U，GPTU 146U，HBsAg（＋），HBeAg（＋），HBcAb（＋）。诊得舌质淡，舌苔薄黄，脉细无力。此

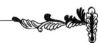

属气阴两虚兼湿热血瘀。治宜养阴益气，利湿活血。药用：黄芪25g，黄精20g，牡丹皮20g，女贞子15g，绞股蓝15g，虎杖20g，鸡骨草2g。水煎服，每日1剂。药用15剂后，患者精神渐好，纳食增加。以此方为主化裁治疗2个月。1990年2月15日复查肝功能已正常，HBsAg、HBeAg、HBcAb均转阴性，症状也已缓解。于前方去鸡骨草、虎杖，调理数月，半年后再次复查，肝功能无异常。

例4：吴某，女，31岁，1990年10月6日初诊。

右胁隐痛3年余。于3年多前出现右胁隐痛，症状时现时消，多次检查肝功能均正常，但查两对半有HBsAg（＋）、HBeAg（＋）和HBcAb（＋），曾服用中西药物治疗，效果不明显。现除时有右胁隐痛外，无其他不适。查舌质淡，舌苔黄，脉细。肝功能正常。两对半：HBsAg（＋），HBeAg（＋），HBcAb（＋），抗－HBs（－），抗Hbe（－）。西医诊为乙型肝炎病毒携带者。中医证属肝气阴两虚，湿热内蕴。治宜养阴益气，清热解毒。处方：黄芪20g，黄精15g，白芍15g，当归7g，女贞子20g，牡丹皮20g，丹参15g，白花蛇舌草20g，板蓝根20g，绞股蓝20g，延胡索10g。水煎服，每日1剂。并嘱忌烟酒及辛辣煎炸食物。以此方为主临证化裁，治疗2个月，复查两对半已正常，此后用该方去虎杖和白花蛇舌草再服用1个月，在半年内多次查两对半均正常。

按：在上二例中，前者因过用清热及疏利之品，以致气耗阴伤，非益气养阴，扶助正气不足以祛邪，故治疗时遣大量黄芪、黄精以益气升阳，白芍、当归、女贞子等滋阴养血，绞股蓝清热解毒，并有益气之效。这些药物，大多为强壮之品，可扶助正气，增强免疫能力，提高机体抗病水平，所以林老在治疗慢性肝炎气阴两虚证时经常选用。通过强壮

正气来养护肝体，是这一治法的特点。在此基础上，用丹参、丹皮、鸡骨草等活血凉血，虎杖清热利湿，治疗甚为恰当，因而疗效显著。后者为"大三阳"，从其舌脉分析，为肝之气阴两虚，加之湿热内蕴，以致疏泄失常，故而见胁肋隐痛。虽肝功能正常，但仍应从肝病论治。

例5：覃某，女，46岁，1990年6月20日初诊。

患慢性肝炎近6年，长期服用中西药物治疗，效果不明显。近半年来，神疲乏力，纳食不香，大便溏烂，日解1~3次，体重减轻，右胁隐作疼痛。6月18日查肝功能：TTT 14.3U，GPT 340U，II 9U。诊见面色萎黄，舌质淡，舌苔白，脉细无力。此乃肝阴不足，且脾气虚弱之候，并兼湿滞瘀血为患。治疗当养肝之阴血，健运脾胃之气，兼施化湿祛瘀之法。方用一贯煎合四君子汤加减：枸杞子13g，麦冬13g，沙参13g，当归10g，党参20g，黄芪15g，茯苓20g，怀山药15g，白术10g，鸡内金10g，丹参10g，鸡骨草20g，茵陈20g，大枣15g，郁金10g。水煎服，每日1剂。

治疗1个月后，患者精神渐佳，纳食正常，大便成形，体重增加，继以此方化裁再治疗2个月，复查肝功能已基本正常。守前法调理月余，至次年4月随访，病情无反复。

按：肝脏亏损在慢性肝炎中，由于与之相互影响的因素较多，其证候也是多样化的，就日久未愈的患者而言，表现为脾胃不足的并非鲜见，故此健运脾胃以达到益肝的目的，也是治疗慢性肝炎方法之一。昔叶桂有"治肝不应，当取阳明"之说，吴瑭亦谓"治肝不效，每以胃药收功"，足见培土于荣木之重要。叶、吴二人所指，主要是滋养胃液，林老受此启发，拓展为补益脾胃之法，其效更彰。从本例来讲，脾胃虚弱之证是显而易见的，所以治疗时采取了扶助脾胃为

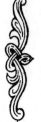

主之法，不使脾虚胃弱而反遭肝侮，且脾胃健运又利于阴复血生。方用四君子汤加黄芪、怀山药合一贯煎，不但健运了脾气，也滋润了胃阴，故能与当归、白芍、枸杞子等，共奏强壮肝体之效。用大枣易甘草，乃因甘草甘缓壅气不利于除湿，而大枣益气，又有养血之功。丹参、郁金、鸡骨草、茵陈等活血、利湿、解毒，是为祛邪之法，它们与大队补益药物配伍，于此证中比较合拍，其中郁金行气止痛，且无耗液伤阴之弊。

阳虚证治

病程日久，加之素体阳虚，或长期用苦寒清热药治疗，就会造成脾肾阳虚而又湿毒之邪未去的证候。症见面色萎黄，纳少，胸闷，大便溏烂，肝区隐隐作痛，舌质淡暗，脉缓濡弱。此为脾肾阳虚，湿毒壅遏，炎症未除所致。临床上常用茵陈术附汤加减（茵陈、桂枝、白术、附子、干姜、甘草、茯苓、泽泻、田基黄、鸡骨草），或附桂八味丸（附子、肉桂、山茱萸、怀山药、熟地黄、茯苓、牡丹皮、泽泻）加鸡骨草、田基黄、马齿苋等治疗。前方治疗脾肾阳虚偏于脾阳虚者，后方治疗脾肾阳虚偏于肾阳虚者。阳虚证在肝炎中不是常见证候。如见阳虚者，往往是病程中的一过性表现，并多与阴虚证夹杂在一起，或表现为阴阳两虚证偏以阳虚。这对于治疗处置十分重要，如不注意，可能会造成用药过头使阴血更伤的情况。

例6：赵某，男，45岁，1990年10月4日初诊。

胁痛反复发作3年。患者于3年前出现胁痛症状，经检查肝功能，诊断为慢性活动性肝炎，病情未能治愈。近2个月来除肝区隐隐胀痛外，还见畏寒，纳差，乏力等症。诊见精神不佳，面色晦暗，目睛轻度黄染，舌质淡暗，舌苔白

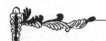

腻，脉虚细而迟。肝功能：GPT 168U，TTT 14U，II 15U，TP（总蛋白）66g/L，A（白蛋白）34g/L。西医诊断：慢性活动性肝炎。中医辨证属肝阳不足，阳虚内寒，瘀毒湿邪阻滞。治宜温阳益肝，祛瘀利湿解毒。方用金匮肾气丸化裁：熟附子7g（先煎），黄芪20g，红参5g，山茱萸10g，巴戟天15g，当归10g，熟地15g，茯苓15g，白术10g，红花7g，鸡内金7g，田基黄15g，鸡骨草20g。10剂，水煎服，每日1剂。

1990年10月15日二诊：服药后精神明显好转，纳食增加，畏寒已不明显，胁痛缓解。查：舌质暗红，舌苔白，脉虚弦，白睛黄染不明显。病虽有转机，但气阴仍虚，瘀毒仍存。治疗守方化裁。上方去熟附子，红参改为3g，巴戟天改为10g，再进30剂。

1990年11月15日三诊：症状继续好转，复查肝功能基本正常，舌暗红，舌苔白，脉细弦。病证已以阴虚夹瘀为主，治疗方法亦作调整，改用一贯煎化裁：灵芝20g，枸杞13g，沙参13g，麦冬13g，生地15g，当归7g，女贞子20g，丹参15g，牡丹皮20g，白花蛇舌草15g，虎杖15g，鸡内金7g。15剂，水煎服，每日1剂。此后以该方为主，随症加减，治疗到1992年1月，病情稳定，复查肝功能基本正常。

按：本例的阳虚证候显然是从阴虚或气阴两虚进展而成的。考虑其诱因乃与长期服用养阴及苦寒清热解毒药物有关，所以证候虽为阳虚，却不像肝硬化患者那样是病重的征象，故预后也相对较好。治疗时用附子、巴戟天、红参、黄芪是益气温阳的治法，再结合其他养阴血的药物，所以用方温补而不燥热，比较适合于此种阳虚而又兼气阴、阴血不足的证候。二诊以后阳气逐渐恢复，补阳药物也随之渐减，最

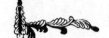

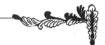

后仍回到养阴或兼益气、活血解毒的治法中。

气滞血瘀证治

根据临床观察，此证型主要是由于肝阴不足，血液亏耗，湿热邪气留着，导致气滞血瘀。其本质是虚的，故气滞或血瘀往往夹杂于肝阴不足或肝血虚或气阴两虚等证候中，绝少单独表现，因而见气滞者不宜于单用行气疏肝，见瘀血者则应在益肝的基础上运用活血化瘀药物。症见肝区疼痛兼胸闷，肝大质硬，潮热，尿黄短，面色萎黄，或巩膜黄，大便时溏时硬，失眠，纳少，脉弦数或涩，舌质暗红或瘀斑，舌苔干黄。气滞或血瘀证有时在临床上无明显的症状，辨证的关键是重点对舌脉的观察。在治疗上仍以滋胃阴、养肝血或益气养阴为主，兼以行气解郁、活血化瘀。常在前述益气、养阴、补血用药的基础上，见气滞者酌选郁金、延胡索、川楝子、柴胡、青皮、陈皮、香附等，见瘀血者常合用桃红四物汤、血府逐瘀汤及三七、牛膝、丹参、郁金、丝瓜络、鸡骨草等。也有些虽为气滞，不用行气解郁之药，扶正也可治之的。

湿滞（湿热）证治

肝炎多为正气不足，感受湿浊湿热毒邪所致，因此其证候多为正虚邪实。湿浊阻遏或湿热内蕴为肝炎实证的常见证型，症见胁腹胀满痞闷，恶心欲吐，食少，恶滑腻，身累酸痛，身目黄染，大便不爽，脉弦或弦数或滑或濡，舌质或红，舌苔白或滑或白腻或黄腻。临证时应注意湿滞与湿热的区别，因其头身热象并不明显，故关键在于对舌脉的观察来判断。治疗宜清化湿邪、清利湿热，常用茵陈蒿汤、苍术、田基黄、鸡骨草、佩兰、虎杖、白花蛇舌草、板蓝根、土茯苓、黄芩、黄柏等。本型除急性肝炎早期外常与正虚之证夹

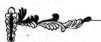

杂，治疗多为扶正祛邪同施。

例7：赵某，男，44岁，1975年3月28日初诊。

1年前因右胁疼痛到某医院检查，被诊为慢性肝炎，用中西药物治疗，未能治愈。现肝功能：TTT 16.2U，CCFT（脑磷脂－胆固醇絮状试验）（＋＋＋），GPT 350U，II 16U。刻诊：肝区胀痛，窜及两胁，恶心，厌油腻，纳差，头晕而重，失眠，口苦，小便黄，舌质红，舌苔黄厚，脉弦细数，面目黄染。此证为湿热内蕴，肝阴亏损，肝郁之象。治法当清热利湿解毒为先，兼养阴解郁。处方：茵陈20g，田基黄20g，黄芩10g，栀子10g，夏枯草15g，鸡骨草15g，牡丹皮10g，生地15g，茯苓17g，半夏10g，郁金10g，柴胡7g。水煎服，每日1剂。

以此方为主，随症化裁，治疗30天后，头晕、食眠等渐转正常，肝功能复查：TTT 9U，CCFT（－），GPT 84U，II 5U。舌质偏红，舌苔微黄，脉弦细。此湿热渐清，肝阴未复。改用一贯煎加车前子、丹参、石斛等，继续治疗1月余，复查肝功能正常。3年后再访，未见复发。

按：慢性肝炎虽以肝体不足为本，但有时也可表现为湿热或瘀血等邪毒蕴结为主的证候，此时治疗，就不可重补而少清，应先除湿热，祛瘀血，再图复壮肝体，也即"急则治其标"的道理。本例就为这种情况，故先以清热利湿解毒为主之法治疗。方中田基黄、茵陈、栀子、夏枯草等有清热解毒之能，合黄芩、半夏、茯苓则显荡涤痰热之功，牡丹皮、生地黄凉血养血，郁金及少量柴胡解郁，疏通上下之气机。遣一贯煎加味治疗乃湿热之邪大清后而为之。整个治疗过程，重点明确，层次分明。

例8：陈某，男，21岁，学生，1958年6月13日初诊。

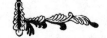

发热、恶寒及黄疸 4 天，神昏 1 天。于 4 天前开始发热、恶寒，逐渐出现黄疸，现已面目全身尽黄，于昨天起渐见神志昏迷。诊得脉弦滑数，94 次 / 分，舌红，苔黄白厚而糙，皮肤灼热少汗，体温 39.5℃，神志昏迷，大便硬，小便黄短。此是邪热内陷手足厥阴，病势危笃，急需清肝经之湿热，开窍清心。处方：茵陈 25g，栀子 13g，生大黄 13g（后下），石菖蒲 10g，金银花 17g，连翘 17g，郁金 5g，安宫牛黄丸 2 丸（打碎，分 3 次冲服）。清水煎服，每日 1 剂，服 2 剂。

1958 年 6 月 15 日二诊：脉弦滑数，100 次 / 分，舌质红，苔黄糙，神志稍清，得大便，结如羊屎，小便黄短。照前法加强利湿清热，上方加鲜水芦根 200g，生茅根 200g（煲水煎药）。每日 1 剂，又服 2 剂。

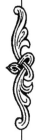

1958 年 6 月 17 日三诊：脉象弦数，90 次 / 分，舌红，苔黄薄，神志较前又清，又得大便一次，小便较清，体温 37.5℃，黄疸渐退。湿热渐去，余邪未清，转以清热利湿为主。处方：茵陈 20g，连翘 10g，金银花 15g，鲜水芦根 100g，生茅根 100g（煲水煎药），青蒿 10g，银柴胡 10g，生薏苡仁 20g，冬瓜子 20g，佩兰 10g。清水煎服，每日 1 剂，连服 3 剂。

1958 年 6 月 20 日四诊：脉弦偏滑数，82 次 / 分，舌质红，苔黄薄，神志已清，体温已正常，黄疸日渐消退，小便渐清，大便成形。湿热渐退，清利之剂，适可而止，予以保肝柔肝，兼佐清利湿热。处方：太子参 20g，大枣 15g，沙参 15g，金钗石斛 20g（先煎），枸杞子 13g，生薏米 20g，白芍 13g，佩兰 7g，茵陈 20g，鲜水芦根 50g，生茅根 50g，冬瓜子 20g。每日 1 剂，连服 6 剂。

1958 年 6 月 26 日五诊：脉弦滑，80 次 / 分，舌质红，苔薄白，精神渐佳，照前方去茅根，再给 6 剂痊愈。至 1961 年毕业，未见有后遗症。

例 9：李某，男，23 岁，1992 年 6 月 14 日初诊。

身目黄染 5 天。6 月 12 日查肝功能：GPT 586U，TTT 6U，ZnTT 10U，II 32U，HBsAg（－）。现症见：身目黄染，尿短黄赤，恶心，恶滑腻食物，纳差，右胁部隐痛，烦热。诊得舌质红，舌苔黄腻，脉弦。西医诊为急性黄疸型肝炎。中医证属湿热内蕴为患。治宜清热利湿化瘀。方用茵陈蒿汤加味：茵陈 20g，栀子 10g，生大黄 10g（后下），虎杖 20g，白花蛇舌草 15g，田基黄 20g，牡丹皮 20g，丹参 15g，川楝子 7g。水煎服，每日 1 剂。

药服 3 剂后，身目黄染减轻，右胁疼痛缓解，其他症状也减轻，舌质偏红，舌苔黄。即去生大黄、川楝子，治疗 10 天，症状基本消失。6 月 28 日复查肝功能：GPT 58U，TTT 10U，ZnTT 14U，II 5U，于前方基础上，再去田基黄、白花蛇舌草，又治疗 15 天，7 月 15 日复查肝功能正常。1 年后随访，病情未见复发。

按：例 8 正当青年，身体健壮，由于感染导致邪气内陷肝脏及心包，从脉症分析，系湿热并重的证候，属于阳黄的急黄，预后多不佳。初诊时虽然证候较重，但正气未虚，可承受攻伐之剂。分析其 4 天未解大便，瘀热发黄，可见肝胃湿热盛极，故首选茵陈蒿汤以清热、通腑、燥湿；神志昏迷，宜投芳香开窍、清心宁神的安宫牛黄丸，及用石菖蒲、郁金、连翘、银花等清热凉血，清解心肝之热毒。第一方攻邪为治，又以神昏为主。第二方加入生芦根、生茅根加强凉血利湿。服药 4 日，神志逐渐清醒，但余热未清，故去

安宫牛黄丸，加入青蒿、银柴胡以退余热。四诊、五诊余热
已清，体温正常，黄疸日渐消退，予保肝稍佐清湿热，故痊
愈。例9虽也为阳黄，但其病情与例8相比较为缓和，只要
辨证得当，清利湿热之剂可治。对于此类证候林老常以茵陈
蒿汤加虎杖、白花蛇舌草、板蓝根、田基黄、鸡骨草、牡丹
皮、丹参等治之，运用时需根据湿热病邪衰退的情况酌减苦
寒攻下之品，并适时以一贯煎、四君子汤等扶助肝之气阴。

肝硬化、肝癌

病机及证治特点

肝硬化和肝癌在病机上有相似或相同之处，故其治疗方
法也是基本相似的。

林老认为肝硬化及肝癌的基本病机，是肝虚瘀结。

肝虚，指的是肝脏的阴血亏竭，肝气虚衰，并使得肝用
失常。由于肝脏与脾肾在生理上有密切的联系，故肝脏虚损
常常影响到脾肾的功能，而脾肾的不足又可致肝之体用更
亏。所以肝虚所指，除了肝脏本身，还包括脾肾不足之意。
脾是生血之源，运化之主，脾虚则不但生血乏源，统血失
常，且运化水湿功能失职。肾藏精，为主水之脏，内藏元阴
元阳，肾虚则真精不固，命门火衰，封藏失常，水湿泛滥。

瘀结，乃因肝、脾、肾俱虚，又有湿浊或湿毒或湿热之
邪留滞作祟，使血液及津液运行阻滞，生瘀生痰，瘀痰及湿
毒互结。因此，瘀结是正虚与病邪内侵所致，其既作为一种

病理产物，又为病因反过来影响肝、脾、肾的功能。瘀结既是血瘀，又有痰（湿）瘀、毒瘀及气滞之意。虽然肝硬化是肝、脾、肾功能虚衰及毒邪瘀痰互结共同导致的结果，但因其病位在肝，而肝又以血为本，从其病理改变及临床过程分析，本病正虚以肝体为首，邪实以瘀血为要，所以称其为肝虚瘀结是妥当的。

肝硬化及肝癌合并腹水，则是肝功能失代偿的病重表现。肝脾肾虚愈，瘀血痰湿毒邪割据，脉道阻滞不通，血与津液不得循常道而外溢，遂为水害。病邪割据于内，正气愈虚而邪气愈盛，久则聚积交结而成鼓胀之候。

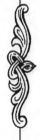

在治疗上，林老认为宜壮肝逐瘀为要。根据其病机特点，壮肝即是扶正，包括益肝、健脾、补肾，以养肝之阴血为首，兼顾健脾益肾，通过扶助机体的正气，来达到壮肝的目的。逐瘀即是祛邪，包括活血祛痰、清热化湿解毒等，以逐瘀为主，兼顾化湿利水解毒。对气滞者并不多用理气之品。因其气滞，是由肝体不足而致的肝用失职，只有养血益肝，才能使肝气舒畅。若妄用理气，恐辛苦温燥更耗阴血。故气滞的治疗，多慎用或少用苦燥行气药物，采用养阴柔肝以缓其急。

壮肝的药物，林老常用人参、党参、黄芪、灵芝、黄精、当归、枸杞子、女贞子、生地黄、沙参、麦冬、熟地黄、绞股蓝、巴戟天等。

逐瘀的药物，林老常用丹参、牡丹皮、虎杖、白花蛇舌草、炮山甲、三七、鳖甲、穿山甲、地鳖虫、水蛭、虻虫、木香、香附、苍术、郁金等。

以上述药物为基础林老自拟治疗肝硬化、肝癌及其合并腹水的基本方，名为壮肝逐瘀方，该方的组成为灵芝 30g，

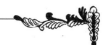

黄精 20g，当归 15g，枸杞子 15g，党参 20g，黄芪 20g，巴戟天 15g，鳖甲 30g，穿山甲 15g，地鳖虫 15g，水蛭 15g，虻虫 10g，鸡内金 15g，三七 5g，绞股蓝 20g，香附 10g。临床运用时可以用汤剂或散剂，并须视脏腑气机之偏衰及病邪之强弱辨证，化裁而治。临床常见的证候与"肝炎证治"中所述相同。

　　壮肝逐瘀方的组成有两个特点：一是补益药多。不但有当归、枸杞、灵芝等养肝益血之品，而且有补中益气健脾的党参、黄芪、黄精等药，还有巴戟天以强肾气，这些药物连同清热解毒的绞股蓝共同之处，是均为强壮之物，对改善免疫机能，提高抗病能力，大有裨益，为壮肝扶正所必需。二是药物多。肝硬化之瘀血证候，日久重笃，已成癥瘕之势，且为腹水主要原因之一，非一般活血药物所能及。鳖甲、土鳖虫、水蛭、虻虫、穿山甲等活血逐瘀，破积消癥，软坚散结，对祛除肝脏的陈瘀旧血，通理血脉之涩滞，比较适宜。加内金则能助前药消积之力。且水蛭还有利水之功，可谓一举多得。三七一味，林老体会它药力峻而性温和，活血而不耗血，止血而不涩血，是疗瘀的要药，对于肝硬化及肝癌既有血脉瘀塞，又见凝血障碍的病理变化来说，用之十分合适。伍香附行气，可消补益药壅滞之虞，助活血药逐瘀之力。壮肝逐瘀散的运用，反映益肝扶正、活血逐瘀的治法，贯穿于肝硬化、肝癌及其合并腹水治疗的全过程。然而临床所见的证候并非一成不变。根据林老的经验，正虚性质的变化，是证候的主导，其中以阴血不足及气阴两虚居多，见阳虚者则其病较重。因此除了扶正壮肝、活血逐瘀之法外，还须结合不同的正虚证候辨治。其阴血亏损者，多用一贯煎为基本方。气阴两虚者，常选参、芪、归、芍，以及黄精、女

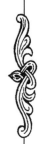

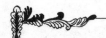

贞之类。阳虚阴寒者，则用茵陈术附汤加味。待阳复后，改用它法治疗。至于清热解毒药物，林老常用虎杖、白花蛇舌草、田基黄、板蓝根、绞股蓝等。"必伏其所主，而先其所因"，《内经》此语指出治疗病因对缓解病情之重要。若症见以腹水为主要临床表现，于治疗时却不是一味利水，而是用益肝扶正以养阴精，破血逐瘀以通血脉等方法为主消除水湿之害，这也正是遵循了《内经》的治疗法则。但其水害即成，还须渗利，对此，林老常用大剂量白术（30~60g）与赤小豆（50~100g）。他认为此二药苦温与甘凉相济，能补脾益胃，渗利兼施而除胀下满，如再与五皮饮合用，疗效更明显。

值得强调的是，壮肝逐瘀这一治法，在叙述时可以分别理解，但在临证时应结合运用，二者不能分割。从本病的生理病理特点分析，若分割运用，单纯进补则恐其滞邪，一味攻邪又惧其伐正。壮肝逐瘀虽不可分而运用，却可以视证候虚实的情况有所侧重，所以临床上应随虚实变化以治之。

常见证候及医案举例

阴血亏损，邪毒交结证

例1：詹某，男性，23岁，1981年10月18日初诊。

1978年10月起发现患病毒性慢性肝炎，几年来服用多种中西药物治疗，病情未缓解。现症见肝区隐痛，食欲不佳，体倦乏力，小便黄，大便干结。1981年10月14日肝功能：血清总蛋白70g/L，白蛋白34g/L，球蛋白36g/L，脑磷脂絮状试验（CCFT）（+++），麝香草酚浊度试验（TTT）14U，谷丙转氨酶（GPT）47U。血清蛋白电泳：白蛋白48.57%，$\alpha_1$9.79%，$\alpha_2$2.73%，β8.31%，γ30.6%。诊见面

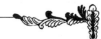

色晦暗，颈项及胸前丝纹状血痣及手掌赤痕显见，舌质红，舌苔少，脉弦细数。西医诊为慢性活动性肝炎，肝硬化。中医辨证属久病伤阴内热，内蕴湿热，血瘀阻塞肝络，癥瘕内结。治宜逐瘀软坚，清热毒，利湿邪，酌以养阴柔肝。方用壮肝逐瘀方化裁：当归10g，枸杞子5g，白芍15g，田基黄30g，鸡骨草20g，醋柴胡7g，桃仁10g，炒鳖甲30g（先煎），生牡蛎50g（先煎），丹参20g，黄柏10g，大枣15g，甘草6g。水煎服，每日1剂。

1982年1月21日二诊：用前方治疗已3月余。期间于1981年11月22日曾复查肝功能，结果为血清总蛋白82g/L，白蛋白46g/L，球蛋白36g/L，CCFT（＋＋＋），TTT 20U，GPT 370U。现肝区隐痛明显减轻，眠食均可，乏力改善，小便黄，大便硬。1月19日肝功能：CCFT（＋＋＋），TTT 9U，GPT 14U。血清蛋白电泳：白蛋白53.40%，$\alpha_1$3.73%，$\alpha_2$6.54%，β10.21%，γ26.12%。脉弦细，舌质红，舌苔黄白干。病情虽有好转，但肝之阴液不足渐显，治疗照前加减，侧重养肝保肝。灵芝30g，当归10g，枸杞子15g，白芍15g，女贞子15g，夏枯草10g，炒鳖甲30g（先煎），生牡蛎30g（先煎），丹参20g，田基黄30g，鸡骨草20g，大枣15g，香附10g。水煎服，每日1剂。

1982年3月8日三诊：前方共进40剂。现肝区疼痛不明显。3月6日肝功能：TTT 6U，CCFT（＋＋），CCFT 128U。血清蛋白电泳：A53.91%，$\alpha_1$6.38%，$\alpha_2$6.38%，β10.14%，γ23.19%。现肝区时有不适，脉弦细，舌质红，舌苔薄黄。仍宗前法变化：沙参13g，生地黄15g，当归身10g，白芍15g，丹参20g，川楝子13g，炒鳖甲30g（先煎），生牡蛎30g（先煎），田基黄30g，鸡骨草20g，枸杞子13g，金钗石斛 20g（先煎）。水煎服，每日 1 剂。

1982 年 8 月 16 日四诊：以上方稍变化治疗至今，患者现无明显不适。复查血清蛋白电泳：A61.76%，$\alpha_1$14.91%，$\alpha_2$5.16%，β7.98%，γ20.19%。8 月 9 日某医院肝功能化验报告：TTT 5U，CCFT（−），GPT 86U。脉弦，舌质淡红，舌苔白黄薄。仍拟滋养肝阴，清利湿热以善其后。处方：田基黄 20g，枸杞子 13g，白芍 15g，大枣 20g。每日 1 剂，连服两个月痊愈。1983 年 9 月访问，未见复发。

例 2：黄某，男性，42 岁，1991 年 1 月 9 日初诊。

在某医院住院治疗 2 个多月，出院诊断为肝硬化并腹水。1 周前查肝功能：TTT 12.8U，ZnTT 15.3U，GPT 77U，II 26U。TP 69g/L。血清蛋白电泳：A41%，$\alpha_1$10.1%，$\alpha_2$8.4%，β11.2%，γ29.3%。HBsAg（＋），HBeAg（＋）。B 超检查：肝硬化，腹水，脾大。诊见：腹大胀满，青筋显露，尿少而黄，形体消瘦，面色晦暗无华，肌肤、巩膜黄染，胸前丝纹状血痣及手掌赤痕显见，烦躁，失眠，牙龈时有出血，舌质红，舌苔少，脉细弦。此证属阴血亏耗，肝肾不足，瘀血阻滞兼水湿热毒。治宜滋养阴血，壮复肝体，破血逐瘀，利湿解毒。处方：①壮肝逐瘀方化裁：灵芝 30g，黄精 20g，当归 15g，枸杞子 15g，女贞子 25g，黄芪 20g，巴戟天 20g，鳖甲 30g，炮山甲 15g，地鳖虫 15g，水蛭 15g，蛇虫 10g，鸡内金 15g，三七 5g，绞股蓝 20g，香附 10g。上药共研为末，每日 9g，分 3 次用汤药送服。②生地黄 15g，枸杞子 15g，麦冬 15g，沙参 15g，石斛 7g，当归 10g，鸡骨草 20g，田基黄 20g，赤小豆 50g，白术 30g，大腹皮 10g，虎杖 20g。水煎服，每日 1 剂。按此治法，以后一方临证增损，送服散剂，连续治疗 3 个月。

1991年4月13日复查，肝功能已基本正常。TP 66g/L，A 35g/L。B超提示腹水已消失。腹胀、尿少、烦躁、失眠、黄疸、衄血等症均缓解，面色好转，体重增加，舌质边稍红，脉弦细。病已明显好转，再予一贯煎加鳖甲、土鳖虫等药继续治疗，半年后随访，病情稳定。

按：上二例从其证候分析，虽然均为阴血亏损，邪毒交结，但二者的临床特点有所不同。前者证属伤阴内热，内蕴湿毒，阻塞肝络，整个治疗过程可以说分为三步进行：初诊时在处理上急则治其标，先以内清热毒，祛瘀软坚为主，酌予保肝，以柴胡、香附疏肝，行血中之气。二诊时病势减轻，此时病邪渐去，阴血不足明显，为免攻伐太过，而转用养肝保肝为主，辅以软坚消结，清利湿毒。用灵芝、枸杞子、白芍、当归身、石斛、大枣、一贯煎等滋肝阴肝血，香附、川楝子畅肝之用，田基黄、鸡骨草，清利湿毒，生牡蛎、炒鳖甲以软坚消结，重用丹参、当归以扩张血管，改善肝血流通，对消散肝脏瘀癥有一定的作用。四诊时病情基本缓解，仍以养肝、清热利湿巩固疗效，以善其后。后者则是肝肾精血亏损，瘀血邪毒及水害互结为患，治疗时既重视养阴益精，保肝固肾，用灵芝、黄精、当归、枸杞子、女贞子、黄芪、巴戟天、生地黄、麦冬、沙参、石斛等以扶正，又注意祛瘀清热，解毒利湿，遣鳖甲、山甲、地鳖虫、水蛭、虻虫、三七、田基黄、赤小豆、大腹皮、虎杖等以祛邪，是扶正祛邪并重的治法，由于辨治得当，其临床效果显见。

气阴两虚，邪毒割据证

例3：胡某，男，26岁，1991年1月5日初诊。

患者1987年4月因右胁部疼痛而到某医院就诊，经肝功能检查，确诊为慢性活动性肝炎，几年来服用多种中西药

物治疗，病情无明显好转。近两个月来又出现腹胀、尿少、下肢浮肿等症状。1990 年 12 月 25 日查肝功能：TTT 27.2U，ZnTT 16.5U，GPT 26U，II 9U，TP 70g/L。血清蛋白电泳：A45.36%，$\alpha_1$4.1，$\alpha_2$8.62%，β10.3%，γ31.62%。HBsAg（＋），HBeAg（＋）。Hb 86g/L。PT 37s（正常对照 13s）。B 超：肝硬化，脾大腹水。诊见腹大胀满，青筋显露，肝区隐痛，神疲消瘦，乏力，纳差，尿少，面色无华，胸前蛛丝纹缕及手掌赤痕可见，时有衄血，足跗轻度水肿，舌质淡暗，舌苔白，脉细无力。证属肝脾气阴两虚，瘀湿邪毒互结，割据于内。治宜益气养阴，壮肝扶正，逐瘀利湿解毒。处方：黄芪 20g，党参 15g，黄精 20g，白芍 15g，女贞子 20g，当归 10g，虎杖 20g，白花蛇舌草 20g，赤小豆 60g，白术 35g，陈皮 5g，茯苓皮 15g，延胡索 7g。水煎服，每日 1 剂，送服壮肝逐瘀散剂。以此方法为基础随症加减，服药 10 天后，腹胀开始减轻，尿量增加。治疗到 1991 年 5 月 27 日，尿少、乏力、纳差、足跗水肿等症基本缓解，肝区疼痛亦消失。肝功能：TTT 8.2U，ZnTT 10.6U，GPT 20U，II 5U。TP 62g/L。Hb 92g/L。PT 18s。B 超：肝硬化（门静脉 12mm），脾厚 42mm，未见腹水。继续用前法治疗。同年 9 月随访，肝功正常，病情无反复。以后仍继续用乙肝四号方及一号方治疗，1 年后随访，病情稳定。

例 4：李某，男，43 岁，1992 年 4 月 16 日初诊。

胁痛，乏力，消瘦半年。半年前出现右胁胀满疼痛，渐见乏力，消瘦，做肝功能及 B 超检查，诊为肝硬化，一直服药治疗，症状好转不明显。现症右胁隐隐胀满疼痛，乏力疲倦，不欲饮食，口淡而苦，梦多，小便黄，大便溏烂，舌质淡暗，舌苔白厚，脉沉细无力。4 月 21 日肝功能：TTT

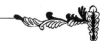

23U，ZnTT 16U，GPT 145U。TP 62g/L，A 30g/L，G 32g/L。血清蛋白电泳：A48.1%，$\alpha_1$4.8%，$\alpha_2$9.2%，β6.5%，γ31.4%。B超：肝硬化，脾大。西医诊断：肝硬化，慢性活动性肝炎。中医辨证属肝脾气阴两虚，瘀血湿毒作祟。治宜益气养阴，保肝健脾，逐瘀消癥。方用壮肝逐瘀方化裁：党参17g，黄芪20g，苍术10g，广木香5g（后下），茯苓20g，佩兰7g，神曲7g，大枣13g，当归10g，丹参15g，炒鳖甲20g（先煎）。水煎服，每日1剂。

1992年5月18日二诊：前方进30剂，症状大有好转，前述诸症明显减轻，舌质淡暗，舌苔白，脉弦虚。守前法治疗为主，适增逐瘀之品。处方：党参17g，黄芪20g，枸杞子13g，当归10g，白芍13g，苍术10g，广木香5g（后下），佩兰7g，茯苓20g，丹参15g，鳖甲20g（先煎），炮山甲5g（先煎），土鳖虫5g，甘草5g。水煎服，每日1剂。

1992年6月24日三诊：精神较好，右胁时有隐痛，无明显腹胀，舌质淡，舌苔白，脉弦虚。6月22日肝功能：TTT 10U，ZnTT 14U，GPT 68U。血清蛋白电泳：A51.6%，$\alpha_1$5.47%，$\alpha_2$10.4%，β7.43%，γ25.1%。B超：未见腹水。TP 63g/L，A 32g/L，G 31g/L。处方仍守前法变化，上方加灵芝30g，田基黄15g，郁金10g。水煎服，每日1剂。

以此方为基础，临证化裁，治疗到12月25日复查肝功能，血清蛋白电泳基本正常。再用壮肝逐瘀方化裁作散剂间断服用，随访到1994年春节，病情稳定。

例5：钟某，男，67岁，1990年5月5日初诊。

右胁疼痛2月伴腹胀和进行性消瘦。于2个月前出现右胁疼痛，并逐渐见腹胀、尿少、纳差、体重减轻及面目黄染，病后在某医院治疗，病情无好转，今延中医诊治。

现除前症外，还见两足水肿。诊见精神差，消瘦，目黄无华，面色晦暗，心肺未见异常，腹部膨隆，腹水征存在，两下肢踝部以下凹陷性水肿，舌淡暗，舌苔少，脉细弦。肝功能：GPT 75U，TTT 6.3U。HBsAg（＋），HBeAg（＋），抗–HBc（＋），抗–HBs（－），抗–HBe（－）。AFP阳性。Hb 89g/L。B超：肝脏实质性占位 [右叶三个约45mm×（35～30）mm×25mm大小不等的实质性占位]，肝硬化，腹水。西医诊断：原发性肝癌，肝硬化。中医辨证属肝气阴两虚，脾肾俱亏，邪毒瘀痰互结。治宜壮肝益肾健脾，逐瘀祛毒解毒。方药：①壮肝逐瘀方：灵芝30g，黄精20g，当归15g，枸杞子15g，党参20g，黄芪20g，巴戟天15g，鳖甲30g，炮山甲20g，土鳖虫15g，水蛭10g，虻虫10g，丹参20g，鸡内金15g，三七10g，绞股蓝20g，香附10g。1剂，研末，每次3g，每日3次，以汤药送服。②煎剂：黄芪20g，党参15g，黄精20g，当归10g，女贞子20g，丹参15g，鸡内金10g，白术30g，赤小豆50g，虎杖20g，白花蛇舌草20g，鸡骨草20g，田基黄20g，半枝莲15g。7剂，水煎服，每日1剂。

1990年5月12日二诊：服用上药后精神好转，腹胀减轻，尿量增加，纳食不香，舌质淡暗，舌苔白腻，脉细弦。仍守上法为治，前方汤剂加山楂10g，14剂，送服散剂。

1990年5月26日三诊：上述各种症状继续减轻，腹胀已不明显，舌质暗红，舌苔白黄相兼，脉细弦。正气之不足似由气阴两虚转为阴虚，治宜改以益阴为主，以一贯煎化裁：生地黄15g，枸杞子15g，麦冬15g，沙参15g，石斛7g，当归10g，田基黄20g，赤小豆50g，白术30g，虎杖20g，半枝莲20g。20剂，水煎服，每日1剂，送服散剂（药

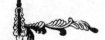

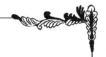

物同前）。

此后根据临证的证候，用一诊和三诊的煎剂为主，随症增减，送服壮肝逐瘀方组成的散剂。继续治疗3个月，腹胀消失，复查B超肝内占位明显缩小，无腹水，肝功能正常，AFP阴性。持续治疗到1996年2月，病情稳定。

例6：程某，男，55岁，1991年8月18日初诊。

患者有30年肝炎病史，近3年多来出现腹胀，尿少，并有两次上消化道出血，曾经住某医院治疗，病情稍有好转后出院。近3个月来腹胀加重，神疲，消瘦，纳差，尿少。诊见消瘦，面色晦暗，精神差，皮肤及巩膜黄染，心肺未见异常，腹部膨隆，青筋显露，舌质暗淡红，舌苔白，脉虚弦。Hb 81g/L。肝功能：TTT 8U，GPT 37U，Ⅱ 18U，A/G为30/41。血清蛋白电泳：A40%，γ 32%。AFP阳性。B超：肝硬化，肝占位（肝血管瘤或肝癌），脾大，腹水。西医诊断：肝硬化并腹水，肝血管瘤？肝癌？中医辨证属气阴两虚，痰瘀热毒互结。治宜益气养阴，逐瘀利湿解毒。方以壮肝逐瘀方化裁：黄芪20g，党参15g，黄精20g，当归10g，女贞子20g，丹参15g，鸡内金7g，鳖甲17g（先煎），炮山甲7g（先煎），白术20g，赤小豆50g，虎杖20g，白花蛇舌草20g，三七末1.5g（冲服）。7剂，水煎服，每日1剂。

1991年8月25日二诊：服药后前述之症状减轻。药已对证，以上方再进7剂。

此后以上方化裁，治疗1个月，腹胀大消，即去白术、赤小豆，继续治疗1个月，后复查肝功能基本正常，A/G为35/32，AFP阴性，B超示肝占位及腹水消失。仍守前法为治，随访到1992年8月，病情稳定。

按：上述四例的证候均以气阴两虚为主。例3、例4都

为肝脾两虚，但例3合并有腹水，而例4无腹水。例3病情严重程度较例4为甚，因此治疗上例3以扶正祛邪并重，且用药量较例3为重。例3虽也是扶正祛邪的治法，但从用药可以看出，是出于保肝为重，祛邪兼之，冀肝脏正气复而病势缓。例3的治疗方法，也是林老治疗慢性肝病的思维之一。林老认为，慢性肝病的治疗是一个长期的过程，因该病是以虚为本，若无明显的并发症，治疗应偏重保肝护肝，祛邪之药可用，但应有选择性。这里所说的选择性，是指在辨证的基础上，对一类药物的应用是有选择的，用药既不可太多太猛，也不能一味药长期使用，以免攻伐正气，或出现此药的毒副反应。后二例则是合并肝占位性病变的病例。林老治疗这些患者除了前面所述外，还注意以下三点：一是有条件者可选用一些新鲜清热解毒药物，如鲜白花蛇舌草、鲜半枝莲等，以每日50~150g煮沸后取汁饮用。林老体会，鲜用比干用治疗效果为好。二是注意保护胃气。此类患者因病情发展或使用苦寒及破血药物的关系，胃气往往损害较明显，保护胃气，稳定食欲，对于疾病的治疗或提高生活质量，都是十分重要的。处理的方法一方面对所使用的具有损害胃气的药物要心中有数，如出现胃气衰败之征，食欲不振时，可暂时撤换，并酌用健胃化滞之品，也可在用这些的同时就兼用健胃行滞药物，以制其性。二是在扶正治疗时，不论其正虚的证候如何，都把健脾益胃、行滞化湿当作基本的治法结合运用，常用药物如六君子汤、苍术、薏苡仁、鸡内金、神曲、生谷芽、麦芽、山楂等。三是止痛治疗。疼痛明显者，可在辨证的基础上合以血府逐瘀汤、金铃子散等。用麝香也有较好的止痛效果，一般每日可用0.1~0.3g以汤剂送服。

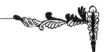

阳虚阴寒，邪毒留恋证

例7：周某，男，38岁，1991年4月6日初诊。

反复右胁疼痛13年，腹胀、尿少2个月。患慢性活动性肝炎已13年，2年前在某医院被诊断为肝硬化，近2个月来出现腹部胀满，目黄，尿少便溏，畏寒乏力，脘闷纳呆，症状逐渐加重。4月3日肝功能：TTT 18.3U，ZnTT 23.9U，GPT 68U，II 18U。HBsAg（＋），HBeAg（＋）。TP 54g/L，A 23g/L。Hb 75g/L。B超：肝硬化，脾大，腹水。诊见腹大胀满，足跗水肿，面色萎黄无华，巩膜黄染，皮肤可见紫斑，舌质淡暗，舌苔白腻，脉细无力。此乃阴血久伤，损及阳气，导致阴寒内盛，并瘀血湿毒留恋。治宜健脾温肾，壮肝祛邪。处方：①壮肝逐瘀方化裁：灵芝30g，黄精20g，当归15g，枸杞子15g，党参20g，黄芪20g，巴戟天15g，炒鳖甲30g，炮山甲20g，土鳖虫15g，水蛭10g，丹参20g，鸡内金15g，三七10g，绞股蓝20g，香附10g。研细为末，每次3g，每日3次，汤剂送服；②熟附子7g（先煎），干姜5g，茵陈20g，白术40g，赤小豆50g，生姜皮10g，大腹皮10g，黄芪20g，当归10g，虎杖15g，炙甘草5g。水煎服，每日1剂，送服散剂。

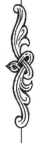

用此方治疗半个月后，患者畏寒缓解，腹胀减轻，尿量渐多，纳食增加，舌质淡，舌苔白黄相兼，脉弦细。阳气渐复，气阴仍亏，病邪未除。改用养阴益气之法，于上汤药去附子、干姜，加女贞子20g，丹参15g，牡丹皮15g，白花蛇舌草15g，继续送服壮肝逐瘀散。守法治疗3个月，到1991年7月24日，患者腹胀、水肿、黄疸、紫斑等症均消除，纳呆、便溏、乏力等也明显减轻。肝功能：TTT 4.8U，ZnTT 10.6U，GPT 32U，II 6U。TP 66.2g/L，A 34g/L。

Hb 90g/L。B超示腹水已消失。继守前法，汤剂去赤小豆、白术、大腹皮、生姜皮、茵陈等药，送服壮肝逐瘀散，嘱其长期用，定期复查。1992年8月随访，病情稳定。

例8：易某，男，35岁，1992年11月14日初诊。

胁痛10年，腹胀1年余。患者于10年前出现胁痛症状，经检查肝功能诊断为慢性活动性肝炎，10年来虽经多方治疗，病情未能治愈，1年多前又出现腹胀、纳差、尿少而黄等症状。现在某医院住院治疗已几个月，亦未见明显好转。现症见畏寒恶风，纳差，乏力，牙龈时见出血，腹胀如鼓，尿少，肝区隐隐胀痛。诊见精神不佳，面色晦暗，目睛黄染，胸前蛛丝纹缕及手掌鱼际赤红可见，腹大如鼓，两足踝部微肿，舌质淡紫而暗，舌苔白腻，脉虚而缓。血常规：Hb 78g/L，RBC 2.8×10^{12}/L，WBC 2.3×10^9/L。肝功能：GPT 68U，GOT 57U，TTT 8.7U，II 15U。TP 66g/L。血浆蛋白电泳：A47%，β8.12%，$\alpha_1$2.6%，$\alpha_2$4.28%，γ38%。B超：肝硬化并腹水；脾大。西医诊断：肝硬化并腹水，慢性活动性肝炎。中医辨证属肝脾肾虚惫，阳虚内寒，瘀毒湿邪互结。治宜强肝健脾补肾，益精壮阳温里，逐瘀利湿解毒。处方：①壮肝逐瘀方化裁：灵芝30g，黄精20g，当归15g，枸杞子15g，党参20g，黄芪20g，巴戟天15g，淫羊藿20g，鳖甲30g，炮山甲20g，土鳖虫15g，水蛭10g，丹参20g，鸡内金15g，三七10g，绞股蓝20g，香附10g。1剂，研细为末，每次3g，每日3次，煎剂送服；②煎剂：红参6g，黄芪20g，熟附子7g（先煎），肉桂5g（另研，冲），黄精20g，当归10g，丹参15g，白术30g，赤小豆50g，虎杖20g，白花蛇舌草20g，鸡骨草20g，田基黄20g。30剂，水煎服，每日1剂。

1992 年 12 月 5 日二诊：腹水已消，纳食增加，精神大好，畏寒已不明显，胁痛缓解。查：舌质暗红，舌苔白，脉虚弦，白睛黄染不明显。病虽有转机，但气阴仍虚，瘀毒仍存，治疗守方化裁。上方去熟附子、肉桂、白术、赤小豆、田基黄，再进 30 剂，继续送服壮肝逐瘀方散剂。

1993 年 1 月 13 日三诊：症状继续好转，复查肝功能及血常规基本正常，B 超示腹水不明显。舌暗边红，舌苔白，脉细弦。病证显以阴虚夹瘀为主，治疗方法亦作调整，改用壮肝逐瘀方与一贯煎合方化裁：枸杞子 13g、沙参 13g、麦冬 13g、生地黄 15g、当归 7g、灵芝 20g、女贞子 20g、丹参 15g、牡丹皮 20g、白花蛇舌草 20g、虎杖 20g、鸡内金 20g、炮山甲 10g（先煎）、鳖甲 17g（先煎）、三七末 2g（冲服）。15 剂，水煎服，每日 1 剂。此后根据证候之不同，用上方或一诊煎剂加灵芝、鸡内金、鳖甲、炮山甲等，治疗到 1993 年 10 月，病情稳定。其中 1993 年 9 月 2 日查肝功能正常，血清总蛋白 70g/L，白蛋白 53g/L，B 超检查未见腹水。

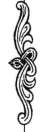

按：肝硬化腹水患者见有阳虚的证候，往往是病情较严重，患者常表现为脾肾阳虚（如例 7），或肝脾肾俱虚（如例 8）。阳虚者如其脉症典型不难辨证，倘若临床症状不明显或夹杂阴虚、气虚者则不易辨别，此时舌象、脉象对辨证就有重要参考意义。由于肝脏以内藏阴血为本，因此其阳虚的证候多是由阴虚进展而成，故在治疗上对温燥补阳药物的使用要适可而止。常用药物有熟附子、肉桂、干姜、吴茱萸等，并多用红参以补其元气之虚惫。附子与红参合用有益气温阳，鼓舞气机的作用，对于因阳气虚衰而厥逆者常用。附子、肉桂偏于温肾阳，可升发命门之火。干姜、吴茱萸温中散寒，降逆止呕，又有鼓舞胃气之用。在适当遣用益气温阳药物的同时，还要运用益阴生精之品，以阴中求阳。若经治疗病情好转，证型往往转变成以阴虚或气阴不足为主，此时须及时调整温阳药物的使用，以免再伤阴液。

胸　痹

中医所说的胸痹、心痛，常指西医的冠状动脉粥样硬化性心脏病之心绞痛。林老以为，认识胸痹，了解《内经》及《金匮要略》的有关论述十分必要。如《素问·举痛论》中说："心痹者，脉不通"，明确了胸痹的基本病理变化，从该篇及《素问·灵兰秘典论》的一些论述分析，胸痹发生和发展的影响因素与心及肺、肾的功能失常和寒凝、血瘀、气滞等有关。《金匮要略》已把本病称为胸痹，且把病因病机归纳为"阳微阴弦"，即上焦阳气不足，下焦阴寒内盛，认为本病乃本虚标实之证。治疗上制定了瓜蒌薤白白酒汤等九个方剂，体现了辨证论治的特点。林老认为，《内经》及《金匮要略》的这些论述，对于今天辨治胸痹有重要的意义。在临证辨治时林老常借鉴《黄帝内经》《金匮要略》的理论，以心为主，从心、肺、脾、肾着手，调理脏腑气机，重视血瘀、寒凝、气滞、痰湿等病邪对该病的影响，临证时常从以下几方面辨证论治。

心气虚及心肺气虚证

气为血帅，心气虚则胸阳不振，运血无力，使得血脉瘀滞难通，正所谓"手少阴气绝则脉不通，脉不通则血不流"。

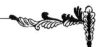

又肺主气而"朝百脉"，与心为"君主"和"相傅"的关系。何为"相傅"？相者，丞相也。傅者，师傅也。林老常说，正确理解心与肺的关系，对治疗心脏疾患有很大益处。就胸痹而言，心气虚损则不能助肺气宣达敷布，肺气虚则宗气不充，难以贯心脉而养之，二者常常互为影响。其病常因患者年高体弱，思虑伤神，或劳心过度，耗伤心肺之气而作。常见胸闷，心痛隐隐而作，气短倦怠，懒言乏力，动则喘息，心悸而慌，面色白而少华，或自汗出，舌质淡红而胖，舌苔薄白，脉虚或结代。治疗宜补养心肺之气而振胸阳。方用人参汤、保元汤、补肺汤、归脾汤等化裁。常用药物有红参、党参、黄芪、白术、当归、川芎、三七、薤白、枳壳、瓜蒌等。其中参、芪等共补心肺之气，后三味则常用于开肺气以振胸中之阳，但多用又恐耗损肺气，应慎之。归脾汤补气养血而益心气，补而不腻，也可借用之。

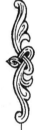

例1：陈某，男，61岁，1992年3月9日初诊。

心前区隐痛，胸闷反复发作2年余，加重伴头晕约1月。患者2年多来心前区隐痛及胸闷时作，多次检查心电图均提示为心肌供血不足、左心室肥厚，长期按冠心病服用硝酸甘油类药物治疗。近1个月来因节日劳累及阴冷天气影响胸痛及胸闷症状发作较为频繁，发作时间亦增长，单服硝酸甘油症状控制不明显，伴头晕心悸，病情活动后较甚。诊见精神不振，面色淡而少华，舌质淡，舌苔白腻，脉细无力。心电图诊断同前。中医诊断为胸痹，证属心气血两虚夹湿滞。西医诊断为冠心病，心绞痛。治宜益气养心，化湿行滞。方用归脾汤合瓜蒌薤白半夏汤及丹参饮加减。处方：红参10g，黄芪20g，白术10g，当归10g，川芎10g，丹参15g，茯苓15g，薤白10g，檀香10g（后下），远志3g，大枣15g。15

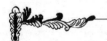
剂，水煎服，每日1剂。

1992年3月16日二诊：胸痛、胸闷症状有所减少，头晕、心悸仍存在，舌质淡，舌苔白腻，脉弦虚。益气及化痰之力均需增强。处方：红参10g，黄芪20g，党参17g，白术10g，当归10g，川芎10g，茯苓15g，制半夏15g，薤白10g，檀香10g（后下），苍术7g，远志3g，大枣15g。15剂，水煎服，每日1剂。

1992年4月2日三诊：前述的症状均明显好转，精神较好，舌质淡，舌苔白，脉细。守上方继续治疗，但药物用量应减轻。处方：红参5g，黄芪15g，玉竹10g，麦冬10g，白术10g，当归7g，川芎10g，茯苓15g，制半夏10g，薤白10g，檀香10g（后下），大枣15g。10剂，水煎服，每日1剂。

此后以该方为基础，服药后胸痛、胸闷、心悸、头晕等症状基本缓解，又经该方为主调治3月余，病情稳定。

例2：玉某，男，64岁，1990年12月11日初诊。

心前区发作性隐痛不适半年余。患者半年多前患心肌梗死，经治疗后病情相对稳定。近1个月来胸闷、气短明显，心电图检查提示为陈旧性下壁心梗、冠状动脉供血不足，服用中西药物治疗，效果不理想。现症见胸中胀闷而气短，动则心悸气紧。诊见精神不佳，面色淡暗无华，舌质淡暗，舌苔白，脉虚无力而时结，两踝微肿。中医诊断为胸痹，证属心肺气虚夹瘀血湿滞。西医诊断为陈旧性心肌梗死，慢性心功能不全。治拟补益宗气，通阳强心，化瘀利湿。方用保元汤为主化裁，处方：高丽参10g，黄芪20g，桂枝10g，白术10g，川芎10g，当归10g，桃仁10g，红花7g，三七5g，薤白10g，生姜皮15g，桑白皮15g。5剂，水煎服，每日

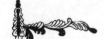

1 剂。

1990 年 12 月 16 日二诊：胸闷、气短、心悸有好转，足踝水肿减少，活动后仍气紧，舌脉同前，宜增固气纳气之品，上方去薤白，加巴戟天 20g，沉香 6g（后下），7 剂。

1990 年 12 月 23 日三诊：前述症状大为减轻，足跗无水肿，舌质淡，舌苔薄白，脉虚。恐上方过于燥利，处方酌作增减，上方去桑白皮，改高丽参为红参，生姜皮改为 10g，加玉竹 15g，10 剂，服用后症状基本缓解。又用红参 5g，黄芪 17g，当归 7g，川芎 7g，巴戟天 15g，玉竹 10g，嘱服用 20 剂后再隔一二日服 1 剂，用 2 个月。至次年 5 月随访，病情稳定。

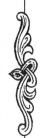

按：上二例证候的共同之处是以心气虚为主，故治疗时以益气强心为重点。林老常用的益气药物有人参、黄芪、党参、巴戟天等。其中人参可视证候寒凉程度的不同，酌情选用高丽参、红参、白参及西洋参。巴戟天又有益肾、纳气、强心之力。然心气不足除补气外，还须宽胸理气，以使气机畅舒而不致于涩而不行。例 2 则为心肺气虚，其气虚是为宗气不足，而补益宗气需心肺同治，人参、黄芪、巴戟天是为要药。参、芪益气自不必说，巴戟天一味，虽为补肾之物，但其归心肾二经，又能"安五脏，补中增志益气""定心气，疗水肿"。林老体会，巴戟天与参芪同用，有很好的补宗气，安心志的作用。例 1 夹湿痰，例 2 夹瘀血，仍是心气虚及心肺气虚常兼杂之证，在治疗上需兼顾之。

心阴虚及心肾阴虚证

胸痹的证候常以气虚阳虚多见，然阴虚证在临床上也不是鲜见之证。阳气虚则无力生血脉，阴虚则血脉空虚，其共

同的病理，乃血脉空虚，阴血不足，故营阴涸涩，心脉不畅，或阴虚阳亢以致虚火内生，都可致胸痹心痛之病。此乃因于素体阴虚，或思虑劳心过度，内伤七情，五志化火，致使耗伤营阴；或火热及痰火灼伤心阴，以致心阴亏虚，心失所养，虚火内盛；或素有肝肾阴损，或心阴不足日久，心火燔炽，又下汲肾阴，进一步耗伤肾水。其症可见心痛、胸闷时作，或有灼痛者，伴心悸怔忡，失眠，多梦，健忘，五心烦热及盗汗口干，或伴腰膝酸软，耳鸣，头晕等，舌质红而干，苔少，脉弦细或细数。阴虚的结果是出现心痛、胸闷等一系列症状。由于中老年患胸痹病为多，病时肾气多已衰弱，故胸痹见阴虚证者，多应考虑心肾同病的存在，即使肾虚之证不明显，从其发病机理分析，也应该想到有肾脏不足的可能性，在治疗时酌情给予兼顾补肾。心阴虚或心肾阴虚的临证表现多为既有阴伤之象，又见虚火之象，治疗时要照顾到养阴、清虚火及活血、通心脉、安神等方面，并以养阴通脉为重点。林老多用生脉散、六味地黄丸、左归饮等为主方，但清虚火的药物使用要慎重，谨防某些清热之品耗伤心气。常用药物有山茱萸、生晒参、麦冬、生地黄、熟地黄、怀山药、枸杞子、牡丹皮、女贞子、当归、川芎、丹参、酸枣仁、茯苓等。

例3：刘某，女，53岁，1991年7月4日初诊。

反复胸部隐痛、胸闷2年余，发作伴头晕1月余。患者2前出现年胸痛、胸闷，经服药治疗后，已有半年多未见发作。2个多月前由外地出差来邕，因工作劳累，于1个多月前病情复作，曾用西药治疗，症状时有好转，时又发作，现症见心前区阵发性隐隐作痛。原有高血压病史多年，经常头晕头痛。诊见精神不佳，面色暗红，舌质暗红，舌苔白稍

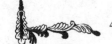

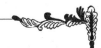

腻，脉弦细。血压 170/105mmHg。心电图检查：冠状动脉供血不足。中医诊断为胸痹、眩晕，证候为阴虚夹痰瘀。西医诊断：冠心病，原发性高血压病。治宜益阴养心安神，活血化痰通络。方用杞菊地黄丸化裁。处方：枸杞子 10g，太子参 15g，麦冬 10g，山茱萸 10g，生地黄 10g，山药 17g，牡丹皮 10g，车前草 15g，夏枯草 15g，丹参 15g，玉竹 20g，葛根 10g，茯苓 15g。5 剂，水煎服，每日 1 剂。

1991 年 7 月 9 日二诊：上药服用后胸闷症状减轻，仍时有胸部隐痛，头痛，血压同前，舌质暗红，舌苔白，脉弦细。守上方稍作变化，处方：枸杞子 10g，太子参 15g，麦冬 10g，山茱萸 10g，生地黄 10g，黄精 15g，车前草 15g，夏枯草 15g，益母草 20g，豨莶草 15g，丹参 15g，玉竹 20g，三七粉 3g（冲服），茯苓 15g。5 剂，水煎服，每日 1 剂。

1991 年 7 月 16 日三诊：药后症状基本消失，血压正常，心电图提示冠状动脉供血不足有改善。因患者要离邑回家，故以原方出入，带方回当地继续治疗。

按：本例患者阴液不足，虚火内炎，灼炼津液，致痰生瘀。阴虚与痰瘀夹杂，阻遏胸中阳气而病。舌质暗红，舌苔白腻，脉弦细，为阴虚夹痰夹瘀的表现。整个治疗过程体现了养阴活血利湿的治法，但一诊用药养阴及活血利湿之力似均欠力度，故二诊时合以黄精四草汤，收到了较好的疗效。其中枸杞子、太子参、麦冬、山茱萸、生地黄、玉竹、夏枯草、黄精养阴兼以益脾肾之气，使阴液恢复而能行，益母草、丹参、三七、豨莶草活血化瘀，车前草、豨莶草利湿。

心肾阳虚证

导致心肾阳虚证候的原因大致有三方面：一是素体阳

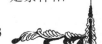

虚，二是气虚及阳，三是阴损及阳。前者多为体质使然，后二者常因久病导致。但阳虚者，必生内寒，寒凝心脉，不通则痛。心阳有赖于肾中命门之火的温煦，故心阳不足常责于肾阳，肾阳虚则命门火衰，使心脉失于温煦，可因阳不化阴而阴寒泛于胸中，或水液化饮，上凌于心，或肾失纳气，肺气上逆而喘。心悸、胸痛时作，胸闷气喘，动则加重，神疲乏力，畏寒自汗，四肢欠温，舌质淡，舌苔白或白腻，脉虚迟或虚细或结代等为其临床表现。治疗以养心益肾，温阳活血化湿为法，方剂可选用金匮肾气丸、左归丸、参附汤等化裁，药物常选人参、党参、黄芪、山茱萸、巴戟天、淫羊藿、当归、熟地黄、川芎、熟附子、牛膝、桃仁、红花等。本证在发病原因上有所不同，于辨治时也有所差别。阳虚而内寒者，用药宜以补阳温阳为主，慎用阴分之品。阴虚及阳者，治疗宜阴阳双补，以阴中求阳为治，但处方在药性的偏向上应以补阳为主，而又不可过于中庸。

另有称为寒凝心脉证的，如《内经》所称："寒气积于胸中而不泻，不泻则温气去，寒独留则血凝泣，凝则脉不通。"临床症见典型者胸痛彻背，感寒痛甚，胸闷气短，心悸，重则喘息，不能平卧，面色苍白，四肢厥冷，舌苔白，脉弦紧或迟或沉细弦。此证实际上亦多见于素体阳虚者，因胸阳不足，阴寒之邪乘虚侵袭，寒凝气滞，痹阻胸阳。故患者常易于气候突变，特别是遇寒冷，则易卒发胸痹。治以辛温通阳补阳，开痹散寒，方用桂枝汤、瓜蒌薤白白酒汤、参附汤等化裁，药用瓜蒌、薤白、白酒、枳实、桂枝、附子、红参、黄芪、当归、川芎、丹参、檀香等。

例4：刘某，女，79岁，1987年6月9日初诊。

反复胸闷约3年，加重1周。近3年来胸闷经常发作，

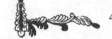

每遇寒多发，曾多次做心电图检查，均提示为心肌劳损、冠状动脉供血不足。近1周来胸闷发作较明显，伴心悸，气喘，动则加重。诊见面色晦暗无华，虽夏日而着秋衣，肌肤欠温，舌质淡暗，舌苔白，脉沉细无力而结。心电图提示左心室肥厚并劳损，心肌缺血，频发性室性期前收缩。中医诊断为胸痹，证属心肾阳虚夹瘀血。西医诊断为冠心病心绞痛。治宜益心补肾，温阳活血，方用右归丸合参附汤化裁。处方：熟附子10g（先煎），桂枝10g，红参10g，黄芪20g，巴戟天20g，淫羊藿20g，当归10g，川芎10g，三七5g，毛冬青20g，檀香10g（后下）。3剂，水煎服，每日1剂。

1987年6月12日二诊：胸闷减轻较多，所穿着的厚衣已改，舌质淡暗，舌苔白，脉沉细弦而结。宜改从阴取阳之法以平衡阴阳。处方：熟附子10g（先煎），红参10g，黄芪20g，巴戟天20g，淫羊藿20g，山茱萸15g，熟地12g，山药15g，当归10g，川芎10g，三七5g，檀香10g（后下）。10剂，水煎服，每日1剂。

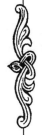

1987年6月22日三诊：胸闷症状基本缓解，心悸及气喘不明显，食欲不振，舌质淡，舌苔薄白，脉沉细，脉结现象明显减少。心电图复查心肌缺血改善，偶发性室性期前收缩。仍以前方加减为治。处方：熟附子7g（先煎），红参6g，黄芪20g，巴戟天20g，山茱萸10g，女贞子15g，白术10g，山楂7g，神曲10g，当归10g，川芎10g，三七3g，檀香10g（后下）。10剂，水煎服，每日1剂。此后守法为治，临证化裁，继续服药近3个月，病情稳定。又随访半年，病情无复发。

例5：雍某，女，58岁，1984年3月16日初诊。

阵发性胸痛5天。患者1月前曾"感冒"，经过近3周

的治疗，症状已基本缓解。5天前因洗澡受凉出现左胸疼痛，时放射到肩部，疼痛为阵发性，每发三五分钟不等，做心电图检查未发现明显异常，服用硝酸甘油及消心痛等药症状可缓解，但服药2天后出现头痛、气喘症状，未能坚持服药。现在症见胸痛气紧，每日发作数次到十数次不等，每发则持续一二分钟，伴心悸，时作恶心呕吐，泛吐清涎。诊见面色苍白，向隅而卧，四肢欠温，舌质淡，舌苔白，脉弦细紧而迟。中医诊断为胸痹，证属寒邪凝滞。西医诊断为冠心病心绞痛。治宜温通心阳，方用桂枝汤加味。处方：熟附子10g（先煎），桂枝10g，白芍15g，吴茱萸5g，川芎10g，檀香10g（后下），薤白10g，大枣10g，生姜7g，炙甘草5g。3剂，水煎服，每日1剂。

1984年3月19日二诊：胸痛大为减少，现仅仅偶有胸痛发作，无明显气紧及心悸，舌质淡，舌苔白，脉沉细。病已向愈，依脉症所见改用益气通阳养阴之法为治，方用生脉散合桂枝汤化裁。处方：生晒参10g，麦冬15g，五味子7g，黄芪15g，桂枝7g，白芍15g，川芎10g，檀香10g（后下），薤白10g，大枣12g，炙甘草6g。7剂，水煎服，每日1剂。服药后症状消失。

按：上二例都属寒凝心脉之病，但前者为心肾阳虚，后者外感之初，证虽属热，而过用寒凉之药，亦耗伤阳气，为以后受寒而阻滞心脉留下祸根。两者在病因病机上有所不同，脉症也有所异。例4证候为心肾阳虚，而肾阳不足，命门火衰是其根本，治疗宜以温补为主，重在补肾益心，方用左归参附为主加减，药用附、桂、参、芪及巴戟天、淫羊藿等。例5证候是寒凝心脉，治疗宜通脉祛寒为主，重在温经通阳，以桂枝汤为主方，药用附、桂、吴茱萸、生姜、檀香

等。但从两例的病因分析，心肾阳虚之根是肾阴亏虚，寒邪作祟亦夹阴液不足，故阳气得复则要注意补其阴分之虚。这不论是以从阴补阳，还是调节药物性味寒凉及攻补的角度来讲，都是需要重视的。所以例 4 二诊时阳虚之象稍有改善，即仿肾气丸为治。例 5 二诊时寒邪初去，又合生脉散以养其阴。这体现了林老辨证论治善于平衡阴阳的特点。

气阴两虚

林老认为本证为胸痹较常见的证候之一，其原因大概是因为胸痹多发生于中老年人，而此时天癸渐绝，脾胃之气渐衰，阳气不足，阴血亦虚。若思虑伤神，劳心过度，则更伤心气，耗心阴，使气血运行不畅，而胸阳失运，心脉阻滞，发生胸痹。其症可见胸闷隐痛，时作时止，心悸气短，倦怠懒言，面色少华，头晕目眩，遇劳则甚，舌偏红或有齿印，脉细弱无力，或结代。因此辨治时不仅要重视心脏，也要重视对脾肾的调理。临床证候大致上表现为心肾不足，也可能表现为心脾的不足，同时，气阴不足也常常是瘀血和痰湿的原因，故治疗时既要照顾重点，也要兼治标实之证。治则总以益气养阴，活血通络，行畅胸阳为法。如心脾两虚者，可用生脉散合人参养荣汤、香砂六君子汤化裁，常用药物有人参、麦冬、五味子、黄芪、白术、茯苓、砂仁、陈皮、木香、山楂、生谷芽、炙甘草、当归、白芍、川芎、远志、丹参、檀香、三七、桂枝等。心肾不足者，则用生脉散合六味地黄丸化裁，常用药物有人参、麦冬、黄芪、山茱萸、熟地黄、山药、巴戟天、牡丹皮、茯苓、当归、白芍、川芎、丹参、远志、三七、檀香、桂枝等。

例 6：陈某，男，50 岁，1991 年 10 月 18 日初诊。

心前区胀闷隐痛 2 年余。患者于 2 年前开始出现心前区胀闷、隐痛，胀闷持续时间较长，隐痛呈发作性，每日发作一到数次不等。病后到医院就诊，按冠心病服用中成药及西药治疗，症状可以减轻。但近 2 个月来心前区疼痛发作频繁，多为隐痛，时有刺痛，每日发作 10 次左右，每次持续时间 1~2 分钟，继续服用原药，症状控制不好。诊见神清，面色暗红少华，舌质暗红，舌苔白腻，脉虚细弦，偶有结代脉。心电图检查提示为左室肥厚兼劳损，冠状动脉供血不足。中医诊断为胸痹，证属心气阴两虚夹瘀血痰湿。西医诊断为冠状动脉硬化性心脏病，心绞痛。治法宜益气养阴，活血化痰。方用生脉散合丹参饮、温胆汤化裁。

处方：党参 15g，黄芪 20g，麦冬 10g，五味子 7g，陈皮 5g，茯苓 17g，枳实 7g，竹茹 10g，降香 7g（后下），红花 7g，丹参 15g，女贞子 10g，淫羊藿 15g。7 剂，水煎服，每日 1 剂。

1991 年 10 月 25 日二诊：心前区胀闷减轻，疼痛次数大为减少，舌质淡红，舌苔白，脉虚。仍以法为治，上方去五味子、女贞子，加薤白 10g，山茱萸 12g，巴戟天 15g，10 剂。

1991 年 11 月 5 日三诊：药后心前区胀闷及疼痛基本缓解，心电图也有明显改善。以上方去温胆汤，合异功散，继续调治。

按：气阴不足者，往往是心肾或心脾气阴两虚，临床上经常没有明显的脾虚或肾虚的表现，此时并不是说没有肾脾不足存在。如见到这种情况，林老常试以补肾为先。本例的治法即为如此。故治法虽为益气养阴，但处方却偏重于治肾，如药用巴戟天、淫羊藿、山茱萸等。为什么要补肾为先？一是无脾虚症状，说明脾胃之气尚可，而肾虚的表现往往较为隐匿，故辨肾虚为先。二是无脾虚的症状，并不是说无脾虚存在，但许多益气养阴的药物，除去消食醒胃以外，其健脾养胃、补肾益精之功是兼备的，如人参、党参、黄芪、黄精、山药、茯苓、麦冬、沙参等。而一些益肾之品，如山茱萸、女贞子、墨旱莲、枸杞子、巴戟天、淫羊藿等，却无明显的健脾之效。是故益肾并非不健脾，而是肾脾兼治。单纯理脾者，可能会因疏于益肾而疗效难著。

瘀血、痰湿及气滞证

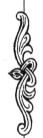

瘀血、痰湿及气滞为胸痹的三个标实之证，临床上多兼杂存在，也有的或为主要表现，但还是较为少见。

证为痰湿者，多见胸闷如窒而痛，或痛引肩背，气短喘促，肢体沉重，形体肥胖，痰多，苔浊腻，脉滑。治宜通阳泄浊，豁痰开结为法。方用瓜蒌薤白半夏汤化裁。用药有瓜蒌、薤白、半夏、干姜、陈皮、半夏、胆南星、豆蔻、檀香等。治疗痰湿时注意不宜用过于苦寒燥湿之品，即使见黄腻舌苔也应谨慎。此时的黄腻苔可能仅仅是湿滞之象，而多不一定是湿热，不需用苦寒燥湿为治。如证候确实属湿热者，其治疗亦应以化湿为主。

证为瘀血者，多见胸部刺痛，固定不移，入夜更甚，时或心悸不宁，舌质紫暗，脉象沉涩或结代。治以活血化瘀，通络止痛。方用血府逐瘀汤加减。药用当归、赤芍、川芎、桃仁、红花、丹参、三七、毛冬青、蒲黄、乳香、没药、柴胡、枳壳等。

胸痹之气滞，常与血瘀相兼，肝阴不足亦为其因。故证为气滞者，多见胸闷胀满，或阵作胀痛，痛胀则无定处，病情常因情志不遂发作或加重，舌质暗红，舌苔白，脉弦或脉弦细。治疗当以柔肝养血，理气行滞，宽胸活血通络为法。方用柴胡疏肝散合甘麦大枣汤化裁。常用药物有柴胡、白芍、青陈皮、当归、川芎、丹参、白术、檀香、丝瓜络、薤白、小麦、大枣、甘草等。

林老认为胸痹生痰致瘀的根本原因，还是阳气不足，阴血亏损，其中有心脏的关系，也有脾肾的原因，因此治疗痰瘀还是要注意扶本固本。相反，痰瘀本身作为病邪，又可伤阳损阴，所以活血化瘀也好，化湿祛痰也好，也可以认为是一种固本的方法。如果治疗胸痹在这一个角度上认识痰瘀，那么对于祛瘀血化痰湿就会有足够的重视。

例7：廖某，女，50岁，1992年12月12日初诊。

胸痛反复发作3个月余。3个多月前因丈夫去世，过于悲痛而出现胸痛，此后数次查心电图均未见异常，运动试验为阳性，按冠心病治疗，效果不理想。现症见胸闷作胀，左胸及两胁时常隐隐作痛而无定处，想起伤心事则病作明显，时作心悸，头晕，夜寐不安，舌质暗红，舌苔白，脉弦细。中医诊断为胸痹，证属气滞血瘀，肝阴不足。西医诊断为冠心病。治宜柔肝理气，活血化瘀。方用柴胡疏肝散为主化裁。处方：酒柴胡10g，白芍25g，当归10g，川芎10g，丹参15g，小麦30g，大枣15g，枳壳7g，青皮5g，薤白7g，首乌藤15g，甘草6g。5剂，水煎服，每日1剂。

1992年12月17日二诊：胸部及两胁胀痛减少，心悸头晕及睡眠亦好转，大便秘结较难解，如厕时间久则心悸、胸闷又作，舌质暗红，舌苔白，脉弦细。治疗宜酌加增液养阴之物。于上方酒柴胡改为7g，去青皮、首乌藤，加生地黄12g，桃仁10g，枣仁15g。7剂。

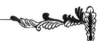

1992年12月24日三诊：大便正常，胸部及两胁胀痛大为减轻，无明显心悸头晕，舌质暗红偏淡，脉细。病虽好转，但证有兼气虚象，拟前法合益气为治，用药以益气养阴活血为主。处方：太子参15g，黄芪17g，白芍20g，当归10g，川芎10g，丹参15g，小麦30g，大枣15g，枳壳7g，薤白7g，桃仁10g，山茱萸10g，甘草6g。10剂，水煎服，每日1剂。

服药后病情稳定，未再出现病时诸症。为巩固疗效，嘱患者守方再用半个月，后又改为隔日服药，调理近4个月，病情未见复发。

例8：蒋某，53岁，1995年10月16日初诊。

胸痛约1年半，加重半个月。患者于约1年前开始出现心前区发作性疼痛，西医诊为冠心病心绞痛，因药物治疗病情控制不好，于1年前在区外某医院行"主动脉－冠状动脉旁路移植术"，术后症状消失，近1年来病情稳定。半月前又出现左胸前疼痛，日发数次，每次胸痛发作时间3~5分钟不等，服西药后虽症状稍为减轻，但心电图检查心肌缺血情况未见好转，今延中医诊治。现症见胸痛隐作，日发数次，伴胸闷、心悸，间歇时无明显不适。诊见舌质暗红，舌苔白腻，脉弦重按乏力。中医诊为胸痹，证属瘀痰阻滞，心肾不足。西医诊为冠心病心绞痛。治宜活血祛瘀化痰为先，酌补心肾之虚。方用血府逐瘀汤合瓜蒌薤白半夏汤化裁。处方：酒柴胡10g，川芎10g，当归10g，赤芍17g，桃仁10g，红花7g，三七6g，牛膝7g，枳壳10g，檀香10g（后下），瓜蒌10g，薤白10g，玉竹15g，巴戟天15g。5剂，水煎服，每日1剂。

1995年10月21日二诊：胸痛次数减少，舌质暗，舌

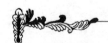

苔白，脉弦虚。宜前法并加强益气。上方加生晒参 10g，黄芪 17g，10 剂。服药后病情稳定，胸痛发作已不明显，继续守方，临证稍作出入，再治疗 1 月余，心电图复查心肌缺血明显改善。又以三七 2g，川芎 5g，丹参 10g，当归 5g，生晒参 5g，黄芪 10g，玉竹 10g，巴戟天 10g 为方，嘱其长期服用。随访半年，病情无复发。

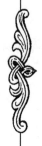

按：心主血脉，其气藏而不泄，挟血而行，以温畅为顺。胸痹的病理特点则是心气失充，虚痹而行涩，其病多偏于寒。基于这些生理病理特点，对于胸痹的瘀血、痰湿、气滞证候的治疗，林老一直强调二点：一是祛瘀宜温通活血，不宜凉血活血。痰湿宜温化，而不宜苦寒燥湿。行气宜宽胸疏解与柔肝缓急结合，而不宜峻利伤气。二是在瘀血、痰湿、气滞的背面多存在气虚或气阴不足或阳虚，在瘀血、痰湿、气滞证候明显时，可一时以活血、化痰、行气为主治疗，但需时时兼顾补其不足，可在邪实之证有所缓解后，及时转以扶正为主治疗。这也是"谨守病机，各司其属"道理。从两例的治疗来看，例 7 的证候初以气滞血瘀为主，治疗着重于行气宽胸活血，药用酒柴胡、白芍、当归、川芎、丹参、小麦、大枣、枳壳、青皮、薤白等理气宽胸活血，又柔肝缓急。例 8 证属痰瘀阻滞，治疗亦以活血化痰为先，药用酒柴胡、川芎、当归、赤芍、桃仁、红花、三七、牛膝、枳壳、檀香、瓜蒌、薤白等。两例本虚之证又均为气阴不足，其扶正的治疗在整个治疗过程中都在用药上得以体现，先是兼而治之，其后转为补虚为主。而且在药物具体运用上也都有讲究。例 7 心肝气阴不足，用药以益气柔养为主，例 8 为心之气阴不足，故以养心之气阴为治，药如生晒参、黄芪、玉竹等。然两例都有肾气不足，故治疗时均应养固肾气，药用如山茱萸、巴戟天等。

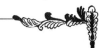

心　悸

　　林老认为心悸的病因病机，除了与心有直接的关系外，还与肺肾的功能异常有关，故常常在调治心脏的同时，注意从肺及从肾论治，常取得很好的治疗效果。

　　从生理和病理的角度看，心主血脉，主神志，为"君主之官"。肺主气而"朝百脉"，是心脏之君的"相傅之官，治节出焉"。肾主水，藏精，内含命门之火，主心之濡养与温煦。心悸的临床表现，常见为心神不宁以及心跳、脉搏的速率和节律的异常。若气虚心怯，心之阴血不足，阳气不振；或肺气阴虚损，营卫失调，宣肃失常，通调失职，可使心脉失于朝肺，则不能相傅与治节心脏；或肾之阴精亏虚及命门火衰，使心之血脉失于滋养或温煦，均可出现心悸。兹就林老辨治心悸证候的经验介绍如下。

心气虚与心血虚证

　　可因禀赋不足，素体虚弱，或久病失养，劳欲过度，气血亏虚，以致心失所养，发为心悸。心气虚的主要表现为心悸不宁，善惊易恐，坐卧不安，少寐多梦而易惊醒，食少纳呆，恶闻声响，苔薄白，脉细略数或略弦。治以益气养心安神，方剂可用黄芪生脉散加味。常用药物有黄芪、人参、麦冬、五味子、茯神、茯苓、菖蒲、远志、白术等。心血虚的主要表现为心悸气短，头晕目眩，面色无华，神疲乏力，纳

呆食少，腹胀便溏，少寐多梦，健忘，舌淡红，脉细弱。治以补血养心，益气安神。方用归脾汤加减。常用药物有当归、龙眼肉、黄芪、人参、党参、白术、陈皮、炙甘草、茯神、远志、酸枣仁、木香等。心悸的心血虚与心气虚证常见于各种期前收缩。

例1：谭某，男，64岁，1991年5月5日初诊。

患者于4年前被诊为冠心病，长期以来服用冠心丹参片及消心痛等药治疗，近1年来出现心悸，症状日渐加重，多次做心电图均提示为室性期前收缩，病情明显时服用胺碘酮可暂时缓解，停药后症状又复发。现症见心悸气短，动则加重，胸闷时作，神疲乏力。诊见面暗而色无华，舌质淡暗，舌苔白，脉细弱而结。心电图提示心肌劳损，频发性室性期前收缩。中医诊断为心悸，证属心气虚夹瘀血。西医诊断为冠心病、心律失常。治宜益气养心，活血通脉。方用黄芪生脉散加味。处方：红参6g（另焗），黄芪20g，巴戟天15g，白术10g，茯苓15g，麦冬15g，五味子7g，川芎10g，丹参15g，檀香10g（后下），炙甘草5g。10剂，水煎服，每日1剂。

1991年5月15日二诊：服用上药10剂，心悸症状大为减轻，精神较好，活动能力比日前增强，多梦，胃中不适，舌质淡暗，舌苔白，脉细弱，仍有结脉，但已较前减少。心电图示心肌劳损，室性期前收缩。守前法为治，处方红参6g（另焗），黄芪20g，巴戟天15g，白术10g茯苓15g，麦冬15g，五味子7g，川芎10g，红花5g，檀香10g（后下），酸枣仁15g，炙甘草5g。15剂，水煎服，每日1剂。

1991年6月2日三诊：心悸及其他症状基本消失，但活动后仍时觉心悸不适，舌质淡红稍暗，舌苔白，脉弦虚。复

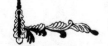

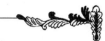

查心电图提示心肌劳损明显改善，偶发性室性期前收缩。仍守前法，改用调理之方：红参 3g（另焗），黄芪 15g，巴戟天 10g，麦冬 15g，五味子 5g，川芎 10g，炙甘草 5g。15 剂，水煎服，每日 1 剂。此后嘱长期服用。随访半年，未见有明显心悸复发。

例 2：唐某，女，54 岁，1992 年 9 月 11 日初诊。

心悸 3 年余，加重 1 个月。于 3 年前患冠心病后经常出现心悸、胸闷症状，常服用硝酸异山梨酯片等药治疗，病情时重时轻，经住院治疗缓解。近 1 个月来心悸、胸闷较甚，服用硝酸异山梨酯片无明显效果。现症见心悸气短，胸前憋闷，自汗，倦怠乏力，头晕健忘。诊见面色苍白，舌质淡暗，舌苔白，脉沉细无力而结代。心电图：冠状动脉供血不足，频发性室性期前收缩，偶呈二联律。中医诊断为心悸，证属心气血两虚夹瘀血。西医诊断为冠心病、心律失常。治宜益气血，养心脉，兼活血化瘀。方用归脾汤化裁。处方：红参 5g（另焗），黄芪 17g，白术 10g，当归 10g，川芎 10g，熟地 15g，枸杞子 15g，陈皮 5g，红花 7g，木香 5g（后下），炙甘草 6g。7 剂，水煎服，每日 1 剂。

1992 年 9 月 18 日二诊：心悸、胸闷仍存在，其他症状有所减轻，舌脉同前，拟在上方基础上酌加宣通心脉之品，前方去陈皮，加檀香 10g（后下），薤白 10g。20 剂，水煎服，每日 1 剂。

1992 年 10 月 7 日三诊：心悸、胸闷缓解明显，其他症状大为减轻，舌质淡红，舌苔白，脉沉细。复查心电图提示冠状动脉供血不足较前改善，偶发性室性期前收缩。守前法继续调理，处方：党参 20g，黄芪 17g，白术 10g，当归 7g，川芎 10g，熟地 10g，枸杞子 10g，檀香 10g（后下），薤白

10g，红花 7g，炙甘草 6g。20 剂，水煎服，每日 1 剂。服药后症状基本缓解，此后用该方为基础长期服用。随访 1 年，病情稳定。

按：上二例，一例为气虚，另一例为气血两虚。治疗分别用黄芪生脉散及归脾汤为主方。两例在用药中均使用了红参。红参大补元气，《本经》云其"主补五脏，安精神，止惊悸"，是林老治疗气虚心悸的要药。林老体会，红参合黄芪其补气力尤强，合当归则益气养血。运用时掌握好适应症也是重要的，舌淡脉虚或脉细无力是其用药的指征。除了气虚及气血两虚外，此二例还兼夹瘀血。心悸的基本病机乃心脉不通，心气不畅，其中原因之一为瘀血阻滞，但林老认为，心悸的瘀血，往往是其他证候影响的结果，其多派生于其他证候之中，所以瘀血在心悸中既是常见的，又是很少单独出现的。虽然瘀血在心悸辨证中多为兼证，但治疗却很重要，林老常用的方药有桃红四物汤、丹参、三七、毛冬青等。

心阴虚证

本证多因思虑劳神太过，暗耗心阴，或因热病后期，耗伤阴液，或肝肾等阴亏累及于心所致，心阴虚，心阴亏少，心失所养，心动失常，而致心悸。主要症见心烦心悸，失眠，多梦，头晕，或见五心烦热，午后潮热，盗汗，两颧发红，舌质红而少津，脉细或细数或弦细。治宜滋补心阴，养心安神。方用天王补心汤化裁。常用药物有沙参、玄参、丹参、茯苓、五味子、远志、桔梗、当归、天冬、麦冬、柏子仁、酸枣仁、浮小麦、大枣、生地黄等。本证既可见于各种期前收缩，也常见于无心律失常及心脏器质性病变而仅觉惊悸者。

例3：刘某，男，19岁，1990年7月19日初诊。

心悸半年。因学习紧张，压力太大，于半年前出现心慌心悸，头晕头痛，失眠，梦遗等症状，病后到医院就诊，未能查出器质性病变，按神经衰弱服用镇静药及中药治疗，亦未见病情有好转。现症见心慌心悸，头晕，睡眠不安，时梦遗，纳食不香，大便时烂而不爽。症状在长时间看书时较明显。舌质偏红，舌苔白，脉细弦。中医诊为心悸，证属心阴不足兼肝郁。西医拟诊为神经衰弱症。治宜益阴养心安神，柔肝解郁。方用天王补心汤合甘麦大枣汤化裁。处方：天冬10g，麦冬15g，沙参15g，玄参15g，女贞子15g，生地黄10g，白芍15g，酸枣仁15g，柏子仁10g，茯神20g，丹参15g，五味子7g，浮小麦30g，大枣15g，甘草5g。7剂，水煎服，每日1剂。

1990年7月26日二诊：心悸、头晕虽有减轻，睡眠有好转，但食欲未能改善，大便不爽仍存在，舌质尖偏红，舌苔白稍腻，脉细弦。益阴养心柔肝，同时注意调理脾胃，以前方化裁：天冬10g，麦冬15g，沙参15g，女贞子15g，白芍25g，酸枣仁15g，茯神20g，丹参15g，浮小麦30g，大枣15g，苍术10g，山楂7g，茯苓15g，首乌藤15g，甘草5g。10剂，水煎服，每日1剂。

1990年8月6日三诊：前述诸症均大为减轻，舌质淡红，舌苔白，脉弦细。治疗仍以前法，守上方加减。处方：太子参15g，麦冬15g，沙参15g，女贞子15g，白芍25g，酸枣仁10g，丹参15g，浮小麦30g，大枣15g，白术10g，山楂7g，茯苓15g，甘草5g。20剂，水煎服，每日1剂。

服药后症状基本缓解，后又嘱其以天王补心丹及香砂六

君子丸交替服用，并合理安排作息，随访 1 年，未见复发。

按：该患者劳思太过，以至于心肝之阴血均为之所耗。心阴虚则血脉失养，故心悸。肝阴虚则疏泄失常，而见头晕，睡眠不安，梦遗等，还影响到脾胃的功能，导致脾失健运。方虽以天王补心汤为主，但从林老用药上看，已难分养心或养肝，实则为心肝之阴共益。一诊时由于强调养阴，没有注意到健脾，故而阴液恢复并不理想，脾胃功能也没有明显改善。因此在二诊处方时适当给予祛湿运脾，如茯苓、苍术、山楂。加强疏柔理肝的用药，如在前方之酸枣仁、浮小麦等基础上加首乌藤。同时酌减生地黄、玄参、柏子仁等可能滋腻碍气之品。三诊及其以后的调理均是这一治疗思路。为什么不用当归、远志？仍因其过于温燥。至于辰砂（朱砂），因其具有毒性，林老一般也极少用。

肺气虚证

本证多由久病咳喘，耗伤肺气，或因脾虚水谷精气化生不足，肺失充养，肺气亏损，则无力帅血，心失所养，常致脉道虚涩，而致心悸。常见心悸气短，动则加重，头晕乏力，神疲倦怠等症，舌质淡，舌苔白，脉虚弱而结。治当补益肺气，以养心脉。方用补肺汤或人参蛤蚧散化裁。常用药物有人参、党参、黄芪、熟地黄、蛤蚧、当归、五味子、紫菀、桑白皮、檀香、炙甘草等。慢性心脏疾病伴有心律失常证属气虚者，多用本法治疗。

例 4：刘某，男，54 岁，1981 年 4 月 21 日初诊。

5 年前患心肌梗死，经住院治疗缓解，近 1 年出现心悸，症状日渐加重。日前心电图提示陈旧性心肌梗死，冠状动脉供血不足，频发性室性期前收缩，部分呈三联律。西医

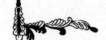

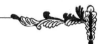

诊断为陈旧性心肌梗死，慢性心功能不全，心律失常。因服西药疗效不明显，故请中医治疗。现症：心悸不安，动则加重，乏力气短，颜面虚浮少华，足跗微肿，舌质淡暗，舌苔白，脉虚而结。证属心肺气虚，夹瘀夹湿。治宜益肺气，养心脉，兼活血利湿。方用补肺汤加减。处方：红参10g（另炖），黄芪25g，熟地黄15g，鲜葱白30g（后下），五味子7g，桑白皮15g，蛤蚧末10g（冲服），当归10g，红花7g，檀香5g（后下），三七末1.5g（冲服）。20剂，水煎服，每日1剂。

1981年5月11日二诊：足跗水肿已消，余症悉减，大便偏结，舌同前，脉仍虚，但间歇已减少。守上法增损，前方去葱白、红花，加紫菀10g，桃仁10g，黄精15g，改桑白皮为10g。30剂，水煎服，每日1剂。

1981年6月11日三诊：心悸及其他症状大为缓解。复查心电图：陈旧性下壁心肌梗死，冠状动脉供血不足较前明显改善，偶发室性期前收缩。舌淡脉虚。遂用蛤蚧、三七按5：1比例研末，日服5g，以红参3~5g煎汤送服，嘱长期服用。随访半年，病情稳定。

按：林老认为，本例患者大病暴疾，脏气已伤，病情缠绵，更使正气虚羸，因而表现为心悸、气短、乏力、舌淡、脉虚结等一派气虚之候。气虚日久，血行滞涩而致瘀，津失气化而生湿，故见足肿、舌质暗等湿瘀之症。方中红参大补元气，合黄芪更能强肺脾而壮宗气，宗气盛则能贯心脉以行血。蛤蚧，《本草纲目》言其"补肺气，益精血。"《本草备要》又说其"补肺润肾，益精助阳……气虚血竭用之。"林老体会，该药强壮肺肾确有良效，但需久服，不可冀其急功，故对心肺疾病气虚者，每嘱其长期服用。选当归、熟地黄、五味子，与蛤蚧共益精血，而为养气之资。鲜葱白、桑白皮宣泻肺气，通阳行水，与调肺气、宽胸膈之檀香配伍，能助补气药物之功，而利于血脉之运行。桃仁、三七活血，以消其瘀。三诊以后，症状缓解，用红参、蛤蚧、三七长期服用，意在巩固疗效。

营卫失调证

营卫之气，有充心化血、温煦卫外之功，乃心肺所主，为血脉正常运行之基础。若营卫虚弱，或六淫之气侵犯，则营卫之气的功能失职，导致肺失外固，心神乖张。营阴亏虚则血脉失其濡养之资；卫阳伤耗，在外易受风邪侵袭，在内血脉失却鼓动之力，导致脉失畅和的心悸。症见外感之后，心中悸动，身恶风寒，发热汗出，或咽喉不适等症，舌质淡红，苔白，脉缓时结。治当调和营卫，方用桂枝汤合玉屏风散化裁。常用药物有桂枝、芍药、生姜、大枣、炙甘草、黄芪、白术、防风等。本法常用于病毒性心肌炎伴心律失常证属营卫失调的治疗。

例5：洪某，男，20岁，1987年3月12日初诊。

心悸2个月。2个月前发热后出现心悸、胸闷，西医拟诊病毒性心肌炎，用胺碘酮、能量合剂、抗生素治疗，效果不明显。2月10日心电图：频发性室性期前收缩，部分呈三联律，心肌劳损。现症见心慌悸动，甚时胸闷，恶风自汗，咽喉微痒，舌质淡红，舌苔薄白，脉虚弦而结。证属营卫不调，卫表失固，且外邪未净。治宜调和营卫，兼固表祛邪。方用桂枝汤合玉屏风散加味：桂枝10g，白芍15g，生姜5g，大枣15g，炙甘草10g，黄芪17g，防风10g，白术10g，金银花15，桔梗10g，紫苏叶8g。10剂，水煎服，每

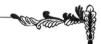

日 1 剂。

1987 年 3 月 22 日二诊：心悸有所减轻，无明显恶风，无咽喉不适，舌质偏淡，舌苔白，脉虚而结。外感之证已去，卫气不足显见，治疗用药宜作调整。处方：红参 6g（另焗），桂枝 10g，白芍 15g，生姜 5g，大枣 15g，炙甘草 10g，黄芪 17g，防风 10g，白术 10g。20 剂，水煎服，每日 1 剂。

1987 年 4 月 12 日三诊：心悸偶见，无胸闷，无自汗，舌质偏淡，舌苔白，脉虚弦。仍仿前法出入以治，巩固疗效。处方：红参 3g（另焗），白芍 15g，炙甘草 5g，黄芪 15g，防风 7g，白术 10g。20 剂，水煎服，每日 1 剂。以此方服用 1 个月，症状基本消失，复查心电图未见异常。随访 2 年，病证无复发。

按：本例患者因外感贼风，耗伤营卫，以致营卫失调。营为阴行于血脉，卫为阳发于肺气，营卫失调，则营阴失于卫阳之推动而致血脉不利，卫阳不得营阴之滋养而卫表失固。故方中用桂枝辛温，助阳气，通经脉，解肌祛风；白芍益阴助营；生姜辛温以佐桂枝之功；大枣甘平能增白芍之力；炙甘草合桂枝以化阳，合芍、枣以化阴，为复脉必不可少。伍玉屏风散，更能固表卫以御风邪。咽喉微痒，说明外邪未净，故用防风合金银花、桔梗、紫苏叶等祛余邪，并有畅疏肺气之力。本方以调营卫入手兼顾固表祛邪，而能奏通复血脉之功。二诊时外感证候已除，又见其肺卫之气虚明显，故增红参用以益气。三诊后转入调理，仍以益气固卫调营为治法。

肺失通调，水湿阻滞证

本证多因痰湿内生，停于胸胁，壅滞肺气则肺气不利，

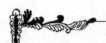
肺气不利则难于行使其朝百脉及相傅心脏之功能而致心悸。其症可见心悸气喘，胸胁填满而胀，或有面浮足肿等症，舌苔腻或滑，脉结代。治当泻肺下气，行水祛湿。方用葶苈大枣泻肺汤加味，药物有葶苈子、大枣、桑白皮、陈皮、檀香、麻黄等。本证常见于高血压性心脏病、肺源性心脏病等伴心律失常而证属痰湿壅肺者。痰湿壅肺在这些疾病中常属兼夹之证，运用时多与其他方法配伍。

例6：曹某，男，52岁，1984年6月10日初诊。

患者患高血压病十余年，以往服西药能将血压控制在正常范围，但近年来血压控制不理想，并出现心悸及胸闷、气喘等症，西医诊断为高血压性心脏病。现症见头晕胀痛，心悸气喘，动则悸喘加重，胸闷而胀，两胁填满，舌质淡暗，苔白而滑，脉虚弱而结。查血压180/110mmHg；心电图：左心室肥厚并劳损，频发性室性期前收缩。证属心肺气虚，血瘀夹湿，治宜益气活血利湿。方用补阳还五汤加味：黄芪60g，当归10g，赤芍15g，地龙10g，川芎7g，桃仁7g，红花7g，泽泻15g，车前子15g。10剂，水煎服，每日1剂。

1984年6月20日二诊：除血压稍有下降（160/110mmHg），头晕痛略减外，其余症状未改善，舌脉同前。拟上法合泻肺行水之法并治。前方去泽泻，加葶苈子30g，大枣15g。20剂，水煎服，每日1剂。

1984年7月10日三诊：头晕痛，心悸气喘，胸胁胀满等症状基本缓解。复查血压150/95mmg，心电图提示窦性心律、左心室高电压。继守上方增损，调治月余。随访半年，心律失常未见复发。

按：本例初诊为笔者所治，二诊时林老指出，用益气活血法是对的，疗效不明显，乃因对气喘胸闷、两胁填满、舌

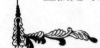

苔白腻等由气虚血瘀滋生痰湿，以致壅郁肺之气机，阻塞血脉运行的证候认识不足，故用泽泻、车前子未完全切中病机。后合用葶苈大枣泻肺汤，通泻胸肺壅滞之气，畅利肺及膀胱之水道而祛痰湿之邪，以消除血脉之瘀滞，并助补阳还五汤益气化瘀之功。根据林老的体会，葶苈大枣泻肺汤虽性属寒凉而为攻伐之剂，但在虚实夹杂，即以阳气虚为主兼夹痰湿壅肺的证候中应用，只要温补药物使用得当，就能起到祛邪的作用而无虚虚之虞。

肝肾阴虚证

本证多因久病失调，阴液亏虚，或因情志内伤，阳亢耗阴，或因房事不节，肾之阴精耗损，或阴虚木旺之质，肾水素亏，水不济火，虚火妄动，扰动心神，而致心悸。张景岳说："此证惟阴虚劳损之人乃有之，盖阴虚于下，则宗气无根，而气不归原，所以在上则浮撼胸臆，在内则振动于脐旁。虚微者动亦微，虚甚者动亦甚。"其症可见心悸不宁，思虑劳心尤甚，头晕目眩，耳鸣健忘，口燥咽干，失眠多梦，胁痛，腰膝酸软，或五心烦热，盗汗，颧红，男子遗精，女子月经量少，舌红少苔，脉细或细数或结代。治以滋养肝肾，益心安神。方用一贯煎合生脉散或六味地黄丸、左归饮等加减。常用药物有太子参、沙参、麦冬、当归、生地黄、枸杞子、川楝子、五味子、山茱萸、怀山药、泽泻、女贞子、牡丹皮等。本证可见于冠心病、糖尿病性心脏病变等所致的心律失常。

例7：文某，女，54岁，1991年4月12日初诊。

反复多饮、口干、多尿5年，伴心悸3个月。患者患2型糖尿病5年，长期不规则服用降糖药物，血糖控制不理

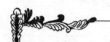

想，于 3 个月前又出现心悸、胸闷症状，在某医院检查除糖尿病外，还诊为冠心病、心律失常，经用胰岛素治疗后，血糖现已基本控制在正常范围，但心悸未见明显好转。现症见心悸，胸闷，精神不佳。诊见舌质暗红而干，舌苔白，脉弦细而结。空腹血糖 8.1mmol/L；心电图提示心肌缺血，频发性室性期前收缩。中医诊断为消渴、心悸，证属肾阴虚夹瘀血阻滞。治宜滋补肾阴，兼以活血，方用左归饮化裁。处方：山茱萸 15g，生地黄 20g，怀山药 15g，女贞子 20g，牡丹皮 15g，黄连 5g，龟甲 20g（先煎），丹参 15g，牛膝 10g，桃仁 10g，红花 7g。10 剂，水煎服，每日 1 剂。另嘱原使用的控制血糖的药物不变。

1991 年 4 月 22 日二诊：心悸症状减少，无明显胸闷，精神好转，头晕耳鸣、口干、尿多等症状均减轻，舌质淡红而暗，舌苔白，脉细，结脉较前减少。治疗宜守前法，酌加益气之品，上方加黄芪 20g，15 剂。

1991 年 5 月 8 日三诊：前述之症状基本缓解，舌质淡红而暗，舌苔白，脉细。复查空腹血糖 6.5mmol/L；心电图提示窦性心律，心肌缺血较前改善。继续以前法为治，处方：黄芪 15g，山茱萸 15g，生地黄 20g，麦冬 15g，玉竹 20g，怀山药 15g，女贞子 20g，牡丹皮 15g，黄连 3g，丹参 15g，牛膝 10g，桃仁 10g，红花 7g。嘱患者长期服用此方，1 年后随访，病情稳定。

按：从消渴的基本病机来看，该病以阴虚为本，又有上、中、下消之分。观本例脉症，实属下消肾虚为主无疑。由于病消渴日久，肾阴早耗，肾气亦亏，血行亦为之滞涩，肾虚血瘀，可使心脏失于濡养而致心悸、胸闷等症。初诊时表现出来的是一派阴虚之象，故治宜养阴为主，方中遣用了

大队养肾阴之药，用黄连乃取其苦寒坚阴，丹参、牛膝、桃仁、红花等活血化瘀。随着阴精渐复，原气虚之证得以显现，此时治疗又宜气阴两虚兼治，但其证以阴虚为本，益气只是兼用。三诊以后的调治，药物不宜过于滋腻，故改原方的滋阴为养阴。

肾阳虚证

本证多由久病失调，或素体虚弱，肾阳亏耗所致。肾主水，肾阳不足，气化失权，水湿内停，水气凌心，抑遏心阳，而致心悸。症见心悸气短，形寒肢冷，眩晕，恶心呕吐，舌淡苔滑，脉弦滑或沉细而滑。治以振奋心阳，化气行水。方用右归饮合金匮肾气丸化裁，常用药物有熟附子、肉桂、巴戟天、淫羊藿、人参、黄芪、山药、山茱萸、菟丝子、牛膝、茯苓等。本证可见于一些传导阻滞及窦房结功能障碍患者。

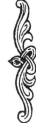

例8：黄某，女，71岁，1992年1月10日初诊。

心悸、气喘1个月。患者1月前于因气喘、心悸住某医院治疗，经心电图检查诊为二度Ⅱ型房室传导阻滞，使用西药治疗十余天未见好转，后又分别加服过生脉散、金匮肾气丸等中药，病情亦未见好转。现症见心悸头晕，动则加重，伴气喘。诊见面色晦暗无华，舌质淡暗，舌苔少，脉弦虚而迟，36次/分。中医诊为心悸，证属肾阳虚为主。治宜温补肾阳。处方：熟附子10g（先煎），巴戟天20g，淫羊藿20g，红参10g，黄芪30g，当归10g，川芎10g，牛膝10g，杜仲20g，檀香10g（后下）。4剂，水煎服，每日1剂。

1992年1月14日二诊：服药3剂后原有的症状大为缓解。复查心电图提示为窦性心律，心率72次/分。舌质淡

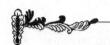

暗，舌苔少，脉弦虚。治疗宜酌情补养肾精，于上方加山茱萸15g，怀山药15g。6剂。

1992年1月20日三诊：无明显心悸、头晕，活动后仍有气紧，睡眠不好，舌质淡红而暗，舌苔薄白，脉弦虚。证候已转为气阴两虚且以气虚为主，瘀血之证亦显见，前方宜作调整。处方：红参5g，黄芪25g，山茱萸15g，巴戟天15g，淫羊藿15g，当归10g，川芎10g，牛膝10g，杜仲20g，檀香10g（后下），桃仁10g，红花7g。10剂，水煎服，每日1剂。用该方为主加减，继续治疗半年，后随访2年，心悸未见复发。

按：本例观其临床表现，乃肾阳虚亏，命门火衰，阴寒内盛之证。前之治疗有用温阳药，但由于与养阴之品为伍，故其效不彰。因此林老在治疗时一味以温热药物治之，不但附子、参、芪、巴戟天、淫羊藿、川芎、杜仲等都是温热之品，就连具养血作用的当归也是性温的，可以说是紧紧抓住其阳虚内寒的主要矛盾。虽然治疗阳虚有"善补阳者，必于阴中求阳"一说，但在本例初诊时却不适宜，而是应以"益火之源，以消阴翳"为妥。当然二诊以后阴寒之气已减，此时就可适当用补阴生精之品，使阳气得阴助而生化无穷。所以是"益火之源"，还是"阴中求阳"，一定要视具体情况而定。此外，巴戟天、淫羊藿是林老在肾阳虚、气虚时都喜欢运用的药物。林老从使用中体会，该二药即可温肾阳，又能补肾气。从药性上看，巴戟天和淫羊藿都是性温的，但又温而不甚热，温而不燥散，是偏于温补一类的药物，而不是散寒一类的药物。在运用时要注意的是，对于虚寒之证用其则可助阳，而散寒作用不著，应酌用温阳散寒药物。对于气虚夹有阴血亏虚时，因其性温恐伤阴液则应慎用。

例9：苏某，女，44岁，1989年10月5日初诊。

患者有心动过缓史近5年。2年多前开始出现心悸，曾去多家医院检查，做阿托品试验、经食道心脏调搏术及动态心电图，均诊断为病态窦房结综合征。其中动态心电图提示基本心律为窦性心动过缓并窦性停搏及房速和房扑。近两个月来心悸发作频繁。现症见头晕，健忘，睡眠不佳，心悸发作时气紧胸闷，舌质淡而稍暗，舌苔白，脉迟而细，脉率38次/分。证属心肺阴阳两虚，肺气失宣。治宜益气通阳养阴，宣通肺气，方用生脉散合麻黄汤加味。处方：红参10g（另炖），麦冬15g，五味子10g，麻黄10g，桂枝10g，杏仁10g，炙甘草13g，黄芪15g，黄精15g，龟甲20g（先煎）。水煎服，每日1剂。

二诊（1989年10月20日）：上药已服15剂，心悸发作次数减少，仍头晕，睡眠不佳，舌脉同前，脉率42次/分。拟增活血之品，前方加丹参15g，川芎10g，每日1剂。

三诊（1989年11月20日）：上药服30剂，已近半月无心悸发作，其他症状亦减轻，舌脉同前，脉率50次/分。药已中病，效不更方，上方将红参、麻黄各改为5g。此后随证加减，再治疗3个月，1990年2月12日复查动态心电图：窦性心律，心率55~60次/分，未见停搏，房速及房扑大为减少，有少量房性及室性期前收缩。嘱患者长期服用生脉口服液。随访1年，病情稳定。

按：病态窦房结综合征一般多用温阳方法治疗。本例脉迟舌淡，确有寒象，但从脉细分析，又可见其阴液亏耗。故在治疗时，林老借鉴了金匮肾气丸从阴取阳的方法，用龟甲填精补阴，黄精、麦冬、五味子等益阴敛阴，益心肺阴液之不足，以参、芪大补元气。通过麻黄汤的辛温通阳，宣发肺

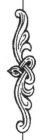

气，使阳气充盛而能除血脉之涩滞，从而达到畅利血脉的目的。本例与前一例都是阳虚的证候，本例是阴阳两虚，特别是在脉细的情况下，治疗上就不能同前者一样温阳，而需采用阴阳双补之法。从症状及舌脉来看，本例似无肺气不宣的表现，但从治疗的需要分析，却需肺气宣发敷布阳气而心气始能行，故在双补阴阳的基础上佐以宣发肺气是必要的。

心功能不全

　　心功能不全（心衰）是西医的病名，依据该病的临床表现，中医常按水肿、喘证及心悸等病辨治。心衰可能表现为中医的一种病证，也可能表现为几种病证并病的情况，不管是一种病证或几种病证，中医治疗的关键还是辨别其证候，依据其病变的性质来处置。

　　心衰的病位主要在心，除心以外，与其他四脏都有关联，但同肾、肺、脾的关系更大一些。心主血脉，为君主之官。肺主气，为相傅之官。脾主运化水湿，为气机之枢。肾主水，内藏真阴真火。心、肺、脾、肾四脏的功能在心脏气机的正常运行中发挥不要缺少的作用。林老认为，心与肺、脾、肾的生理病理关系，从心衰的病机特点分析，心与肺主要体现在心血与肺气的相互作用上，心主一身之血，肺主一身之气。"气为血帅"，在生理上，血之运行有赖于气的推动，所谓"肺朝百脉"，就是说明了血脉必朝会于肺，是血因气行而运行。若肺气虚，不足以贯心脉，久则肺心两虚，心气不能推动血脉，形成心血瘀阻之象。心与脾主要体现在

心之气血与脾的运化及气机转输的关系上。心主血，脾主运化，如脾气虚则运化无力，失于运化水液及中焦气机枢纽之功，同样影响到心主血功能的正常运行。心与肾主要体现在心阳与肾阳的关系上。心阳（心火）与肾阳（命门之火）的关系，是枝叶与根本的关系，肾中命门之火充足，则心阳充足。如肾阳不足，命门火衰，则火的根基衰微，心火失于温煦，血液环流不畅。命门火衰，还使肾水失藏，上犯于心。上述这些，说的是肺、脾、肾不足对心的影响。而心脏功能虚衰，也影响到肺、脾、肾的气机，使得肺的宣肃失常，脾的运化失职，肾火衰损，肾水泛滥。此外，心脏虚衰，肺、脾、肾不足，又导致血行瘀滞，痰生湿泛。从这些意义上讲，心衰是心脏的病变，也是肺、脾、肾的病变，还是痰湿血瘀病变。所以林老辨治心衰，从病位上说，以心为主，又涉及肺、脾、肾脏。从疾病的性质来讲，以气虚为其基本的虚损，气阴两虚为其难治的癥结，阳气虚衰为其本，瘀血痰湿为其标。根据心衰的这些生理病理特点，林老在临床上常从以下几个方面辨治心衰。

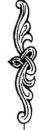

气虚与阳虚

林老认为心衰时的气虚与阳虚，主要是心肺肾气虚和心肾阳虚，而气虚及阳虚的根本在于宗气虚弱，肾气不足，命门火衰。宗气虚弱则不能贯心脉而行气血，肾气不足则难以纳气固摄，命门火衰则肾阳上不能温煦心火，下不能气化津液。气虚者，可见心悸、气喘而短，动则加重，面色淡暗无华，精神不振，尿少浮肿，食少便溏，唇指青紫，舌质暗淡，舌苔白，脉沉细无力或结代。阳虚则并见畏寒肢冷，面色青紫，舌质淡暗或淡而紫，舌苔白，脉虚迟或兼结代促，

甚或格阳于外，戴阳于上，表现为真寒假热之证。在治疗上，气虚者宜养心补肺益肾，常用养心汤合补肺汤化裁，常用药物有人参、党参、黄芪、当归、川芎、熟地黄、核桃肉、蛤蚧、五味子、紫菀、桑白皮等。阳虚内寒，水湿泛滥者，常用金匮肾气丸合真武汤加减，以补肾温阳利水，常用药物有熟附子、桂枝、人参、黄芪、山茱萸、当归、巴戟天、淫羊藿、泽泻、茯苓、牡丹皮、沉香等。若为格阳戴阳者，则须回阳救逆，可用四逆汤合独参汤加味治之。治疗气虚、阳虚虽然有从阴取阳之法，但林老认为，对于心功能不全证为阳虚者，主要还是应"益火之源，以消阴翳"，重在温阳益气，补肾也应是补肾阳，尽量少用或不用补阴药物。慢性心衰常见于冠心病并心衰者，高血压性心脏病并心衰也可见。格阳戴阳之证常为急性心衰的证候。

气阴两虚与气血两虚

阳气及阴血阴精，是维系心脏正常活动的基础。阳气与精血相互依存，相互为用，生理上阳气赖精血所化生，而精血赖阳气以运行。病理上气虚则血脉失于运行之力，阴血不足则阳气无以化生。故阴血不足则心脏难以充养，气虚则心脉无以推行。所以林老认为心衰时气血气阴的生理病理变化在临床上反应特别明显，但在证候的表现上又常以气虚为主要，这也可以说是心衰气阴两虚的一个特点。其证候常表现为心悸怔忡，气短，动则加重，甚则倚息而不得卧，口燥咽干，汗多，面色暗红无华，舌质淡红或暗红，舌苔白，脉细数或细而无力或结代。临床上气阴两虚又可表现为心肺气阴两虚、心脾气阴两虚及心肾气阴两虚。如为心肺气阴两虚，常以气短、咳嗽、喘促为主要表现，咳痰或痰中带血。

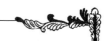

为心脾气阴两虚者，可见纳差、呕恶、腹胀、便溏等症。心肾气阴两虚者，则伴头晕目眩、失眠、腰膝酸软及下肢水肿等症。治疗上以益气养阴为基本治法，以益气为重点，并根据脏腑虚损的不同施以针对性的治疗。以心肺气阴两虚为主者，用生脉散合补肺汤化裁，药用人参、党参、黄芪、麦冬、五味子、当归、麻黄、桂枝、桑白皮、杏仁、炙甘草等。以心脾气阴两虚为主者，方用归脾汤合补中益气汤或参苓白术散化裁，药用人参、党参、黄芪、白术、麦冬、当归、茯苓、柴胡、升麻、陈皮、白芍、炙甘草等。心肾气阴两虚者，方用参芪地黄丸加味，药用人参、党参、山茱萸、熟地黄、山药、当归、巴戟天、淫羊藿、茯苓、泽泻、牡丹皮、牛膝等。气阴两虚证候在其阴虚征象不明显时，可表现为气血两虚，临床上，二者往往相互夹杂，实际上病机还是基本相同的，不同的是，气血两虚为其轻，气阴两虚为其甚，故治疗时除补阴与养血稍有区别外，其余多是相互为用。

瘀血与痰湿

瘀血与痰湿在心衰的发病及病变发展中十分重要。心脏及其他脏腑虚弱，气血阴阳不足，生痰生瘀，血脉阻滞不通，是心衰的基本病理变化过程之一，而瘀血及痰湿又可加重脏腑的虚损，反过来加重心衰。所以在心衰的治疗中，既要补脏腑气血阴阳之虚，又要积极地防治瘀血痰湿。一般来讲，心衰的证候基本上以虚证为主，瘀血痰湿多为兼夹之证。而据林老观察，在心衰病程的某些阶段，瘀血痰湿也可能成为主要的临床表现。在临证时，需要注意瘀血与痰湿的证候特点。瘀血常表现为心悸气喘，胸闷胸痛，气促而咳，

而咳痰带血，两颧暗红，口唇及指甲青紫，浮肿尿少，舌质暗或有瘀斑，脉弦虚或涩或结代。痰湿常见心悸气短，咳喘痰泛，唾痰如泡沫状，水肿尿少，舌质淡暗而胖，舌苔白腻，脉弦或滑。治疗上，瘀血阻滞宜活血化瘀，用血府逐瘀汤化裁，可酌加三七、蒲黄、丹参、益母草等药，或兼用芳香行气之药，如檀香、沉香、降香等。痰湿之证，因其临床表现可分为以痰湿为主及痰饮为主，治疗有所区别。痰湿者治宜燥湿化痰，可用二陈汤、平胃散为主治疗。若痰饮甚者，治宜化痰逐饮，方用五皮饮或葶苈大枣泻肺汤化裁。而不论是瘀血或痰湿，在心衰的病程中虽常见，也有以其为主要证候之时，但本病的本质还以虚为本，因此对心衰的瘀血和痰湿证治疗也应时时有所兼顾。

病案举例

例1：章某，男，70岁，1965年11月9日初诊。

咳喘5天，加重1天。5天前因受凉出现气喘、咳嗽等症，曾用麻杏石甘汤等寒药物治疗，病情未减轻，昨日起气喘加重。现症见呼吸喘促，不能平卧，自觉身热，大汗出。体格检查：体温36.3℃，神清，半坐卧位，呼吸困难，喘声粗大，面色娇红，口唇紫绀，心率126次/分，律齐，两肺可闻较多湿啰音，肺底明显，舌质嫩红而暗，舌苔少，脉芤而数，下肢不肿。中医诊断为喘证，证属心肾阳虚，心气涣散，虚阳浮越。西医诊断为急性左心功能不全。治宜益气温阳，引火归原，敛收心阳。处方：熟附子10g（先煎），干姜6g，肉桂5g（另焗），炙甘草5g，高丽参10g，沉香5g（后下），山茱萸10g，五味子5g。3剂，水煎服，每日1剂。

1965年11月12日二诊：服药后气喘逐渐缓解，再守前

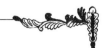

法调理数剂而安。

例2：李某，女，65岁，1993年1月4日初诊。

反复心悸、水肿，气喘3年余，加重10天。于3年多前开始出现心悸，不久后又见气喘和下肢水肿，病情逐渐加重，曾多次住院治疗，症状时有减轻，时又复发，复发多因气候寒冷及劳累过度，出院诊断均为冠心病、慢性心功能不全。近10天来因节日过于操劳和天气严寒，气喘、头晕、心悸等症状又明显加重，由于使用强心、利尿及扩张血管的西药不能适应，且出现过敏反应而延中医诊治。现症见气喘，心悸，头晕，动则加重，不能平卧，小便短少，纳少畏寒。诊见面色晦暗无华，精神不振，两下肢踝关节附近明显浮肿，按之没指而难起，舌质淡暗而润，舌苔少，脉弦虚数。心脏超声检查提示左心室增大，心脏搏动顺应性减低，心功能不全。心电图提示心肌缺血。中医辨证为心肾阳虚。西医诊断为冠心病、慢性心功能不全。治宜益气温阳，补肾强心，活血利湿。处方：红参15g，巴戟天20g，淫羊藿20g，山茱萸15g，当归15g，川芎10g，杜仲20g，桃仁10g，红花7g，牛膝10g，三七5g，泽泻10g，车前子10g。3剂，水煎服，每日1剂。

1993年1月7日二诊：气喘、心悸诸症有所好转，小便仍偏短少，夜间气喘仍明显，舌脉同前。考虑温阳之力不7足，上方加熟附子12g（先煎），山茱萸改为10g，去泽泻。7剂，水煎服，每日1剂。

1993年1月10日三诊：服用上药后症状逐渐好转，小便渐多，精神亦较日前明显改善，近2天来又觉口干，诊见踝部浮肿已大减，舌质淡暗，少苔少津，脉弦虚。前方过于温热，用药宜作调整。处方：红参7g，巴戟天20g，淫羊藿

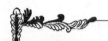

20g，山茱萸 15g，当归 10g，川芎 7g，杜仲 20g，桃仁 10g，红花 7g，牛膝 10g，三七 3g，泽泻 7g，玉竹 15g。7 剂，水煎服，每日 1 剂。

后以此方临证化裁，再治月余，症状基本缓解，到 1993 年 12 月再访，病情稳定。

例 3：张某，男，54 岁，1989 年 3 月 11 日初诊。

喘咳近 20 年，加重伴心悸、水肿、尿少 1 月余。患者咳喘已约 20 年，症状时发作，时缓解，经中西医长期治疗病情控制不好，西医诊断为慢性支气管炎、阻塞性肺气肿、肺源性心脏病、心功能不全。此次因咳喘加重伴心悸、水肿住某医院治疗已 1 月余，经治疗后症状缓解不明显，今延中医会诊。诊见呼吸喘促，不能平卧，心悸胸闷，动则加重，痰多而稠，不易咳出，小便短小频数，全身浮肿，以下肢为甚，面色暗淡无华，舌质淡暗，舌苔黄白厚腻，脉虚数无力。中医辨证为心肺肾气虚，痰瘀阻滞。治宜养心强心，兼顾肺肾，并予活血化痰。方用补肺汤化裁。处方：红参 10g，黄芪 30g，蛤蚧 1 条（先煎），泽泻 10g，沉香 5g（后下），核桃肉 17g，紫菀 10g，五味子 5g，白石英 20g（先煎），车前子 10g。3 剂，水煎服，每日 1 剂。

1989 年 3 月 14 日二诊：气喘渐平，心悸好转，仍小便不利，于上方去镇纳逐饮的五味子、紫菀、核桃肉、白石英，在双补肺肾的基础上，加宣肺利水的麻黄、桑白皮各 10g。再予 10 剂。

1989 年 3 月 19 日三诊：喘平肿消，胸部舒适，纳差食少，大便不爽，舌质淡暗，舌苔白，脉虚无力。病有好转，改用补肺汤合参苓白术散化裁为治，处方：红参 6g，黄芪 20g，当归 10g，茯苓 17g，白术 10g，炒扁豆 15g，木香

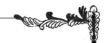

7g（后下），砂仁 10g，陈皮 6g，神曲 10g，谷芽 15g，泽泻
10g。5 剂，水煎服，每日 1 剂。

服药后纳食增加，大便正常，气喘、心悸亦无加重，病
情暂告缓解。又用补肺汤合六味地黄丸加减为丸，嘱患者长
期服用，此后随访 2 年病情稳定。期间咳喘虽时有发作，但
发病程度均较轻。

按：上三例中，前二者年高体弱，阳气早衰，今外感风
寒，医者复用寒之剂，非但药未中病，且更伤伐阳气，以致
真气耗散，命门火衰，阴寒内盛而阳气外浮，故治疗予以温
阳敛阳、益气固脱为法。心为神明之官，与肾相交，心之阳
气根源于命门之火。急性心衰常表现为虚阳浮越的证候，其
实质是心阳暴脱，肾火不固。治疗时当心肾双固，既温补心
阳，又固摄肾火，还须注意在大辛大热之药中，不忘辅以益
气敛阳之品，使阳气复而归其根，此为协调阴阳，补偏救弊
之道。方用四逆汤加肉桂温补心肾，破阴存阳，高丽参、山
茱萸、五味子等益气敛阳，沉香温中降逆平喘，合方为引火
归原之剂。例 2 的阳虚证临床表现并不十分典型，分析患
者的体质为素体阳虚，故治疗采用温阳方法为主，方中所用
药物是温补与温燥相结合，温阳与补血活血相结合，虽有阴
中求阳之意，但补血活血药宜温养温通，避免使用寒凉药
物。对于心衰属阳虚的，不少患者并无明显畏寒等症状，其
证候如何确定？林老认为辨证的关键是看舌象、脉象，在舌
象、脉象中，有时又以其中之一为虚寒征象的，辨证时也需
重视。如本例中舌象表现即为阳虚阴寒，血凝瘀滞，所以虽
脉象为弦虚，也应从舌象来辨证，即使从其弦虚之脉分析，
也可为寒证、为瘀血、为阳气亏虚。所以结合舌象和症状，
不难辨为阳虚。在临床上，表现为心气虚者，虽无寒证，但

心气虚则不行，心阳不温则不通，故治疗上也应该以通阳为治，这就是例3为心气虚而用桂枝及巴戟天等温通温补的药物之意。然而心气虚毕竟不是阳虚内寒之证，所以在用药上应以益气为主，温燥温热之品的运用还是应当慎重，如附子、肉桂、干姜、吴茱萸等均不在常用之例，对于桂枝、生姜、巴戟天、淫羊藿等药也应该在病情相对控制之后减量用之。

例4：李某，男，45岁，1993年8月4日初诊。

反复心悸、水肿、气喘十多年，加重半个月。于十多年前开始出现心悸，不久后又见气喘和下肢水肿，病情逐渐加重，曾多次住院治疗，症状时有减轻，时又复发，诊断均为风湿性心脏病。近半月来病情复发，经住某医院治疗至今，症状好转不明显。现症见心悸，气喘，动则加重，下肢水肿，腹胀，尿少。诊见颜面虚浮，面色暗红无华，精神差，呼吸喘促，两下肢于膝关节以下重度凹陷性水肿，舌质淡暗，舌苔白厚，脉促。中医辨证为心脾肾气阴两虚，血瘀湿滞。西医诊断为风湿性心脏病，二尖瓣狭窄及闭锁不全，慢性心功能不全，心源性肝硬化。治法宜益气养阴，活血利湿。方用生脉散加味。处方：党参17g，麦冬10g，五味子7g，黄芪20g，淫羊藿15g，玉竹20g，当归10g，红花7g，丹参20g，赤芍15g，降香7g（后下），赤小豆50g，白术20g，大腹皮10g。7剂，水煎服，每日1剂。

1993年8月11日二诊：服药后水肿、气喘、心悸等症状减轻，但腹胀仍明显，舌质淡暗红，舌苔白，脉稍促（心率90次/分）。病已好转，治宜守法。上方加三七末2.5g（冲服），15剂。服用上药后前述之症状基本缓解。

例5：刘某，男，62岁。1992年3月18日初诊。

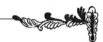

反复咳喘十余年，伴心悸、水肿3年，加重半个月。患者患慢性支气管炎已十余年，喘咳经常发作，近3年来又常见心悸及下肢水肿，尿少，曾反复住院治疗，西医诊断为慢性支气管炎，阻塞性肺气肿，肺源性心脏病，慢性心功能不全。半个多月前喘咳发作，伴发热、心悸、水肿、尿少，住院治疗，经用抗炎、平喘止咳等治疗，发热已退，喘咳减少。现症见气紧，咳嗽痰多而白，尿少，夜间症状较为明显。诊见唇舌暗紫而淡，舌苔白厚，细数无力，足跗浮肿。中医辨证为心肺肾气阴两虚，痰瘀阻滞。治宜益气养阴，祛瘀化痰，强心为主，肺肾共治。方用参芪地黄丸化裁。处方：红参10g，黄芪20g，熟地黄10g，山药17g，山茱萸15g，泽泻10g，茯苓30g，沉香5g（后下），五味子7g，艾叶10g，车前子10g，红花7g，牛膝10g。5剂，水煎服，每日1剂。

1992年3月23日二诊：咳喘及气紧渐平，咳痰大减，小便增多，浮肿减轻，纳食减少，食后腹胀，大便不爽，舌质暗淡，舌苔白厚，脉沉细无力而稍数。宜调理脾胃，上方加减为治。处方：红参10g，黄芪20g，白术10g，山茱萸15g，泽泻10g，茯苓17g，苍术10g，沉香5g（后下），厚朴7g，陈皮6g，山楂10g，神曲10g，红花7g，牛膝10g。7剂，水煎服，每日1剂。

服药后纳食改善，大便基本正常，气紧及咳嗽咳痰未加重，继续用参苓白术散加减送服六味地黄丸。病情稳定出院后又嘱其长期服用补中益气丸及六味地黄丸。随访2年，慢性支气管炎虽有发作，但皆不严重，心功能也较稳定。

按：上二例，基本的病机为气阴两虚，心脾肺肾不足，痰瘀阻滞。例4发病日久，五脏皆损，而今之证，以心脾肾

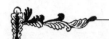

气阴两虚为主，使气无所主而耗于外，血无所帅而瘀滞，津液无所行而为湿。例5则为素体虚弱，又加痰饮瘀血之宿恙，感春之寒气而发病，并损及心、肺、脾、肾。在治疗上，着重治心，重视心肾同治，兼顾其他脏腑的调理，并根据病邪的轻重缓急分别给予活血化瘀、化痰逐饮，是两者共同之处。其中例4用药的特点是通过参、芪、淫羊藿、当归等强心壮肾，助其水饮之邪的化利。三七虽无化湿利水之功，但活血祛瘀有助于利湿。从这个意义上看，活血即为利湿。例5为感受外邪而病复作，一般来讲，似应以祛邪或扶正与祛邪共施为好，林老采用扶正为主的治疗，一是考虑到本例所谓的外邪，与西医之感染意义相同，在运用抗生素后，中医的治疗宜补虚为妥，再以外感论之，在治法上恐有重复之虞，于其康复无益。二是扶正本身改善了脏腑功能，可提高机体抗病驱邪之力，与西医抗炎治疗有相得益彰之功。

例6：刘某，男，65岁，1978年10月5日初诊。

患高血压病已十余年，近1年来头昏、头痛明显，并出现活动后气短，下肢水肿，症状逐渐加重。现症见头昏胀痛，动则气喘，胸部胀闷，下肢水肿，尿少，大便不成形。诊见神疲，血压195/117mmHg，心率108次/分，律齐，心尖部可闻三级收缩期杂音，两肺底可闻较多湿啰音，两下肢踝关节以下轻度凹陷性水肿，舌质暗红，舌苔白厚，脉弦虚。胸部X线摄片提示心影向左下扩大。西医诊断：高血压病（三期），高血压性心脏病，慢性心功能不全。中医辨证为气血两亏，湿滞血瘀，有化热之象。治宜补益气血，利湿化瘀。处方：黄芪20g，当归10g，白术20g，茯苓皮20g，桑白皮20g，陈皮5g，车前子10g，红花5g，丹参15g，葛

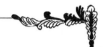

根 10g, 钩藤 20g。5 剂, 水煎服, 每日 1 剂。

1978 年 10 月 10 日二诊: 水肿已消, 气喘、头晕均减轻, 头胀、胸闷仍明显。查血压 173/102mmHg, 两肺湿啰音减少, 舌质暗淡, 舌苔白, 脉沉细, 90 次 / 分。湿邪渐去而气血未复, 瘀血未清, 在前法基础上, 酌加益气血、通心阳之品。处方: 黄芪 30g, 当归 10g, 枸杞子 10g, 桂枝 5g, 白术 15g, 茯苓皮 20g, 红花 5g, 丹参 15g, 葛根 10g, 钩藤 15g, 车前子 10g, 7 剂, 水煎服, 每日 1 剂。

1978 年 10 月 17 日三诊: 除稍感头晕外, 其他症状均已缓解, 血压 143/96mmHg, 两肺湿啰音消失, 舌脉同前。上方加地龙 10g, 10 剂, 水煎服, 每日 1 剂。药后诸症尽消, 半年后随访, 心衰未见复发。

按: 高血压病, 初时多有阴虚阳亢, 久之则气血不足或气阴两虚, 并导致气血涩滞难行, 而生湿致瘀, 引起心、脑、肾等脏器并发症的发生。林老认为, 对于气血不足及气血两虚并湿滞血瘀者, 治疗时可采用补利结合的治法, 即补其气血 (阴), 利湿化瘀。补与利的轻重缓急, 须视具体证候而定。本案病久未愈, 从其证候分析, 为气血两亏、湿滞血瘀, 故宜补益气血, 利湿祛瘀。初诊时湿滞为甚, 须先祛湿以利气血, 因此方中除用黄芪、当归补气以益血外, 伍以大剂茯苓皮、白术、桑白皮、车前子等渗利水湿, 又配红花、丹参活血祛瘀。二诊后, 水湿渐去而瘀血未消, 气血未复, 故改以苓桂术甘汤合补阳还五汤化裁治疗, 改初步偏于祛湿为重在消瘀通阳。整个治疗过程, 并不是一味益气养血, 而是寓补气血于利湿祛瘀之中。

例 7: 来某, 女, 68 岁, 1991 年 8 月 15 日初诊。

心悸, 气短, 动则喘促 2 年, 两下肢水肿 1 月余。病后在多家医院诊治，诊断为冠心病、心功能不全，曾服用中西药物治疗，症状虽可时有减轻，但病情仍呈加重趋势。于1个月前又出现两下肢水肿、尿少等症，服药后症状反复，未能消失。现症见气喘，动则加重，心悸面浮，两下肢水肿，大便溏薄，小便短少。诊见面色淡暗无华，心率126次/分，房颤心律，两下肺可闻及较多湿啰音，两下肢膝关节以下轻度凹陷性水肿，舌质淡暗，舌苔白，脉沉细而促。心电图：房颤，心室率120次/分，左心室肥厚并劳损。西医诊断：冠心病、心律失常并心功能不全。中医辨证为心脾气阴两虚，夹血瘀湿滞。治宜益气养阴，活血利湿。方用补中益气汤合生脉散加减。处方：黄芪20g，党参15g，当归10g，白术10g，陈皮5g，柴胡10g，升麻7g，炙甘草5g，麦冬10g，五味子5g，丹参15g，淫羊藿15g，赤小豆30g。10剂，水煎服，每日1剂。

服药后诸症减轻，即以此方为基础临证化裁，继续治疗45天。到1991年9月30日复诊，气喘、水肿缓解，两肺湿性啰音基本消失，心悸明显减轻，纳食增加，二便正常。心电图示房颤，心室率82次/分，心肌劳损。心衰已基本缓解。再守上法调理，随访至1992年1月30日，病情稳定。

按：本案是心脾气阴两虚，中气失举，且夹瘀夹湿之证。这和例6有相似之处，治疗仍宜补利兼施。细察其病机，乃以心脾气虚为本，气虚则阴液失之气化与鼓动，气阴两虚，则津液不行，血脉瘀滞，故药以补中益气汤合生脉散为主。前者补气健中，强壮脾胃，使气化有源，以治气之本，后者益气化阴生津，两方相合，则气阴可生可复而行于脉道。对于本例气阴两虚的心衰，用之可谓合拍。在益气养阴的基础上，投入大量赤小豆通利水道，使水湿下泄而肿

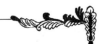

消，并伍以丹参、淫羊藿活血强心。本案的治疗以补养气阴为主，并施予利湿活血，与例6偏重利湿祛瘀的治法虽有所不同，却都是从各自病机特点出发，因此收到异曲同工的效果。

慢性肾炎

慢性肾炎中医多按水肿病辨治。林老认为该病的发病主要以脾肾功能失调和水湿及瘀血阻滞有关。

基本病机

脾主运化，为水谷精微物质及水液生化之源及输运中枢。肾藏精而主水，内蕴命门之火。脾虚则水谷精微生化乏源，水液运行障碍。肾虚则开阖失常，肾精藏不固，水液泛滥，甚则命门火衰。脾肾虚弱的结果是，精微物质清浊不分，或从小便流于体外，或积于经脉以成瘀滞之物。水液代谢失常，津液不循常道而异常分布，或积于肌肤之间，或郁于水道之中。再则水谷精微物质及津液不能正常被利用，又使得脾肾愈虚，甚或影响其他脏腑。精微物质清浊不分，瘀滞经脉，水液代谢失常，郁于水道，又成痰湿血瘀之患。

临床上或脾虚或肾虚或脾肾虚均能见到，但气虚常为其先见之证，随着病情发展，水液不正常分布，阴精失于体外则阴虚之证日见，或成气阴两虚之势，气虚日久则阳损，阴虚日久则阳无以生，故阳虚多为病甚的征象。至于水湿、瘀血，虽为脾肾虚所致的病理产物，其即成又可耗气伤阴损

阳，形成恶性循环。湿瘀互结而内滞为常见之兼证。

故慢性肾炎脾肾气虚为本，为正气虚最基本的表现，阴虚为阴耗之象，阳虚为病甚之征。脾肾虚为本，湿瘀为标，虚实相互夹杂，相互转换。这是慢性肾炎病变发展的一般规律。

从本病的病机及疾病进展的角度来看，慢性肾病的证候演变有一定的规律，林老认为，气虚证是该病的基本证候，气阴两虚、阴虚及阳虚多是气虚进一步发展而成，痰湿、湿热及瘀血是常见的兼证，夹杂痰湿、湿热及瘀血，是本病治疗的难点，水湿泛滥证也有时在某阶段为主要表现。阳虚少见，即见之治疗也要慎重，中的即止，免更伤脾肾之阴。

证治方法

治病必求于本，慢性肾炎的治疗要健益脾肾而固肾，以益气阴为主，温阳为辅。活血化瘀，化湿利水虽为治标之法，从其病变规律分析，在一定意义上说又可起到扶正的作用。

气虚证

气虚证常为脾气虚、肾气虚或脾肾气虚，症状可见头面或四肢水肿，以腰以下水肿明显，按之没指，不易恢复，乏力倦怠，脘腹胀闷，食欲不佳，大便稀薄，小便短少，或腰膝酸软，舌质淡，舌苔白或白腻，脉虚。患者尿中常有大量的蛋白，低蛋白血症明显。

气虚证的治疗应以健脾益肾，补气利湿为主，以脾气虚为主的，可用四君子汤合胃苓散化裁；以肾虚为主的，可用参芪地黄丸加减。常用药物有黄芪、党参、白术、山药、山茱萸、地黄、牡丹皮、苍术、茯苓、薏苡仁、泽泻、猪苓、

玉米须、陈皮、厚朴、木香、木瓜、泽兰、生姜等。

例1：李某，男，21岁，1980年6月29日初诊。

水肿反复发作1年余。患者于去年6月开始出现面目浮肿，小便短少，病后在某医院就诊，按慢性肾小球肾炎治疗，服用肾上腺皮质激素，病情曾有所好转，近1个月来因激素减量而病情反复。现在症见面目浮肿，以两下肢水肿明显，肿处按之没指，腹胀，纳食不振，近20天来大便烂，小便短少。诊得脉沉弦，舌质淡红，苔黄厚。4月17日查尿常规：尿蛋白（＋＋＋＋），红细胞（＋），颗粒管型（＋）。证属脾气虚弱，夹湿热阻遏所致。治疗宜健脾益气，兼清热利湿泻水。处方：黄芪25g，白术10g，白茅根30g，大腹皮13g，桑白皮13g，生薏苡仁17g，茯苓皮20g，生葱白30g（后下），苏叶5g，车前草17g，泽兰13g，鱼腥草17g，泽泻10g。30剂，水煎服，每日1剂。另以甘遂40g，用面粉裹煨后研为细末，每天2g，用汤剂药液分三次冲服。嘱继续服用激素（泼尼松片，每日30mg）。

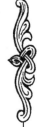

1980年7月20日二诊：药后小便渐多，水肿渐退，腹胀渐减，大便正常。诊见舌脉同前。尿常规：尿蛋白（＋＋），红细胞（－），颗粒管型（±）。宜守前法治疗，上方去甘遂，25剂，水煎服，每日1剂。

1980年8月20日三诊：水肿明显消退，仍有轻微足踝浮肿，小便正常，大便不烂，脉弦数，110次/分，舌质淡红，舌苔薄。尿常规：尿蛋白（＋），其余正常。守前法治疗。处方：黄芪20g，白术10g，生茅根30g，怀山药15g，生薏苡仁17g，桑白皮15g，大腹皮10g，紫苏叶5g，茯苓皮20g，车前草20g，一点红20g，益母草10g，泽泻10g，茯苓10g。10剂，水煎服，每日1剂。

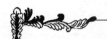

1980 年 8 月 30 日四诊：无明显水肿，纳食可，二便正常，舌质淡红，舌苔白腻，脉弦。查尿常规未见异常，肾功能正常。病情已好转，可转入调理阶段，治疗以健脾益肾祛湿为主，方用四君子汤合六味地黄丸化裁。处方：黄芪 20g，党参 20g，白术 10g，山药 25g，山茱萸 15g，巴戟天 10g，牡丹皮 10g，茯苓 15g，泽泻 10g，玉米须 20g，丹参 15g，益母草 20g，泽兰 10g。15 剂，每日 1 剂，水煎服。另嘱泼尼松减量。

1980 年 9 月 14 日五诊：无明显不适，舌质边尖红，舌苔薄黄腻，脉弦偏数。检查尿蛋白阴性。有阴伤及湿滞化热象，治疗原则不变，用药宜偏于育阴化湿，守上方加减：黄芪 20g，太子参 20g，山药 25g，山茱萸 15g，女贞子 10g，牡丹皮 10g，茯苓 15g，泽泻 10g，玉米须 20g，丹参 15g，益母草 20g，知母 7g。15 剂，每日 1 剂，水煎服。

此后以四、五诊方为基础，随症加减，泼尼松逐渐减量。治疗半年，到 1981 年 4 月 2 日停用泼尼松，检查小便未见异常，肾功能正常。再给予六味地黄丸化裁间断服用，1 年后随访，病情未见复发。

按：本例的辨治有两点说明。一是本例的证候以脾气虚为主，由于长期服用肾上腺皮质激素，加上原有病证并未治愈，使原来因脾虚而生的水湿郁而化热，表面上看治疗上存在着益气与清热的矛盾，实则不然。像此种之湿热证候，其体内水液并不少，只是由于代谢紊乱，水液异常分布使然。健脾则脾运，脾运则湿运，湿运则水液因代谢紊乱之分布异常可以纠正。加上淡渗利湿及清利湿热药物的运用，虽益气健脾用的是温药，并无加重热象之虞，反而有利于湿热清化。所以林老在治疗这一类病证时，只要有脾气虚证候，还

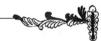

是大胆用温运健脾药物。二是患者是因为减撤激素时病情加重的。经了解，其减撤激素的方法并无明显不妥。在后面的治疗中，激素减撤也是照原来的方法进行，治疗的结果是病情基本痊愈。其中不同的是，一为后来的激素减撤是在小便检查结果完全正常后进行的；二为加用了中医辨证治疗，特别是在激素减撤过程中注意了补益肾脾，调理阴阳。显然，中医辨治在本例尿蛋白消除及激素减撤成功中起到了重要的作用。

例2：陈某，男，5岁，1992年3月28日初诊。

水肿2年。患儿于2年前出现全身水肿，病后按慢性肾小球肾炎、肾病综合征予服用泼尼松及防治感染等治疗，虽然水肿消失，但蛋白尿仍持续存在。检查尿常规，尿蛋白在（＋）～（＋＋）之间。现隔日服泼尼松5mg。症见精神不佳，纳呆，大便偏烂。近期无发热、咳嗽、咽痛等症状。诊见面色少华，舌质淡红，舌苔薄白，脉虚。尿常规：蛋白（＋），颗粒管型偶见。血常规、肾功能正常。中医辨证为脾胃虚弱，中气不固。治法：补中益气，渗利水湿。方用补中益气汤合四苓散化裁。处方：黄芪17g，党参13g，当归5g，白术8g，柴胡8g，升麻5g，陈皮3g，益母草10g，车前草10g，茯苓10g，猪苓7g，炙甘草4g。3剂，水煎服，每日1剂。

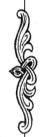

以上方为基础，临证加减，治疗1月，泼尼松按原量服用，到4月29日复查尿常规正常。仍继续用前方为治，泼尼松逐渐减量，半年后随访，尿常规、肾功能均正常。

按：本例病发2年，精气已伤，脾肾不足可知。但从目前神差、纳呆、便溏和舌淡、脉虚等来看，其证候以脾胃不足，中气虚弱为主。脾虚气弱，而不能运化水谷，不能升

举阳气以固精气，故有持续蛋白尿存在。在治疗时采取补脾胃、升中阳的方法为主，辅以渗利水湿，用补中益气汤合四苓散化裁。此例的治疗涉及到所谓消尿蛋白的问题。林老认为，虽然不少报道提到一些中药有消尿蛋白的作用，还有一些中成药也有此种功能，这些讲法也许有道理，但治疗的关键还是赖于正确的辨证，在辨证论治的前提下才能讨论所谓消尿蛋白药物的运用。观本例之证为脾肾两虚，而以中气不举为主，其治疗重点亦予补中益气为主。党参、黄芪、山茱萸、益母草、山药等益脾固肾活血，是脾肾气虚时常用的药物。

例3：农某，男，24岁，1993年2月3日初诊。

全身水肿反复发作2年余。患者于1991年底开始发病，初见颜面及下肢水肿，尿少，病后在多家医院诊为慢性肾小球肾炎，服用中西药物（中药药名不详，西药曾用青霉素、泼尼松和利尿剂等）治疗，水肿时消时现，近半年来，水肿日渐严重。现症见全身高度水肿，腹胀，尿少，纳少，大便烂，无发热、咽痛和肢节疼痛等症状。诊见面色淡白无华，精神不佳，全身高度水肿，以两下肢为甚，按之没指，舌质淡红，舌苔白腻，脉弦细。尿常规检查：蛋白（＋＋＋＋），颗粒管型（＋）。血常规、肾功能、肝功能均正常。中医辨证属脾肾气虚，水湿泛滥。治宜益肾健脾，渗湿利水。方药：①参芪地黄丸化裁。处方：党参17g，黄芪20g，山茱萸10g，山药20g，熟地黄15g，茯苓17g，牡丹皮10g，泽泻10g，益母草20g，玉米须35g，泽兰10g，冬瓜皮30g，鲜葱白30g（后下）。15剂，水煎服，每日1剂。②鲤鱼汤化裁。处方：黄芪20g，生姜皮15g，茯苓皮20g，大腹皮10g，桑白皮10g，陈皮5g，鲜鲤鱼250g。5剂，水煎服，

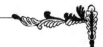

每 3 日服 1 剂。③泼尼松片，每天 25mg。

1993 年 2 月 17 日二诊：服用上药后，服水肿大为减轻，腹胀已不明显，纳食增加，复查尿常规同前。舌质淡，舌苔白，脉虚。病有好转，治法同前。参芪六味地黄丸化裁方 7 剂，泼尼松服用同前。

1993 年 2 月 24 日三诊：已无水肿，查尿常规正常。守上二方再治 1 周。

1993 年 3 月 3 日四诊：无水肿，尿常规正常，舌脉同前。仍以补益脾肾，淡渗利湿为治。处方：黄芪 20g，山茱萸 10g，山药 20g，熟地黄 15g，茯苓 17g，牡丹皮 10g，泽泻 10g，益母草 20g，玉米须 35g，泽兰 10g，冬瓜皮 30g，麻黄 10g，鲜葱白 30g（后下）。15 剂，水煎服，每日 1 剂。泼尼松减为每天 20mg。

此后中药以上方为主，临证化裁，泼尼松每周减量 10%~15%，直至停用。治疗到 1993 年 8 月，复查尿常规、肾功能均正常。治疗至 1994 年 9 月结束，随访到 1999 年年底，病情无复发。

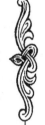

按：此例水肿的证候为脾肾气虚，水湿失运，不循常道而泛滥，精微不固而丢失，湿泛精亏则脾肾更虚。水肿，尿少，腹胀为水湿泛滥之象；纳呆，便溏为脾虚之征；肾脾气虚，肾精亏损，故见舌淡脉细，舌苔腻为湿盛所为。故治疗以参芪地黄丸健脾益肾为主。对于水湿泛滥的治疗，除了补虚之外，还需祛除水湿之患。对于此，林老认为可以借鉴《内经》"开鬼门，洁净腑，去菀陈莝"之说，故不论水肿在上在下，急性或慢性，都应注意开通玄腑，理顺肺气与利湿活血并用，对慢性肾病者，更应在渗利的同时兼顾宣肃肺气。林氏在用药时，常选麻黄、鲜葱白作开宣肺气之用。利

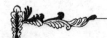

湿多以渗利为主，并辅以有补脾益肾利尿作用的血肉有情之物，如鲤鱼汤合五皮饮化裁。活血多用平和之物，如泽兰、益母草、牛膝等。此外，如水湿泛滥，水肿甚时，亦可用逐水方法治之。如用甘遂为末口服，因恐其逐水过于峻猛，常用湿面包裹，煨焦后再研末冲服，以缓其性。并注意用之有度，不可过量，用药时间也不要太长，以免复伤正气。

阴虚证

阴虚证常表现为肝肾阴虚，症状可见消瘦，头目眩晕，耳鸣咽干，颧红唇赤，腰酸足软，便秘尿黄等，水肿可不明显，舌体瘦小质红，舌苔少，脉细或细弦或细数。患者小便蛋白可不多，或有高血压及氮质血症。

阴虚证的治疗宜滋补肝肾之阴，常用六味地黄汤化裁。常用药物有山茱萸、地黄、山药、泽泻、茯苓、牡丹皮、女贞子、墨旱莲、枸杞子、太子参、沙参、麦冬、天冬等。阴虚内热明显者，加知母、黄柏、黄芩等。高血压者酌加钩藤、石决明、珍珠母等。

例4：李某，男，45岁，1990年9月20日初诊。

发现蛋白尿3年。于3年前体检时发现小便中有蛋白，后按慢性肾小球肾炎用中西药物治疗，蛋白尿未消失，尿常规检查尿蛋白在（＋）～（＋＋）之间。现症见头晕，精神不佳，烦躁多梦，口苦咽干而不欲饮水，腰膝乏力。诊见舌体偏瘦小，舌质红，舌苔少，脉弦细。血压正常。尿常规：蛋白（＋＋），颗粒管型偶见。血常规、肾功能正常。中医辨证为肾阴虚。西医诊断为慢性肾小球肾炎。治宜养阴固肾为主，方用麦味地黄丸化裁，处方：山茱萸15g，生地黄15g，山药25g，五味子10g，牡丹皮10g，女贞子20g，墨旱莲10g，枸杞子12g，麦冬15g，车前子10g，茯苓10g，益母

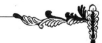

草 20g，泽兰 10g。15 剂，水煎服，每日 1 剂。

1990 年 10 月 5 日二诊：服药后咽干、口苦及头晕等症状好转，睡眠仍不好，舌脉同前，复查尿常规无明显变化。治疗仍守前法出入。处方：山茱萸 15g，生地黄 15g，山药 25g，五味子 10g，牡丹皮 10g，女贞子 20g，墨旱莲 10g，麦冬 15g，车前子 10g，茯苓 10g，首乌藤 20g，酸枣仁 15g，益母草 20g，泽兰 10g。20 剂，水煎服，每日 1 剂。

1990 年 10 月 25 日三诊：前述之症状基本缓解，每周复查尿常规一次，除蛋白（＋）～（＋＋）外，其余未见异常，舌体偏瘦小，舌质淡红，舌苔薄白，脉细。证候已兼气虚之象，治疗宜加益气药物。处方：黄芪 20g，太子参 20g，萸肉 15g，生地黄 15g，山药 25g，五味子 10g，牡丹皮 10g，女贞子 20g，墨旱莲 10g，麦冬 15g，车前子 7g，茯苓 10g，益母草 20g，泽兰 10g。20 剂，水煎服，每日 1 剂。

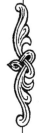

此后用该方为主随症加减，治疗 3 个月，检查血、尿常规，肾功能均正常。又用麦味参芪地黄丸为基础间断服用半年，以后 2 年随访，病情无复发。

按：本例的证候在三诊前为阴虚，三诊时为气阴两虚。这里面就有个问题，其气虚是原本存在，还是气机为滋阴药物所伤？根据脉症分析，一诊时当为肝肾阴虚无疑，故用麦味地黄丸合二至丸化裁为治。但从三诊舌脉看，其证候的根源是气阴两虚而以阴虚为主，前二诊所见的阴虚脉症可能是其证候的局部表现，即使是这样，其阴虚之象还是应当予以重视。在阴液得以有所恢复后，气虚之证才得以显见。林老说像这样的证候，应当理解为阴虚甚而掩盖了气虚，其气虚不应该看作是用滋阴药物伤气而引起的，如果因此而减撤养阴之品，就可能会达不到预期的治疗效果。所以医者把握好

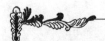

证候变化的实质，对治疗药物是十分重要的。

气阴两虚证

气阴两虚证常表现为脾肾气阴两虚证。症状可见肢体水肿，但水肿程度较气虚证为轻，常以下肢足跗水肿，按之没指为多，并见乏力倦怠，脘腹胀闷，食欲不佳，头目眩晕，耳鸣，腰酸足软，舌质淡红，舌苔白或白黄相兼或苔腻，脉多弦细或细而无力。

气阴两虚证的治疗应以益气养阴，健脾补肾为主，方剂可用麦味参芪地黄丸加减。常用药物有党参、黄芪、麦冬、五味子、山茱萸、地黄、山药、茯苓、泽泻、牡丹皮、黄精、女贞子、菟丝子、车前子等。

例5：闭某，女，25岁，1991年8月3日初诊。

下肢水肿2年余。于2年多前无明显诱因出现两下肢轻度水肿，病后检查小便，除发现尿蛋白（＋）～（＋＋）外，其余均未见异常，经服用一些中西药物后，现水肿已退，但尿中蛋白未消失。于1个月前来邕住某医院诊治，按慢性肾炎用中药治疗，亦无明显效果。发病前后无发热、咽痛等症状。诊见舌质淡红，舌苔白，脉细弦。尿常规：蛋白（＋＋），其余未见异常。肝、肾功能均无异常，狼疮细胞未找到，抗核抗体阴性。西医诊断为慢性肾小球肾炎，中医辨证属脾肾气阴两虚。治宜健脾补肾，益气育阴利湿。方以参芪地黄汤化裁。处方：党参17g，黄芪20g，山茱萸10g，山药20g，生地黄15g，茯苓17g，牡丹皮10g，泽泻10g，益母草20g，玉米须20g，薏苡仁20g，泽兰10g，麻黄5g。7剂，水煎服，每日1剂。

1991年8月10日二诊：无自觉不适，舌脉同前。尿常规：蛋白（±），其余无见异常。因要返回当地，予上方带

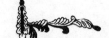

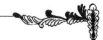

回服用。1个月后前来复诊，查尿常规已正常，仍守原方为治。半年后随访，未见复发。

按：本例来诊时虽无水肿，但从其病变转归来看，亦当属水肿之病。按其脉症分析，其证属脾肾气阴两虚。脾虚则不能运化水谷精微及津液，肾虚则不能气化津液，封藏其精，故见水肿、蛋白尿等。舌质淡红、脉细为气阴两虚的表现。故治以参芪地黄丸加淡渗利湿之品，一方面强调补肾脾之气阴，另一方面渗利水湿以除其邪。如例2一样，本例的治疗重点也是消除尿蛋白，本例与例2都是脾肾不足，但本例则是气阴两虚的证候，且以肾气不足为主，故用六味地黄丸合参芪类为治。本例的治疗再次说明辨证论治是消除尿蛋白的基础。

阳虚证

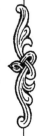

阳虚证实为阳虚水泛证，以脾肾阳虚为主，症状常见全身水肿，按之没指，畏寒肢冷，便溏尿短，纳差腹胀，腰膝酸软，倦怠乏力，舌质淡胖，舌苔白，脉沉迟或沉而无力。原发性肾病综合征患者可见此证。

阳虚证的治疗宜温阳利水，以脾阳虚为主的可用实脾饮化裁，以肾阳虚为主的方用金匮肾气丸、济生肾气丸、真武汤等加减。常用药物有熟附子、桂枝或肉桂、干姜、山茱萸、地黄、山药、白术、茯苓、泽泻、牡丹皮、牛膝、车前子、玉米须等。对于附子、桂枝、肉桂、干姜等一般不宜久用。若寒象不十分明显，则应用淫羊藿、巴戟天、锁阳之类温补肾阳。脾气虚及阳者，可用高丽参、红参等。

例6：谢某，男，49岁，1981年4月16日初诊。

水肿反复发作5年。患者于5年前开始出现头面及肢体水肿，病后曾服用中医药物治疗，病情时有好转，时又

加重。今水肿加重已月余，在某医院诊为慢性肾小球肾炎，慢性肾功能衰竭。现症见全身浮肿，按之没指难起，纳差，大便稀烂，带白色黏液，每日7~8次，小便短少，舌质淡暗，舌苔黄白相兼，脉沉细弱。尿常规检查：蛋白（++），管型（++），红细胞（+）。血尿素氮16.7mmol/L，血肌酐359μmol/L，诊为肾脾阳气衰微，治拟五苓散、香连丸、左金丸、戊己丸合剂加附子以温化肾脾阳气。处方：熟附子10g，白术13g，桂枝10g，茯苓20g，猪苓10g，泽泻10g，川黄连8g，广木香5g（后下），白芍15g，生姜皮10g，吴茱萸5g。水煎服，每日1剂。

1981年5月17日二诊：前方服用20多剂后，水肿消了七八成，已不解清稀烂及带白色黏液大便，但食欲尚差，脉沉细虚，舌质淡暗，黄白相兼苔。仍以五苓散加附子温阳利水及通阳利水为主，辅以活血通瘀、消食为治。处方：熟附子10g，白术15g，桂枝10g，茯苓20g，猪苓10g，泽泻10g，生姜皮10g，陈皮5g，当归10g，益母草10g，生谷芽10g，神曲5g。水煎服，每日1剂，连服20剂。并嘱过后用下方调理：黄芪25g，党参17g，山茱萸15g，茯苓20g，丹参15g，泽兰10g，益母草20g，生谷芽10g。水煎服，隔日1剂。

1981年10月其女婿来说，自6月以来，尿蛋白（±~+），血尿素氮在8~11mmol/L之间，血肌酐小于220μmol/L，能上班工作。

按：患慢性肾炎5年，肾功能衰退，正所谓久病正气虚也。观其全身浮肿，按之没指，凹陷难起，大便稀烂，日七八行，纳差等症，不但肾气衰，脾胃正气亦衰。治宜温肾阳以利水，及健脾通阳以利水并用，正合附子五苓散的方

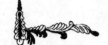

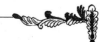

义，左金、香连、戊己治稀烂黏液便，相辅相成，故疗效显著。二诊因水肿只消大半，而黏液大便已无，故去香连、左金、戊己，加益母草、当归、陈皮、姜皮以行气活血，利水消肿，生谷芽、神曲、茯苓、白术健脾并鼓舞胃气，使饮食增加而利于恢复。后根据其病之本质，用参芪六味丸化裁以调益脾肾之气，巩固治疗效果。

例 7：梁某，男，11 岁，1993 年 3 月 3 日初诊。

水肿 1 年余。患儿自 1 年多前起出现全身水肿，在当地医院检查，诊为慢性肾炎，服用中西药物治疗至今，病情非但未好转，且水肿日甚。现症见全身高度水肿，以下肢为甚，腹胀，尿少，畏寒纳呆，腰膝无力。近期无发热、咳嗽、咽痛。诊见面色无华，颜面及四肢凹陷性水肿，以下肢为甚，舌质淡，舌苔白腻，脉细无力。尿常规：蛋白（++++），颗粒管型（+）。血常规、肾功能正常。尿蛋白定量 13g/24h。胆固醇 5.2mmol/L，β 脂蛋白 1.04g/L，甘油三酯 2.18mmol/L。西医诊为慢性肾小球肾炎、肾病综合征。中医辨证属脾肾阳虚，水湿泛滥。治法宜以温肾健脾，渗利水湿为主。方用肾气丸化裁。处方：熟附子 7g（先煎），黄芪 20g，山茱萸 10g，山药 20g，熟地黄 15g，茯苓 17g，牡丹皮 10g，泽泻 10g，益母草 20g，麻黄 5g，车前子 7g，鲜葱白 20g（后下）。25 剂，水煎服，每日 1 剂。

1993 年 3 月 28 日二诊：服用上药后尿量增多，水肿逐渐消退。现水肿已不明显，其他症状也改善。复查尿常规，蛋白仍为（++++）。舌质淡，舌苔白，脉虚。治疗仍守前法，予上方 10 剂。为缩短治疗时间，同时口服泼尼松每天 20mg。

1993 年 4 月 7 日三诊：前述之症状基本缓解，复查尿

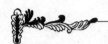

常规正常，舌质淡红，舌苔白，脉虚。患者要离邑回家，嘱其泼尼松维持原用量2周后逐渐减量至停用，中药以健脾益肾为法，方用参芪地黄汤加味。处方：党参15g，黄芪20g，山茱萸10g，山药20g，熟地黄15g，茯苓17g，牡丹皮10g，泽泻10g，益母草20g，麻黄5g，玉米须20g，鲜葱白20g（后下）。14剂，水煎服，每日1剂。

4个月后随访，泼尼松已停用1个月，中药仍继续服用，无水肿，尿常规及肾功能正常。

按：脾肾阳气不足，脾阳虚则不能运化水湿，肾阳虚则失于固藏精气，故水湿不运而泛滥，精气失藏而外流。治疗则用金匮肾气丸化裁温补脾肾。在水湿泛滥的治疗上，本例与例3有相同之处，仍以"开鬼门，洁净腑，去菀陈莝"为法，用药不同的是，本例的利水化湿是在益气温补肾阳的基础上以麻黄、鲜葱白、玉米须、益母草等通阳活血利湿。林老体会，在慢性肾炎水肿明显证属阳虚时，用熟附子、桂枝、麻黄、鲜葱白、玉米须、益母草等配伍，也有较好的利湿作用，但前提是阴虚证不甚明显，而且一旦虚寒证候好转后应及时改用补气或益阴的药物治疗。

痰湿及瘀血证

痰湿证及瘀血证在慢性肾病中十分多见，但常以兼证出现，夹杂于其他证候中。

痰湿证可见头昏蒙，纳差脘痞，舌苔腻，脉弦或滑。如为湿热者可并见皮肤长小结，舌苔黄腻或黄厚腻，脉弦数。本证见于运用肾上腺皮质激素后的患者，或并发高血压、氮质血症者。治宜化痰祛湿，或清利湿热。用二妙散、四妙散、藿香、佩兰、苍术、泽兰、紫苏、大黄等。

瘀血证见肿胀日久难消，或虽不肿而尿常规检查蛋白尿

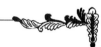

及血尿日久不愈，舌质暗或有瘀斑瘀点，脉弦或涩。慢性肾病日久不愈者一般都兼夹瘀血证，本证临床上表现可不明显，其辨证的要点是患者舌质暗。治宜活血化瘀，方用桃红四物汤加减，常用药物有桃仁、红花、川芎、赤芍、丹参、泽兰、益母草、大黄等。

例8：陈某，男，19岁，1985年6月10日初诊。

水肿6个月。患者于今年1月在一次发热后，继见面目浮肿，在某医院诊断为"肾炎"，服用中西药物治疗，效果不明显。现在症见面目浮肿，腿肿，腹胀，纳食不振，大便稀烂，欲解不爽，小便短少。仍每日服泼尼松片30毫mg。诊见两下肢高度水肿，按之没指，舌红，苔黄厚，脉沉弦而数。尿常规检查：蛋白（+++），红细胞（+），颗粒管型少许。中医辨证属湿热内蕴，水湿停滞所致。治宜清热利湿，淡渗泻水。处方：①白茅根30g，大腹皮13g，桑白皮13g，生薏苡仁20g，茯苓皮20g，生葱白30g（后下），苏叶5g，车前草17g，泽兰13g，鱼腥草17g，一点红20g，泽泻10g。20剂，水煎服，每日1剂。②五花猪肉100g，商陆8g，煲水饮，20剂，每日1剂。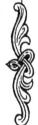

1985年6月30日二诊：小便增多，水肿及腹胀减轻，纳食增加，舌质红，舌苔薄，脉弦数。守前法治疗。处方：生茅根30g，怀山药15g，薏苡仁17g，桑白皮15g，大腹皮10g，紫苏叶5g，茯苓皮20g，车前草20g，一点红20g，益母草10g，泽泻10g，茯苓10g。10剂，每日1剂。

1985年7月10日三诊：症状继续好转，舌红，苔薄黄，脉弦数。尿常规：蛋白（+），其余阴性。继服上方10剂。

1985年7月20日四诊：水肿不明显，纳可，大便正常，舌质淡红，苔薄黄，脉弦。尿常规未见异常，肾功能正

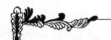

常。病已明显好转，且湿热渐去，治疗应注意调补正气。处方：北黄芪20g，白茅根30g，鱼腥草15g，益母草10g，怀山药15g，茯苓皮10g，生车前草30g，生一点红15g，玉米须20g。20剂，水煎服，每日1剂。并嘱渐减泼尼松用量。

1985年7月23日五诊：无明显不适，舌质偏红，舌苔薄白。尿常规检查未见异常。治宜兼顾补益脾肾，拟六味地黄汤加味。处方：黄芪20g，山茱萸15g，枸杞子15g，怀山药5g，生地黄20g，牡丹皮10g，泽泻10g，女贞子10g，鱼腥草15g，益母草10g，玉米须20g，生白茅根20g。30剂，水煎服，每日1剂。后以此方为基础，治疗3个月，泼尼松减量至停用。1年后随访，未见复发。

按：慢性肾炎很少表现为邪盛为主，特别是以湿热为主的证候。本例之所以如此，可能是由于长期服用肾上腺皮质激素及久服温阳药物之故。其湿热内蕴，又使肺、脾、肾之气痹阻，三焦闭塞，同时引起脾气不运，堤防溃坏，水气失制而为水肿，故治疗应采用宣通上下，清热利温，泻水的方法。生葱白、紫苏叶、桑白皮、鱼腥草，提壶揭盖，有直通上下之功；白茅根、车前草、泽兰有凉血利尿作用；泽泻利水而不伤阴；茯苓皮、大腹皮、生薏苡仁通利水湿；商陆合猪肉以滋阴泻水，通水气而不伤正；一点红合鱼腥草，清热解毒；玉米须、益母草活血利水，消除蛋白尿。四诊以后，病情已经缓解，加入黄芪以利尿补气扶正，气行则水行。最后仿原方之意加入六味地黄丸和杞子，以滋阴利水而收功。

补肾活血与减撤激素

在上述几个病案中，涉及服用肾上腺皮质激素治疗慢性肾小球肾炎减撤时病情反跳的问题。许多肾病患者常用肾上腺皮质激素治疗，其中一部分患者用药有效后在撤激素时

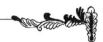

病情又反弹，其原因除了撤激素的方法不当外，其余相当一部分已成为所谓激素依赖，另一部分患者是虽有使用激素的适应症，用激素治疗却效果不明显。如何结合中医治疗提高使用激素的效果，并在撤用激素时减少病情反弹？林老认为关键还是补肾，兼以活血化湿。一般而言，慢性肾病在开始使用激素前其证候多表现为肾气虚或肾阳虚，随着激素的运用，其证候多转变为肾阴虚，故辨治的规律在初用激素或初减激素用量时宜补肾气肾阳，用激素后就要注意补肾阴。补肾的同时还宜注意健脾，以助中枢气机调畅及水湿的运化。在这一过程中，瘀血也时常夹杂，故活血化瘀亦为治疗的常法。治疗的基本方剂常以六味地黄丸为底，常用药物有山茱萸、地黄、山药、泽泻、茯苓、牡丹皮、巴戟天、淫羊藿、党参、黄芪、麦冬、天冬、沙参、女贞子、墨旱莲、枸杞子、桃仁、红花、丹参、益母草、泽兰等。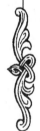

总而言之，治疗慢性肾炎要处处从固肾气着想，但固肾之法又不能过于局限于补肾，补肾固然是固肾之法，此外，健脾、利湿、理血也有固肾的作用，即使补肾，也有补气、补血、补阴、补阳之分。所以固肾仅为治疗的思想，一个基本的原则，这个原则的运用除了补肾健脾之外，还涉及祛邪的治疗。

慢性胃病

以下主要介绍林老治疗消化性溃疡、慢性胃炎的经验。中医根据此二病临床表现，常从胃脘痛、痞满、嗳气、呕吐

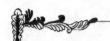

等病证进行辨治。林老认为，辨治慢性胃病需要认识这几个方面的问题：一是胃的生理特点是胃气以降为顺，胃腑以通为用。胃病无论其临床表现如何，从胃本身来说基本的病机仍是胃失和降，胃腑失通。二是胃为燥土，脾为润土。胃气以降为用，而脾气则是以升为顺，两者关系相辅相成，相互为用，相互影响。三是胃病除了与脾胃有关外，同其他脏腑，特别是同肝脏有密切关系。四是从病邪的角度分析，影响胃病发病与发展的因素大致与湿、滞、瘀等有较大的关系。林老在临证时结合以上几方面问题综合考虑，对慢性胃病常见证候的辨治作了归纳，兹分述如下。

脾胃虚弱及脾胃虚寒证

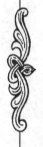

胃主纳，脾主化，脾主升清，胃主降浊，一纳一化，一升一降，共奏生化气血之功。多种病因都可导致脾胃虚弱或脾胃虚寒，二者都是气机衰弱之证。在气虚的同时，阳虚表现为中寒之象，而气虚则无寒象。如脾胃虚弱者主要症见纳谷不香，肢倦乏力，少气懒言，腹满肠鸣，面色无华，大便溏薄，舌质淡，苔薄白，脉濡缓等。而脾胃虚寒除有脾胃虚弱证候，还有中阳虚寒的表现，如脘腹不适，或绵绵作痛，喜温喜按，泛吐清水，四肢不温，舌质淡暗，脉缓而虚等。治疗上偏于脾胃气虚者，以益气健脾和胃为法，方选香砂六君子汤化裁。常用药物有党参、白术、苍术、茯苓、陈皮、半夏、木香、砂仁、乌药、甘草等。其中四君子汤健脾益，陈皮、半夏、苍术等加强健脾燥湿和胃之功，木香、砂仁、乌药等理顺中焦气机，使脾胃功能得以恢复正常。偏于脾胃虚寒者，以温中健脾和胃为法，方选黄芪建中汤化裁。药物常用黄芪、党参、人参、桂枝、干姜或生姜、饴糖、白

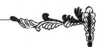

芍、炙甘草、大枣等。其中参、芪、桂、姜及饴糖等甘温补中，辛甘化阳，白芍、炙甘草和营止痛，生姜、大枣温胃和中。脾胃虚弱及脾胃虚寒证是各种慢性胃病的常见证候。若以呕恶、嗳气、吞酸等胃气上逆为主要症状，证候又属脾胃气虚或虚寒的，林老常用旋覆代赭汤合上述药物治疗。

例1：陈某，男，40岁，1992年1月14日初诊

胃脘痛约10年，加重1月余。1983年开始出现胃痛，曾多次做上消化道X线钡剂造影、胃镜等检查，均诊断为十二指肠球部溃疡，用过多种中西医药物治疗，均未能治愈，近1个多月来胃脘疼痛加重。现症见胃脘部持续性隐痛，夜间更甚，泛酸少，纳食不香，不能进食蔬菜、水果等食物。诊见面色少华，舌质淡，舌苔白腻，脉虚弦。胃镜示十二指肠球部溃疡。中医诊为胃痛，证属脾胃虚弱夹痰湿。西医诊为十二指肠球部溃疡。治当健脾和胃化湿。方用香砂六君汤合平胃散化裁。处方：党参15g，白术10g，苍术10g，茯苓15g，陈皮6g，半夏15g，砂仁10g，木香7g（后下），厚朴7g，海螵蛸10g，白芷20g，甘草5g。7剂，水煎服，每日1剂。

1992年1月21日二诊：胃痛好转，查舌质淡红，舌苔白，脉弦软。守前方去白芷，14剂。

1992年1月28日三诊：症状已经消失，舌质淡红，舌苔白，脉软。继以原方出入调理。处方：党参15g，白术10g，茯苓15g，半夏10g，陈皮6g，砂仁10g，木香7g（后下），乌药7g，海螵蛸15g，百合30g。20剂，水煎服，每日1剂。服药后复查胃镜，证实溃疡已基本愈合。以后又用上方为散剂冲服，嘱患者长期服用，1年后再访，病情未见复发。

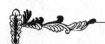

例2：吴某，女，51岁，1991年4月11日初诊。

反复胃脘痛约10年，加重近3月。1981年开始出现胃痛，病后于次年做上消化道X线钡剂造影诊为十二指肠球部溃疡。于1988年因合并穿孔行胃大部切除术，术后胃痛症状一度缓解，但近3个月来又出现胃脘部疼痛，做纤维胃镜提示为吻合口溃疡及残胃炎，服用中西医药物治疗，症状未见明显减轻。现症见胃脘部灼痛及刺痛，夜间更甚，伴泛酸，纳差。诊见面色无华，舌质淡暗，舌苔少，脉虚。中医诊为胃痛，证属脾胃虚弱夹瘀血。西医：十二指肠球部溃疡，胃大部切除术后吻合口溃疡及残胃炎。治法：健脾和胃，活血化瘀。方用香砂六君汤合丹参饮化裁。处方：党参15g，白术10g，茯苓15g，陈皮6g，法半夏15g，砂仁10g，木香7g（后下），丹参20g，檀香10g（后下），乌药7g，三七末3g（冲服），海螵蛸15g，两面针15g，甘草5g。7剂，水煎服，每日1剂。

1991年4月15日二诊：胃痛好转，查舌质淡红稍暗，舌苔薄白，脉弦软。守前方去两面针，20剂。

1991年5月5日三诊：症状已经消失，舌质淡红，舌苔白，脉软。继以原方出入调理。处方：党参15g，白术10g，茯苓15g，半夏10g，陈皮6g，砂仁10g，木香7g（后下），丹参20g，檀香10g（后下），乌药7g，海螵蛸15g，玉竹20g。20剂，水煎服，每日1剂。服药后复查胃镜，证实溃疡已基本愈合，炎症明显好转。以后又用上方为散剂服用，嘱患者长期服用，1年后再访，病情未见复发。

按：上二例证候为脾胃气虚，例1合并痰湿，而例2又见瘀血，从辨证来看并不困难。之所以长期未能治愈，林老考虑可能与治疗的疗程有关，其中的关键又是在症状缓解后

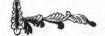

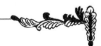

如何防止复发。因此二例在治疗上用药大致上是分三步来进行。首先是用香砂六君子汤合平胃散、丹参饮等健脾燥湿及化湿活血止痛。症状稍有减轻，即增百合、玉竹等以养胃。病情缓解后又汤剂为散剂，长期服用，以防复发。从具体用药看，白芷、两面针为止痛之用，半夏、玉竹、百合等又有保护胃黏膜的作用，海螵蛸可制酸。

例3：覃某，男，26岁，1992年10月31日初诊。

胃痛半年，加重2周。于半年前出现胃脘部疼痛，初时症状不很明显，未做任何检查和治疗。近2个多月来胃痛发作呈持续性，为隐痛，无泛酸及嗳气，自服中成药，症状未能缓解。于2周前胃痛加重，为持续性钝痛及胀痛。一周前做纤维胃镜检查，诊断为十二指肠球部对口性溃疡、慢性浅表性疣状胃炎。舌质淡红，舌苔黄腻，脉虚弦。中医诊断为胃痛，证属脾胃虚弱，夹湿热。西医诊为十二指肠球部溃疡，慢性浅表性胃炎。治宜健脾益气和胃，清化湿热。方用五味异功散合半夏泻心汤化裁。处方：党参15g，白术10g，茯苓15g，炙甘草5g，黄连4g，干姜4g，半夏10g，厚朴7g，蒲公英20g，白芍30g，柴胡10g。7剂，水煎服，每日1剂。

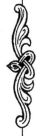

1992年11月7日二诊：胃痛大为减轻，但现见纳差，舌质淡，舌苔稍腻，脉虚弦。仍以上法为治，守前方加神曲、麦芽各10g，14剂。

1992年11月21日三诊：时有胃脘隐痛不适，纳食尚好，舌质淡红，舌苔白，脉虚弦。治疗以健脾养胃化湿为法。处方：党参15g，白术10g，茯苓15g，甘草5g，黄连3g，干姜3g，半夏15g，木香7g（后下），玉竹20g。20剂。服药后症状消失，又守方嘱患者间断服用，随访半年，症状未见

复发。因患者不肯做胃镜，故未复查胃镜。

按：脾胃虚弱而运化失常，胃中气机不和而痰湿壅塞其中。胃脘钝痛胀痛及舌质淡红，舌苔黄腻，脉虚弦等，是脾胃虚弱夹杂胃中湿热的证候。治疗这种证候即要益气，又要清热用寒药，似有矛盾。林老认为关键还是健脾运湿与清热燥湿，两者并不冲突，如半夏泻心汤就是寒温并用的方剂。运用时注意根据虚实及寒热的证候适当调整方中药物的用量，其中党参与黄连，黄连与干姜，半夏与黄连等药物组合是需要考虑的，另苍术与白术，作用不尽相同，也要酌情使用。脾气虚明显的，可合四君、黄芪等。湿热较明显的，也可加蒲公英、白花蛇舌草、金银花等。若为湿滞为甚的，则需重予行滞化湿之品，如平胃散、木香、砂仁、檀香、大茴香、神曲、谷芽、麦芽等。

例4：刘某，男，40岁，1991年12月4日初诊。

呃逆，嗳气，伴胃痛1年余，加重半个月。1年多前开始发病，初以呃逆及嗳气为主，以后又出现胃脘疼痛，但泛酸不明显。病后曾服用多种中西药物治疗，病情未能明显好转。近半个月来因饮食生冷，症状加重。现症见呃逆，嗳气频作，胃脘隐痛，得温则舒，遇寒加重，纳差，无泛酸。诊见面色少华，心肺未见异常，舌质淡，舌苔白腻，脉虚弦。胃镜示慢性浅表性胃炎。中医诊断：呃逆、嗳气，证属脾胃虚寒，胃腑不和。西医诊断：慢性浅表性胃炎。治法：健脾温中和胃，行气降逆。方用旋覆代赭汤化裁。处方：旋覆花10g（包煎），代赭石17g（先煎），党参17g，半夏10g，大枣15g，干姜7g，花椒5g，丹参20g，厚朴7g，茜草10g，青葱管20g（后下），炙甘草5g。3剂，水煎服，每日1剂。

1991年12月7日二诊：服用上药后，症状明显减轻，

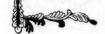

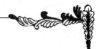

查舌脉同前。再于前方加木香 7g（后下），10 剂。

1991 年 12 月 18 日三诊：无呃逆、嗳气及胃脘疼痛，纳食仍不香，查舌质淡红，舌苔白，脉软。以前方加减，处方：旋覆花 10g（包煎），党参 17g，半夏 10g，大枣 15g，厚朴 7g，木香 7g（后下），生姜 5g，炒神曲 10g，麦芽 15g，炙甘草 5g。再进 7 剂。此后以该方为主加减治疗 3 个月，至半年后信访，未见复发。

例 5：谢某，男，50 岁，1993 年 6 月 26 日初诊。

胃痛 20 年，呕吐 2 周。患者有胃痛病史已 20 年，于 5 年前因胃穿孔做过胃修补术，术后诊断为胃溃疡。近半年来经常有胃痛发作，2 周前出现呕吐，症状逐渐加重。近 10 天来因呕吐频作而基本上不能进食，食入即吐，伴胃脘胀，每天仅能含服食糖和饮水充饥解渴。6 月 14 日做纤维胃镜检查，诊断为完全性幽门梗阻，胃窦部溃疡，胃窦部炎症，返流性食管炎。诊见消瘦，面色少华，胃脘部拒按，可闻胃振水音，舌质暗红而淡，舌苔黄而滑，脉弦。中医诊断：呕吐、胃痛，证属脾胃虚寒，湿瘀阻滞。西医诊断：幽门梗阻，胃溃疡，慢性胃炎，反流性食管炎。治法：健脾温中益气，化湿祛瘀，通腑泻浊。方用旋覆代赭汤化裁。处方：旋覆花 10g（包煎），代赭石 17g（先煎），党参 15g，半夏 10g，生姜 7g，高良姜 10g，藿香 10g，佩兰 10g，白芍 30g，牛膝 10g，红花 7g，大黄 7g（后下）。4 剂，水煎服，每日 1 剂。

1993 年 6 月 30 日二诊：呕吐减少，食入即吐现象消失，每日能进 2~4 两米粥，胃痛存在，舌脉同前。仍以前法为治，上方加丹参 30g，木香 7g（后下），7 剂。

1993 年 7 月 7 日三诊：呕吐症状消失，胃痛亦有好转。

舌质淡暗红，舌苔腻，脉弦虚。改用安胃汤合半夏泻心汤、旋覆代赭汤继续调治。处方：党参15g，制半夏15g，黄连5g，旋覆花10g（包煎），陈皮6g，丹参20g，海螵蛸10g，茯苓15g，白术10g，砂仁10g，木香7g（后下），甘草5g。10剂，水煎服，每日1剂。此后以该方化裁，服药1月余，症状消失。

按：上二例，均为久患胃病，脾胃已虚，阳气不足，中寒内盛。前者为脾胃虚寒，胃腑不和，使胃气失降而上逆，胃腑不通而痛，脾胃阳气失运则湿生。后者为脾阳虚寒，不能为胃行其津液，胃中津液积而化湿成痰并阻滞和损伤胃络而致瘀，使胃腑之气不能顺降而上逆，故有呕吐、胃胀痛等症。由于二例均以脾胃虚寒为主要病机，故治疗都宜祛湿温补中阳。但从症状上看，均以呃逆、嗳气及呕吐为表现，故治疗以旋覆代赭汤为主化裁。处方反映了温中健脾，和胃降逆，化湿祛瘀的治法。对于此类病证，林老治疗的思路，一是对于脾胃虚寒者的固需温阳，但要注意不宜用过于峻猛的温热药物，且注意得效即减，可予健脾益气之品调理之，以图缓攻，不求急效，这样可以避免伤及中土之阴，造成胃脾燥润关系的紊乱。二是旋覆代赭汤中的代赭石为重镇降潜之品，最好不要久用，久用则恐碍胃气，反不利于健胃和胃。三是如有腑气不通，虽证见虚寒，亦有夹杂或痰或瘀或食滞，可在温补脾胃的基础上酌情通腑导滞。因此时证以寒为本，所以用药需谨慎，不要因过分导滞而更伤正气。

胃阴虚及脾胃气阴两虚证

慢性胃病胃阴不足的证候多由素体阴虚，致使胃阴不足，也有因情志不遂，日久郁而化火，或肝阴不足，虚火

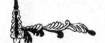

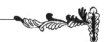

消耗津液，日久而终致肝胃阴虚证。其症见脘腹不适，饥不欲食，口干唇燥，干呕呃逆，或兼有头晕耳鸣，两目干涩，胁肋灼痛，手足蠕动，大便干结，舌红少津，少苔或无苔，脉细数或弦细数。林老对于胃阴虚治疗常以养阴柔肝和胃为法，方用养胃汤、益胃汤化裁。常用药物有太子参、五味子、沙参、麦冬、生地黄、玉竹、冰糖、饴糖、蜂蜜、银耳、百合、白芍、炙甘草等。也有胃阴不足累及肝肾，导致肝肾阴虚者，用药则需并用六味、左归之类。除了阴虚之外，亦有并见气虚证候的，临床所见除阴虚象外，还夹杂有前述之气虚表现，治疗则以益气养阴和胃为法，用药常以益阴养胃药物合用四君为主。气阴两虚证临床上证候有偏于阴虚或气虚的，治疗上应有所侧重。胃阴虚及气阴两虚为慢性萎缩性胃炎的常见证候。

例6：甘某，男，25岁，1984年5月10日初诊。

胃脘胀痛2年。于2年前出现胃脘部胀痛，纳食减少，病后反复医治，均未见好转，体重持续下降。现在症见胃脘胀痛，以胀为主，不欲饮食，食则胀饱，口干而苦，不欲饮水，大便溏烂，每天1～2次，乏力神疲，已有近5个月不能上班工作。诊见消瘦，面色少华，舌红而少津，舌苔少，脉弦细无力。胃镜检查提示为慢性萎缩性胃炎。中医诊断为胃痛，证属脾胃气阴两虚。西医诊断为慢性萎缩性胃炎。治宜健脾和胃，益气养阴。处方一：党参17g，白术13g，茯苓17g，炙甘草5g，怀山药17g，木香7g（后下），白及10g，百合20g，佛手7g，白芍17g，首乌藤17g。水煎服，每日1剂，上午服用。处方二：银耳10g（先炖），生蜜糖20毫升（冲服），百合20g，白莲子10g。清水炖服，每日1剂，下午及晚上服用。上二方，每个处方各30剂。

1984 年 6 月 10 日二诊：服上药后，胃中感觉较舒服，食欲增加，肠鸣时作，大便偏烂，每日 1 次，舌质正红，舌苔薄，脉弦细软。仍宜健脾和胃，行滞生津，滋养胃阴为治。处方一：党参 17g，白术 13g，茯苓 17g，炙甘草 5g，怀山药 20g，木香 7g（后下），枣仁 13g，海螵蛸 10g，干姜 5g。水煎服，每日 1 剂，上午服用。处方二：银耳 10g（先炖），百合 20g，白及 10g，冰糖 30g（后下）。水炖服，每日 1 剂，下午、晚上服用。二方再各进 30 剂。

1984 年 7 月 10 日三诊：胃脘部胀痛基本缓解，饮食、大便及睡眠亦正常，精神较好，已经上班工作半月余，唯胃脘仍时有胀闷感，舌质淡红，舌苔薄白，脉弦细。继以前法调治，处方：党参 17g，白术 10g，制半夏 15g，陈皮 6g，茯苓 17g，木香 7g（后下），海螵蛸 10g，干姜 5g，银耳 10g（先炖），百合 20g，冰糖 30g（后下），炙甘草 5g。60 剂，水煎服，每日 1 剂。后又守方嘱隔日服用，再治疗 3 个月。于 2 年后随访，未见症状复发。

按：本例病程较久，脾胃气阴两伤，健脾理气，则嫌燥热有碍胃阴，柔肝养胃，则嫌其有碍健运脾阳，两相违碍，颇难调治。《素问·金匮真言论》说："鸡鸣至平旦，天之阴，阴中之阳也"。故服健脾药以补阴中之阳。"日中之黄昏，天之阳，阳中之阴也"。故服柔肝养胃阴药，以补肝胃之阴。古人寒热并用，相反相成，并不罕见。故上午用四君加广木香、佛手以健脾、行滞、升津。李时珍曾用百合一味治腹满作痛，现代研究证明其有保护胃黏膜作用。银耳可养肺胃之阴。故方中始终不离百合、银耳者，以其胃不足为本病的主要矛盾也。芍药苦酸，蜜糖甘润，有滑大便之功，故第二方去之而易以理中之干姜，咸涩之海螵蛸，甜润而不滑大便之

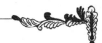

冰糖，以利于健脾化湿行滞。三诊时症状虽然基本消失，仍需继续服药以巩固效果，但用药已转为调理，所以改用日进一剂或隔日一剂的用药方法。

例7：刘某，女，45岁，1989年9月12日初诊。

胃脘隐痛，胀满5年余。于5年多前出现胃脘疼痛，胀满，纳差等症状，病后在某医院经查胃镜检查诊为慢性萎缩性胃炎，虽多方医治，病情未见好转。现症见：胃脘隐痛，胀满，不欲饮食，神疲乏力。诊见消瘦，面色无华，舌体瘦小，质暗红而干，舌苔少，脉弦细。胃镜检查提示为萎缩性胃炎。中医诊断为胃痛，证属胃阴夹瘀血。西医诊断为慢性萎缩性胃炎。治宜益阴柔肝、和胃化瘀。方用养胃汤合一贯煎化裁。处方：沙参15g，生地黄15g，麦冬15g，玉竹20g，百合20g，白芍30g，当归7g，蒲黄10g，鸡内金10g，白及10g，佛手7g，炙甘草6g。15剂，水煎服，每日1剂。

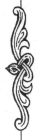

1989年9月27日二诊：胃脘隐痛减少，胀满减轻，食欲有所增加，精神仍不好，舌脉同前，但舌干少津表现改善。考虑有肾阴不足，治疗宜兼养肾阴。处方：山茱萸15g，生地黄15g，麦冬15g，玉竹20g，百合20g，白芍30g，当归7g，枸杞子10g，蒲黄10g，鸡内金10g，怀牛膝10g，陈皮6g，炙甘草6g。20剂，水煎服，每日1剂。

1989年10月17日三诊：胃部疼痛基本缓解，食欲及精神较好，脘腹时有胀闷，食后稍明显，舌质暗红偏淡，舌苔薄白，脉弦细。继以前法，酌加益气健脾之品。处方：太子参17g，白术10g，制半夏10g，陈皮6g，山茱萸15g，麦冬15g，玉竹20g，百合20g，白芍17g，当归7g，枸杞子10g，蒲黄10g，鸡内金10g。30剂，水煎服，每日1剂。服药后症状基本消失，又用上方调理约4个月，1年后随访，

未见症状复发。

按：本例显然以阴虚证候为主，初诊时考虑为胃阴不足，仅从肝胃而治，是以疗效不甚明显，后增用补肾之法后，病情才得以控制。总结起来，以养胃汤、一贯煎、芍药甘草汤、左归饮等方合方化裁，为脾胃肝肾合治。对于胃阴虚的治疗，林老体会有两点需要注意：一是胃气和降为顺，用药应养阴而不为滋阴，防止阻碍胃气，并需酌用行气化滞的药物。二是证候虽属阴虚，但多有中气不足，脾胃虚弱，治疗过程中可适时予健脾益气之法为治。证候之中夹瘀血，为病久入络之象，用治瘀的药物应避免伤及胃气，故选性缓味平的蒲黄，兼可走窜行滞的当归，既可活血化瘀，又能养血益肝，助阴和胃，是一举两得。

湿滞及湿热证

胃为阳土，喜润恶燥，脾为阴土，喜燥恶湿。湿邪阻滞，极易伤脾，而湿郁困脾，脾失健运，则中焦气机失常，又反生湿。湿邪郁久则化热，又可耗损胃阴，伤及胃络。所以临床上慢性胃病因湿所致者是为常见，其症状也较为复杂，可表现为脘闷纳呆，心下痞满嘈杂，胃脘胀痛隐痛，或口腻口苦而不渴，或口淡无味，胸闷呕吐，呕吐酸馊腐臭之物，或伴身重肢倦，头重如裹，大便溏薄或不爽，小便不利，苔白腻或黄腻，脉濡缓或濡数。治以化湿行滞和胃为法。方选林老自拟方安胃汤为主治疗，该方基本药物为黄连、干姜、半夏、苍术、百合、乌药、木香、丹参、白芍、甘草等。方剂的药物组成较为平和，给临床化裁运用留下了空间，如湿热明显者可加蒲公英、黄芩；夹食滞者可加神曲、麦芽、鸡内金；瘀血明显者可酌加蒲黄、川芎、三七；

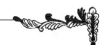

脾气虚明显者可合四君子汤或异功散；胃阴不足者可酌减温燥药物，加玉竹、沙参、麦冬等养胃阴药物；以胀为主，减白芍、甘草用量，加厚朴、槟榔；以痛为主，酌加白芷、细辛，痛甚加砂仁；气窜两胁而胀痛，可合四逆散；泛酸者，加海螵蛸、瓦楞子；嗳气、呕恶明显者，酌加生姜、旋覆花、代赭石等；口苦或属胆汁反流性胃炎者，合用小柴胡汤。湿滞及湿热证常见于慢性非萎缩性胃炎。

例8：班某，女，32岁，1991年8月4日初诊。

胃脘胀闷、隐痛2年余，加重近半年。胃脘胀闷隐痛，纳差已2年余，病后曾服用中西药物治疗，症状无好转，近半年来病情日渐加重，体重进行性减轻。现症见胃脘痞满，胀痛，嗳气酸腐，食入欲吐，每日进食量甚少，消瘦。诊得舌质边尖偏红，舌苔黄腻，脉弦软。胃镜检查提示为慢性浅表性胃窦炎、慢性十二指肠球炎。中医诊断为胃痛、痞满，证属湿滞气郁于胃腑，寒热互结于中焦，其证偏热。治宜化湿导滞和胃为法，方用安胃汤化裁。处方：黄连6g，干姜4g，制半夏10g，百合30g，乌药7g，丹参30g，木香7g（后下），白芍10g，炙甘草5g，蒲公英20g，旋覆花10g（布包），厚朴7g。10剂，水煎服，每日1剂。

1991年8月14日二诊：服药后胃脘痞满、胀痛、嗳气等症状减轻，食欲有所增加，无呕吐。舌质淡红，舌苔稍腻，脉弦软。党参15g，黄连6g，干姜4g，制半夏15g，陈皮6g，茯苓17g，百合30g，乌药7g，丹参30g，木香7g（后下），厚朴7g，炙甘草5g。15剂，水煎服，每日1剂。

1991年8月30日三诊：胃脘已无明显痞满及疼痛，但纳食仍不香，时有腹胀，大便不爽，舌质淡红，舌苔白，脉弦软。在上法基础上增用消食化滞之品。党参15g，黄连

4g，干姜 3g，苍术 10g，制半夏 15g，陈皮 6g，茯苓 17g，百合 20g，乌药 7g，丹参 15g，木香 7g（后下），神曲 10g，麦芽 15g。15 剂，水煎服，每日 1 剂。治疗 1 个月，症状基本消失，复查胃镜证实炎症已明显好转。随访半年，病情未见复发。

按：慢性非萎缩性胃炎常以胃脘痞满、胀闷、疼痛及嗳气、泛酸、纳差等为主要症状，表现为一系列胃腑湿阻，胃气失和降，以及脾胃、肝胃失调的证候。林老所拟的安胃汤就是根据其病证特点，以化湿行滞、调和脾胃为宗旨，该方由半夏泻心汤、芍药甘草汤、丹参饮及百合汤等方化裁组合而成。方中黄连泻火解毒，干姜温中逐寒，二者寒热兼施，辛开而苦降；合半夏、苍术入胃，更能和胃降逆，燥湿开结，消痞除满。黄连、干姜用量的变化，还可调节方剂的寒热属性。百合味甘而性凉，能清泄胃腑之邪热，养护润土之津液，《本经》谓其有"补中益气"之效，实为养益胃气也。乌药顺气开郁，散寒止痛。二者合用，养津护胃而无滋腻之虑，行气散寒而无温燥之虞。芍药、甘草既酸甘化阴以生津液，又可缓急以平疼痛。丹参、木香乃取丹参饮之意，慢性非萎缩性胃炎日久不愈，常有气滞血瘀互结之象，故用之凉血祛瘀，行气止痛。观是方，取半夏泻心汤调和脾胃治痞满，芍药甘草汤缓急止痛，丹参饮、百合汤调和胃之气血津液，使胃气复于通降。药物组成，大多配对而用，其功用相反相成，相得益彰，是和与降的统一，燥与润的结合，体现了调理胃气为主，兼顾肝脾的治疗原则。

肝气犯胃证

该证也为慢性胃病常见的证候。临床主要表现为胃脘胀满，攻撑作痛，脘痛连胁，胸闷嗳气，恶心呕吐，吞酸嘈杂，忧思恼怒则痛甚，苔薄白，脉弦等。肝气犯胃证一般多论其郁气滞，横逆犯胃，但少言其为何肝郁，或有认为是气郁而肝滞，为实证。林老却认为此证虽为肝郁，但多有肝之阴液不足，肝因阴伤而其用失常，或因气滞，郁而化热伤阴。总之肝郁是有，肝脏阴血不足也存在，所以治疗既要疏肝，更要养肝柔肝。因为肝郁犯胃，多致胃腑不和，脾失所润而胃失所燥，且又以湿盛多见，故此时治肝，宜养阴而不宜滋腻。治以疏肝柔肝理气，和胃降逆为法。方药可选柴胡疏肝散、四逆散或小柴胡汤合安胃汤化裁。

例9：李某，男，40岁，1992年1月7日初诊。

反复胃痛3年。于3年前开始出现胃脘部疼痛，疼痛呈隐痛及胀痛，伴嗳气，泛酸不明显，曾做2次胃镜检查，均诊断为慢性浅表性胃炎和十二指肠球炎，曾经用过多种西药和中成药治疗，未能治愈。现症见胃脘部胀痛，纳差，嗳气，无泛酸，胃痛多于饭后及夜间明显，舌质淡红而稍暗，舌苔白腻，脉弦。中医诊断为胃痛，证属肝胃及脾胃失和，湿瘀阻滞。西医诊断为慢性浅表性胃炎、慢性十二指肠球炎。治宜调和肝胃及脾胃，化湿活血行滞。方用安胃汤合四逆散化裁。处方：柴胡10g，半夏10g，枳实7g，丹参30g，百合30g，乌药7g，木香7g（后下），黄连5g，干姜5g，白芍30g，甘草7g。7剂，水煎服，每日1剂。

1992年1月14日二诊：胃脘胀痛减轻，嗳气少作，舌质暗红而淡，舌苔白，脉虚弦。湿滞之象好转，需合健脾之法治疗。改用小柴胡汤合安胃汤化裁。处方：党参17g，柴胡10g，半夏10g，丹参20g，百合30g，乌药7g，木香7g（后下），砂仁10g，黄连5g，干姜5g，白芍30g，甘草5g。

再进 7 剂。

1992 年 1 月 21 日三诊：除食欲尚不佳外，其他症状已不明显，舌脉同前。守前方化裁。处方：党参 17g，柴胡 10g，半夏 10g，丹参 15g，百合 20g，乌药 7g，木香 7g（后下），黄连 3g，干姜 3g，神曲 10g，麦芽 15g，甘草 5g。7 剂。服药后症状基本缓解，再用前方化裁调理月余。半年后随访，胃痛未复发。

按：肝气犯胃虽为实证，但临床往往有因气滞导致脾虚，或因脾虚而肝气来犯的，也有因气滞而成瘀及生湿致痰的。本例即为肝旺而虚火乘于脾胃，肝胃及脾胃失于调和，并致脾失健运，不能为胃行其津液，导致痰湿血瘀滞于胃腑而病作。治疗以疏肝解郁，调和中焦为先，而后兼健运脾胃，再予消食醒胃，理湿化瘀之法贯穿其间。由于本例为肝之虚火盛而乘于中土，证候虽表现为气滞及湿郁之证，用百合、白芍等并无碍邪之嫌。肝气犯胃的治疗，往往要疏肝，而疏肝就要视具体情况，如前所说，肝郁既有属实的，也有虚实夹杂的。林老认为，胃病时的肝郁，以虚实夹杂为多，这可能和肝与脾胃相互影响有关。所以药用既要疏肝行气，又要照顾到柔肝解郁。本例既用柴胡、乌药，又用百合、白芍等，就是这个意思。

瘀血证

多为肝郁气滞证所兼夹，叶天士《临证指南医案》说："凡气既久郁，血亦应病，循经之脉络自痹……"。盖气为血帅，气行则血行，气滞则血行不畅，故因气滞而病者，日久必见瘀血内结。气虚者久则难于运血，亦致血瘀。或阴虚者阴血亏损，则血液难以循行，久则也为瘀血。此外还有中

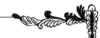

焦痰湿不化，日久则阻滞气血导致瘀血的。不通则痛，故瘀血的主要症见为胃脘疼痛拒按，痛有定处，痛如针刺或如刀割，食后痛甚，或见吐血便血，舌质紫暗，脉涩。林老从分析慢性胃病瘀血证发病机理入手，对其治疗既以活血化瘀为主，又兼顾到其病因。具体来讲，证属气滞血瘀的，证为肝气犯胃所致者，常用血府逐瘀汤化裁；证为中焦气滞血瘀者，常用丹参饮为治。证属气虚血瘀的，治以益气活血，用四君子汤、香砂六君子汤合丹参饮、桃红四物汤化裁。证属阴虚血瘀者，治宜养阴活血，用一贯煎合桃红四物汤。证属湿痰瘀的，则多以安胃汤合丹参饮加桃仁、红花为治。

例10：陈某，女，47岁，1991年11月2日初诊。

胃痛5年余。患者有胃痛病史已5年余，病后经胃镜检查诊为十二指肠球部溃疡，几年来服用多种中西药物治疗，症状时隐时现。近2月来胃脘疼痛较为明显，虽服用西咪替丁亦不能缓解，症状于夜间为甚，纳差。10月26日做纤维胃镜检查，诊为十二指肠球部溃疡。诊见面色晦暗，舌质淡暗，舌苔白腻，脉弦。中医诊断为胃痛，证属脾胃虚弱，痰瘀阻滞。西医诊断：十二指肠球部溃疡。治法：健脾益气，化湿祛瘀。方用六君子汤加桃仁、红花化裁。处方：党参15g，白术10g，苍术10g，制半夏12g，陈皮6g，茯苓17g，木香7g（后下），砂仁10g，红花7g，桃仁10g，蒲黄10g，檀香10g（后下）。7剂，水煎服每日1剂。

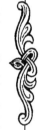

1991年11月9日二诊：胃脘痛减少，夜间疼痛仍明显，舌质淡暗，舌苔白，脉弦虚。治法同前，拟增活血之品，酌减燥湿药物。处方：党参15g，白术10g，制半夏12g，陈皮6g，茯苓17g，木香7g（后下），砂仁10g，当归尾7g，红花7g，桃仁10g，蒲黄10g，檀香10g（后下），吴茱萸3g。

10剂，水煎服，每日1剂。

1991年11月19日三诊：胃痛大有好转，纳食增加，舌脉同前。继以上方加减，前方去吴茱萸，加玉竹15g，15剂。服药后症状基本缓解，又根据脉证以该方出入为治2月余。2年后再访，病情未见复发。

例11：唐某，女，81岁，1989年3月2日初诊。

胃痛伴解黑便1月余。患者于1个多月前出现胃脘部隐痛及胀闷不适，并伴解黑色大便，病后在某医院住院，因患者年高，有重度心肌缺血及房颤，未能做胃镜检查，经用西咪替丁注射液和止血药物治疗，病情改善不明显，且出现白细胞减少现象，已停用西咪替丁注射液，特邀中医诊治。现症为胃脘疼痛隐作，纳呆，大便一至二日一解，成形而量少色黑。诊见精神不振，面色淡晦无华，胃脘部拒按，舌质淡暗，舌苔白，脉结代而弱。Hb 73g/L，RBC 2.54×10^{12}/L，大便隐血（＋＋＋）。中医诊为胃痛，便血，证属气虚血瘀。西医诊断：上消化道出血，消化性溃疡？治法：益气固摄，祛瘀止血。处方：红参10g，炮姜10g，三七6g，蒲黄炭10g，5剂，水煎服，每日1剂。

1989年3月7日二诊：上药服1剂后精神即好转，胃脘痛减少，第三天起大便转为黄色，今查大便隐血为阴性，舌质淡暗，舌苔薄白，脉结代而弱。治以上方合六君子汤化裁。处方：红参7g，黄芪17g，白术10g，当归7g，茯苓15g，法半夏12g，炮姜7g，三七5g，蒲黄炭10g，海螵蛸10g。5剂，水煎服，每日1剂。再用该方为主临证化裁治疗半月，病情稳定，血红蛋白、血红细胞、白细胞均有回升。此后又治疗其心脏疾患半年余，其间胃脘痛及便血未见反复。

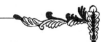

按：上二例的证候均为气虚血瘀。从病机上分析，虽然气虚不足以行血，以致血行滞涩为共同特点，不同的是前者为脾胃虚弱，久病入络，而后者则是气虚失摄，出血导致血瘀。所以在治疗上对两者有所区别，例10治疗以益气活血为主，方用党参、白术及桃仁、红花、当归尾、蒲黄等，辅以二陈、香砂、檀香、吴茱萸等燥湿行滞助阳。例11则以益气固摄、祛瘀止血为主，重用红参以补元气，以炮姜、蒲黄炭、三七止血，其中三七又有活血而不伤血之特点，选药既精干而又中的。就慢性胃病瘀血证的活血药物运用来看，林老认为应以药性平和之物为主，如桃仁、红花、丹参、蒲黄、三七等。还应根据脾胃的升降燥湿的特点，酌情辅以行气导滞、化湿降逆之物。不宜用过于峻猛的药物，以免伤及脾胃的气机。但是即便是上述之药性相对较为平和的活血药，有的也可能会对胃有不良的刺激，治疗过程中要注意观察，以便及时调整。

慢性腹泻

这里所说的慢性腹泻，包括中医辨病属泄泻及痢疾病久未愈者。林老认为，无论是泄泻或痢疾，其基本病机都是肠腑传导失常。导致肠腑传导失常的原因较多，既有外邪侵犯的原因，也有肠脏功能失常或其他脏腑机能失常的因素，但慢性腹泻由外邪侵犯引起的较少，由肠腑或其他脏腑功能失常所致的较多。归纳起来，外邪主要是湿邪或湿热或寒湿，脏腑功能失常除因肠腑本身的原因外，还与脾、胃、肝、肾

有较大的关系。不管是何种原因，其产生基本的病理产物主要是湿邪。在一定的条件下，湿邪既为病理产物，又可转变为病因，使脏腑功能受损。所以治疗慢性腹泻，化湿是一个重要的治法。林老在治疗慢性腹泻时根据其发病的不同病理机制，分为若干个基本证候，兹分述如下。

湿滞证

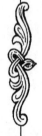

湿滞证在临床上根据其寒热偏向的不同，可分为湿热及寒湿，也有寒热偏向不明显，仅以湿邪为患的。林老在临证时，又视其临床表现的特点是痢疾或泄泻，结合证候寒热偏向的不同施治。选方大体上以辨病为基础。病属慢性泄泻者，处方多以胃苓汤或藿香正气散化裁，用药如白术、苍术、茯苓、泽泻、猪苓、陈皮、厚朴、砂仁、木香、谷芽、神曲等，或藿香、大腹皮、厚朴、紫苏、茯苓、苍术、白术、木香、桃仁、谷芽、神曲等。二者的运用，以有无合并外感证候区别，见无外感者，多用前一方剂，有外感者，常用后一方剂。病属慢性痢疾者，处方则常用香连丸、左金丸、戊己丸、葛根芩连汤等合方化裁。用药如黄连、黄芩、木香、吴茱萸、白芍、甘草等。临床时，根据寒热的不同，在药物的选择及用量上作调整以治之。不论是寒湿或湿热，治疗总以通腑气、除湿邪为基本原则。这里所说的通腑，并不是泻下的意思，而是指恢复肠腑传导功能，主要是行气、消食、导滞药物的运用。除湿又包括化湿、燥湿、渗湿、利湿等，其中燥湿之法使用较多。林老认为，湿滞证是慢性腹泻，特别是临床表现为痢疾者，最为常见的证候。大部分慢性腹泻都可按湿滞证进行辨治。即使是久病兼有正气不足，或为脾虚，或为肾虚，只要其以湿滞为主要表现的，亦可以湿滞为主辨治。其他证候不论是以肝郁或脾肾虚为主，基本上都夹杂湿滞，治疗时也应当兼顾。

例1：吴某，女，52岁，1991年4月19日初诊。

解稀烂大便，伴有黏液及里急后重3年余。3年多前因进食不洁食物，出现大便稀烂，夹黏液脓血，日解数次，腹痛，里急后重。病后曾服用多种中西药物治疗，症状虽有所好转，但病未能治愈，缠绵至今。现症见大便稀烂，夹有黏液，日解5~7次，腹部时有拘急疼痛，腹胀，里急后重。诊见舌淡红，舌苔腻，脉弦虚。X线下消化道钡剂灌肠造影检查提示为慢性结肠炎。中医诊断为痢疾，证属大肠湿滞兼脾虚。西医诊断为慢性结肠炎。治宜燥湿行滞为先。方用燥湿行滞汤化裁。处方：黄连5g，吴茱萸5g，白芍30g，甘草7g，槟榔10g，木香7g（后下），柴胡10g，枳实7g，丹参30g，蒲公英20g。6剂，水煎服，每日1剂。

1991年4月26日二诊：服上药后大便好转，黏液减少，腹痛减轻，纳差，舌质淡。拟合健脾之法，上方加四君子汤，15剂。

1991年5月10日三诊：大便成形，每日1~2次，基本上无黏液，但仍有腹部下坠感。舌质正红，舌苔白稍腻，脉虚弱。病情向愈，脾胃仍虚，继以前法为治。药用：党参10g，柴胡10g，升麻7g，黄连3g，干姜3g，白芍30g，炙甘草7g，蒲公英15g，麦冬10g，五味子7g，百合20g。25剂，水煎服，每日1剂。服用上药后，症状基本消失。1992年2月随访，病情无复发。

例2：陈某，男，60岁，1975年10月11日初诊。

反复解黏液脓血便约1年。患者约1年前开始解黏液脓血便，于今年3月经某医院检查，诊断为"霉菌性结肠炎"，

住院治疗 2 个多月未愈。出院后又多方治疗，服用多种中西药物，症状未见明显好转，反复检查大便均有黏液脓血。现每天解黏液脓血便 7~8 次，腹痛，里急后重。有心肌梗死病史。诊得舌质红而偏暗，舌苔黄白相兼，脉弦硬。中医诊为痢疾，证属湿热内蕴夹瘀，治疗先拟清热利湿，方用左金丸、香连丸、芍药甘草汤合方加味。处方：吴茱萸 5g，黄连 5g，白芍 20g，木香 6g（后下），防风 10g，茯苓 20g，甘草 6g。6 剂，水煎服，每日 1 剂。

1975 年 10 月 17 日二诊：服用上药后腹痛及里急后重感减轻，大便次数及黏液脓血减少，现日解大便 3~4 次，纳食不香。舌质红而偏暗，舌苔白，脉弦硬。上方加陈皮 5g，神曲 7g，谷芽 10g，再给 6 剂。

1975 年 10 月 23 日三诊：无明显腹痛及里急后重感，大便每日 1~3 次，纳食可。舌质偏红而暗，舌苔薄白，脉弦硬。腹泻渐好，湿热亦大减，宜合以活血化瘀及养心之剂。前方加赤芍 15g，丹参 10g，玉竹 13g，麦冬 10g。6 剂，水煎服，每日 1 剂。

1975 年 10 月 29 日四诊：大便已基本正常，无腹痛及里急后重感。舌质淡红，舌苔薄白，脉弦硬。按前法继续给予调治。处方：吴茱萸 5g，黄连 5g，白芍 20g，甘草 5g，木香 5g（后下），赤芍 15g，丹参 15g，红花 5g，玉竹 15g，麦冬 10g，茯苓 20g。6 剂，水煎服，每日 1 剂。服药后多次检查大便均未检出霉菌，半年后随访症状没有复发。

例 3：李某，男，47 岁，1992 年 11 月 1 日初诊。

反复解黏液脓血便已十余年。于十多年前起开始解黏液脓血便，症状时好时坏，多为每隔一月半月一发，发则一月半月而缓解，病后曾到过多家医院诊治，经做 X 线钡剂灌肠造影检查，诊断为慢性非特异性溃疡性结肠炎，服用中西药物治疗，病情未治愈。近半月来症状明显，腹泻频作，解黏液脓血便，日行 7~9 次，肛门重坠，小腹胀痛，小便短黄，舌质淡红，舌苔白厚腻，脉弦。中医诊断为痢疾，证属寒湿蕴结下焦。西医诊为慢性非特异性溃疡性结肠炎。治宜温化寒湿，行滞通腑。处方：吴茱萸 5g，干姜 5g，白豆蔻 10g，黄连 5g，白芍 25g，甘草 5g，槟榔 10g，木香 7g（后下），大黄 7g（后下），枳壳 10g，茯苓 20g。水煎服，每日 1 剂，连服 10 剂。

1992 年 11 月 11 日二诊：便溏，每日 2~3 次，黏液少，无脓血，但肛门仍有坠胀感。舌质淡红，舌苔白腻。前方去茯苓、大黄，加肉桂 3g（另研，冲服），水煎服，每日 1 剂。

1992 年 12 月 12 日三诊：前方连服 30 剂，现大便次数基本正常，仍时有黏液，肛门坠胀已减轻，口苦。舌质淡红，舌苔白，脉弦。前方加谷芽 15g，20 剂后痊愈，2 年后再访，未再复发。

例 4：章某，男，7 个月，1993 年 6 月 9 日初诊。

解稀烂大便 4 个月。3 个多月前因饮食不洁而腹泻，虽经治疗好转，但此后大便一直稀烂，日解 1~3 次，纳差。诊见舌质淡红，舌苔白。中医诊断为泄泻，证属湿滞夹食滞。西医诊断为肠炎。治宜化湿导滞，方用胃苓散加味。处方：苍术 3g，白术 3g，独脚金 5g，茯苓 5g，泽泻 3g，猪苓 2g，厚朴 2g，陈皮 1g，木香 2g（后下），砂仁 2g，神曲 2g，麦芽 4g，焦山楂 3g。5 剂，水煎服，每日 1 剂。

1993 年 6 月 14 日二诊：服上药后大便好转，纳食增加，舌质淡。再于上方加党参 5g，7 剂。药后病情缓解，追访 2 月，无复发。

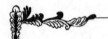

例5：文某，男，51岁，1993年3月16日初诊。

腹泻1年余。1年多前因饮食不慎，出现腹泻，每日解稀烂及水样大便5~10次不等，曾服用多种中西药物治疗，病情时有减轻，但稍不注意则症状加重。现日解稀烂大便5~7次，量不多，状如水样，腹胀，下腹部隐痛，无黏液，无里急后重，纳差。舌质偏红，舌苔黄白相兼而腻，脉弦。X线全消化道钡剂造影检查未发现异常。中医诊断为泄泻，证属湿热内蕴夹食滞。西医拟诊为慢性肠炎。治疗拟清热利湿，行气导滞为主。方用胃苓汤合葛根芩连汤化裁，处方苍术10g，黄连6g，黄芩10g，陈皮6g，茯苓15g，葛根15g，泽泻10g，木香7g（后下），厚朴7g。6剂，水煎服，每日1剂。

1993年3月23日二诊：服上药后症状大减，大便次数减为每日2~3次，虽为稀烂，已无水样，腹部胀痛不明显，纳差，舌质淡红，舌苔白，脉弦。上方去黄芩，黄连改为4g，加神曲、麦芽、山楂各10g，10剂。

1993年4月3日三诊：大便基本成形，每日1~2次，纳食增加，舌质淡红，舌苔白，脉弦。病情基本缓解，改以调理脾胃为主，处方：苍术10g，白术7g，神曲7g，麦芽15g，山楂7g，陈皮6g，茯苓15g，泽泻10g，木香7g（后下），厚朴7g，白豆蔻7g。10剂，水煎服，每日1剂。服药后症状基本消失，随访半年，病情未见复发。

例6：吴某，女，52岁，1991年5月23日初诊。

解稀烂大便反复发作2年。2年前无明显诱因出现腹泻，后曾多方治疗，病情无明显好转，大便一直溏烂，大便次数每日1~10次不等。现症见大便稀烂，日解3~5次，腹痛即泻，便后痛减，无里急后重感。西医检查无明显发现。诊见

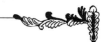

舌淡红，舌苔白腻，脉弦缓。中医诊断为泄泻，证属下焦寒湿。西医拟诊为肠易激综合征。治宜温脾燥湿行滞，方用胃苓散加味。处方：苍术10g，白术10g，干姜7g，川椒5g，茯苓15g，泽泻10g，猪苓10g，厚朴7g，陈皮6g，木香7g（后下）。5剂，水煎服，每日1剂。

1991年5月28日二诊：服上药后大便稍成形，次数减少，腹痛减轻，纳差不香。舌质淡红，舌苔白，脉弦。于上方去川椒，加神曲10g，10剂。

1991年6月10日三诊：大便成形，每日1~2次，无明显腹痛。舌质淡红，舌苔薄白，脉弦虚。病情已明显好转，拟合健运脾气之法，以收全功。前方加党参15g，甘草5g，20剂，水煎服，每日1剂。服用上药后，症状基本消失，随访半年，病情无复发。

按：以上六例，证候的共同特点是为湿邪作祟，不同的是病有痢疾和泄泻之分，证候又有湿滞、湿热及寒湿的不同。归纳林老的治疗原则及用药特点，一是祛湿的手段，病属痢疾者，以燥湿为主，药用如香连丸、左金丸等；病属泄泻者，以利湿及化湿为主，药用如胃苓汤。二是在基本方大致相同的情况下，根据证候寒热的不同，在药物用量上作调整，以适应治疗的需要。其中较主要的药物有黄连、黄芩及吴茱萸、干姜、高良姜、苍术等。三是注意行滞、导滞、通腑。其病的病位主要在大肠，而大肠为六腑之一，以通为用，湿邪阻滞，本身为实证，佐用行滞、导滞、通腑之法，可助祛邪，从而收到通因通用的效果。在这方面常用的药物有木香、砂仁、陈皮、白豆蔻、厚朴、大黄等。四是痢疾症见脓血黏液便者，还与肝气旺盛，横逆相乘有关，应适当予以柔肝疏肝缓急之治，事实上，芍药甘草汤、左金丸即有此

功效。五是慢性腹泻虽为久病，但不一定都有虚证，如证候确系实证者，治疗当以祛邪畅调腑气，不要轻易用收涩之品。即使合有脾虚，也宜先实邪，而后再图调理脾胃。

食滞证

在慢性腹泻中，食滞证既是常见的证候，又是很少单独出现的证候，此证往往夹杂于其他证候之中，使得对它的辨治不易引起医者的重视。正是由于这个原因，一些本应予以消食治疗的往往容易错过。林老认为，食滞证候常见于以慢性泄泻为临床表现的慢性腹泻中，而小儿及老年患者更多见一些。分析其病因，内在因素是小儿及老年人脾胃功能或未健全，或已虚弱。外在因素一是宿食停滞，碍脾伤胃，致湿生痰；二是饮食不当，使原有的病情加重。治疗也应当从两方面入手。属于宿食者，即使当前无明显的食滞表现，也应当酌情予以消食之品，或者通过行气导滞通腑等治疗以化食滞。属于饮食不当者，自当用消食导滞之法无疑。此外，胃肠乃受纳、传导食物的场所，其病则受纳传导之功失职，所以即使没有明显的食滞表现，林老也常在辨证的基础上酌加消食药物，此既为健胃所需，也为药物易于吸收所用。消食导滞的方剂如保和丸、平胃散等，常用药物如神曲、山楂、麦芽、谷芽、鸡内金、苍术、茯苓、陈皮、厚朴、半夏、槟榔、大腹皮、木香、砂仁等。

例7：赵某，女，72岁，1991年7月11日初诊。

反复解稀烂大便半年余。于半年前出现大便稀烂，病情逐渐明显，大便次数由每日1~2次增加到每日5~8次，大便量不多，气味腥臭，且夹未消化食物，服用抗生素、保济丸等药后，症状曾一度缓解，但饮食不当即又复作。现症见大便稀烂，日解 3~4 次，腹中肠鸣频作，腹痛即欲大便，便后痛解，纳食不香，呕恶吞酸时作。诊见舌淡红，舌苔白，脉弦虚。中医诊断为泄泻，证属食滞夹脾虚。西医诊断为慢性肠炎。治宜消食行滞，健脾燥湿。方用保和丸、胃苓散及香砂六君子汤合方化裁。处方：炒神曲 10g，麦芽 15g，山楂 10g，陈皮 6g，泽泻 10g，木香 7g（后下），苍术 10g，茯苓 17g，党参 10g，生姜 7g，吴茱萸 1.5g。5 剂，水煎服，每日 1 剂。

1991 年 7 月 16 日二诊：服上药后大便次数减少，腹痛减轻，纳食增加，仍时有恶心吞酸，舌脉同前。继续用前法治疗，上方加制半夏 15g，10 剂。

1991 年 7 月 26 日三诊：大便成形，每日 1 次，腹痛及恶心症状消失，纳食正常。舌质淡红，舌苔薄白，脉弦软。病情基本缓解，拟健脾之法以固疗效，方取五味异功散加味，7 剂。此后观察半年，病情无反复。

按：本例在此前的治疗，也以消食为主，但多配伍消导及清热燥湿而治。林老认为其证候为停滞夹脾气虚弱，尽管其脾虚为本，食滞为标，但在治疗上从标本缓急的角度考虑，是以除其食滞为主要，健脾只作为辅助及病后调理之用。从患者证候分析，方中用药除大队消食之品外，伍生姜、吴茱萸和胃降逆，二陈、木香、苍术等行气化湿，与党参之健脾都是为消食化滞必不可少者。其中在大队消食药物中使用少量生姜、吴茱萸，又可消滞化腻，有鼓舞胃气的作用。

肝郁证

慢性腹泻证见肝郁者，常发生在情志不遂时，其中精神

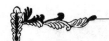

紧张、心理素质不高者多见，肝之气机不畅，则肝气失于疏泄，横逆乘脾犯胃，使脾胃受制，运化失常，而成慢性腹泻。此《景岳全书》所说："凡遇怒气便作泄泻者，必先怒时夹食，致伤脾胃，故但有所犯，即随触而发，此肝脾二脏之病也，盖以肝木克土，脾气受伤而然。"其特点是症状呈发作性，临床表现多以泄泻为特征，也可见于痢疾，常见为泄泻时作时止，缠绵难愈，每因思虑郁怒而诱发，倦怠嗜卧，腹胀纳差，舌淡红，苔薄白，脉弦。如为痢疾，则可见腹胀纳差，发作时，大便夹有赤白黏冻，里急后重，其中又以大便赤白为特征。即为肝郁所致，治疗当以疏肝解郁止泻为法。病为泄泻者，常用痛泻要方合胃苓汤、甘麦大枣汤化裁。病属痢疾者，常在祛湿导滞基础上加柴胡疏肝散、芍药甘草汤等。

例8：祝某，女，31岁，1990年12月23日初诊。

反复解稀烂大便1年多。1年多来每在工作紧张，或精神压力大时出现脐周疼痛，随即解稀烂水样大便，解二三次稀烂大便或精神紧张及压力解除后症状即缓解，曾到几家医院就医，按肠易激综合征治疗，病情未见有缓解。近1周来因年底工作繁忙，腹痛腹泻经常发作，3天来每日解大便3~5次，大便稀烂，伴有黏液，便前腹痛，便后腹痛缓解。诊见舌质淡红，舌苔白，脉弦。中医诊断为泄泻，证属肝郁湿滞，治宜柔肝缓急，解郁化湿，行滞止痛。方用痛泻要方、芍药甘草汤、甘麦大枣汤及平胃散合方化裁。处方：小麦30g，白芍30g，大枣15g，柴胡7g，防风7g，陈皮6g，苍术10g，厚朴7g，木香7g（后下），谷芽15g，神曲7g，甘草5g。5剂，水煎服，每日1剂。

1990年12月28日二诊：服上药后大便次数减少，腹

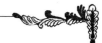

痛减轻，舌质偏淡。上方加党参 15g，7 剂。

1991 年 1 月 6 日三诊：大便成形，每日 1 次，基本上无黏液，时有脐周隐痛，舌质淡红，舌苔薄白，脉弦软。治疗宜改为调理肝脾。处方：小麦 30g，白芍 30g，大枣 15g，苍术 7g，党参 15g，山药 15g，茯苓 15g，谷芽 15g，神曲 7g，甘草 5g。5 剂，水煎服，每日 1 剂。嘱患者服用半个月后，如无不适，再间断服用 2 个月。追访到 1991 年 8 月，症状未见复发。

按：本例的治疗，是以治肝为主的，而治肝又是以柔肝缓急为主，行滞化湿其实只为对症之治。方中以甘麦大枣汤、芍药甘草汤柔肝缓急，加柴胡、陈皮行肝脾之气，苍术、厚朴、木香等化湿行滞，神曲、谷芽鼓舞胃气。由于其病是因肝郁导致脾胃之不足，所以对于此类病证的治疗，关键还在于症状初步缓解后的调理。故林老在患者症状缓解后，另以甘麦大枣汤、芍药甘草汤合四君子汤调治近 3 个月，以恢复其肝脾气机的正常。不如此，即使是病情暂时好转，过后多半又会以同样的原因使病情复发。

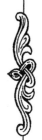

脾虚证

长期饮食失调，或劳倦内伤，或久病缠绵，均可导致脾胃虚弱，可分为脾气虚及脾阳虚。因脾主运化，胃主受纳，脾胃虚弱，健运失职，不能受纳水谷和运化精微，以致水反成湿，谷反成滞，湿滞内停，清浊不分，混杂而下，遂成慢性腹泻。其临床特点，泄泻多见大便时溏时泻，迁延反复，完谷不化，饮食减少，食后脘闷不舒，稍进油腻食物，则大便次数明显增多，面色萎黄。痢疾者多见久痢不愈，痢下稀薄，带有白冻，里急后重，缠绵难愈。脾气虚者，合并

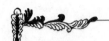

有神疲乏力，少气懒言，舌淡苔白，脉缓弱。脾阳虚者合并腹痛绵绵，喜温喜按，形寒气怯，四肢不温，舌质淡胖或有齿痕，苔白滑，脉沉迟无力。治疗上，脾气虚者，健脾益气，消食化积，方用参苓白术散或四君子汤、补中益气汤等加减，常用药有党参、黄芪、茯苓、白术、苍术、桔梗、山药、甘草、炒白扁豆、莲子肉、砂仁、炒薏苡仁、升麻等。证属脾阳虚者，治宜健脾益气，温中散寒，方用真人养脏汤化裁，药用党参、黄芪、诃子、罂粟壳、肉豆蔻、白术、茯苓、木香、官桂、炙甘草、生姜、大枣等。

例9：朱某，女，60岁，1991年3月11日初诊。

反复解稀烂大便近半年。去年夏天进食西瓜及冷饮过多，于9月初起出现腹痛，解稀烂大便，每日大便3~5次不等。曾住院检查治疗，出院后又服用多种中西药物治疗，病情好转均不明显，近半个月来症状有加加重趋势。现症见大便稀烂，每日5次左右，状如水样，量不多，无明显恶臭，大便前伴小腹隐痛并有里急后重感，纳差，乏力。诊见精神不佳，消瘦，舌质淡而干，舌苔少，脉沉而虚。中医诊断为泄泻，证属脾胃气虚及阳，且有遏津之象。西医拟诊为慢性肠炎。治法宜益气健脾为主，方用参苓白术散合补中益气汤化裁。处方：党参17g，黄芪15g，山药15g，白术10g，炒白扁豆15g，炒薏苡仁20g，木香7g（后下），升麻7g，神曲7g，厚朴7g，胡椒5g（打），甘草5g。3剂，水煎服，每日1剂。

1991年3月16日二诊：纳食稍有增加，水样大便有所好转，但每日大便仍4~5次，稀烂，量不多。舌质淡，舌苔白，脉虚无力。前方增益气及涩摄之品，处方：红参6g，黄芪15g，山药15g，白术10g，炒白扁豆15g，炒薏苡仁

20g，木香 7g（后下），升麻 7g，山楂 10g，神曲 7g，赤石脂 15g，胡椒 5g（打），甘草 5g。7 剂，水煎服，每日 1 剂。

1991 年 3 月 23 日三诊：纳食有味，大便次数减少，每日 2～3 次，不成形。舌质淡而润，舌苔白，脉虚无力，但舌干之象已不明显。药已中的，拟改香砂六君子汤化裁，转入调理。处方：党参 15g，黄芪 15g，山药 15g，苍术 5g，茯苓 17g，砂仁 7g，炒白扁豆 15g，木香 7g（后下），升麻 7g，山楂 10g，神曲 7g，甘草 5g。7 剂，水煎服，每日 1 剂。此后用该方为主调治 20 天，大便基本成形，次数正常。

按：患者年事已高，又过食寒凉之物，伤及脾胃气机，脾胃气虚日久而损及中阳，故证候为一派脾胃气虚象。其舌淡而少津，虽不能不考虑为久泻伤津，但舌淡不是阴虚津亏之征，脉象以虚而无力为主，不为细脉，故林老以为主要是中阳亏虚，虚寒不能化津所致。治疗必定要益气温阳，水液才能够运化，津液才得以上行。故在处方中有红参、黄芪、胡椒等益气健脾，温中散寒，辅以健胃消食，收涩止泻的药物。对于慢性腹泻证候属虚者，林老治疗的思路大致上有三点。首先是考虑如何恢复脾胃的气机，再就是用药注意健胃以助消化，然后为适当的收涩止泻。其中收涩药大多是点到即止，不宜长期及大量的使用。林老常说，腹泻想要单单地止泻是止不住的，关键是去除病因。而就虚证而言，补虚是主要的，其次是恢复胃腑的气机，然后才是止泻。

肾脾虚寒证

脾的阳气与肾中真阳密切相关，命门之火能助脾胃腐熟水谷，帮助肠胃的消化吸收。若肾阳虚衰，命火不足，则不能温煦脾土，运化失常，而引起慢性腹泻。此外，"肾为

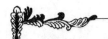

胃关"，若肾阳不足，关闭不密，则大便下泄。如张景岳说："肾为胃之关，开窍于二阴，所以二便之开闭，皆肾脏所主，今肾中阳气不足，则命门火衰……阴气盛极之时，即令人洞泄不止也。"从临床特点看，本证常见于年老体弱者，及大病之后。病为泄泻者，常见于黎明之前，脐腹作痛，肠鸣即泻，泻后则安。病如痢疾者，可见于久痢不愈，痢下稀薄，带有白冻，腹部绵绵作痛，喜于按揉暖熨，便下或欠爽，口淡不渴，食少神疲。二者常伴有畏寒肢凉，舌淡苔白，脉虚细，或腰酸怕冷，甚或滑脱不禁。治以温补脾肾，固涩止泻，化湿行滞。方用四神丸加味合真人养脏汤为主，佐用平胃散及消食导滞药化裁为治。常用药物有人参、党参、黄芪、肉豆蔻、吴茱萸、肉桂、生姜、黄连、木香、当归、白术、茯苓、神曲、鸡内金、厚朴等。

例10：谭某，男，59岁，1990年3月9日初诊。

解稀烂大便近1年。近1年来每日解1~3次稀烂大便，曾多方求治，按慢性肠炎服用中西药治疗，症状均未能缓解。现大便稀烂，夹杂黏液，每日3~4次，均为上午大便，便前小腹部疼痛，便后缓解，无里急后重感。诊见其舌质红，舌苔白稍腻，脉虚。中医诊断为泄泻，证候除湿滞外，考虑与肾虚有关。西医拟诊为慢性肠炎。治法拟补肾固关，兼以导滞，方用胃苓汤合四神丸化裁。处方：补骨脂15g，肉豆蔻15g（去油），吴茱萸4g，五味子7g，苍术10g，厚朴7g，砂仁7g，薏苡仁20g，泽泻10g，茯苓15g，神曲7g，鸡内金7g。5剂，水煎服，每日1剂。

1990年3月14日二诊：服用上药后大便次数减少为每日1~3次，稀烂程度有所减轻，黏液仍多，无里急后重。舌质淡，舌苔白，脉虚。拟加强益气燥湿之力，处方：补骨

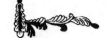

脂 15g，肉豆蔻 15g（去油），吴茱萸 4g，五味子 7g，黄芪 17g，苍术 10g，厚朴 7g，黄连 5g，木香 7g（后下），泽泻 10g，茯苓 15g，神曲 7g，鸡内金 7g。10 剂，水煎服，每日 1 剂。

1990 年 3 月 24 日三诊：大便日解一二次，基本成形，黏液少。舌质淡红，舌苔白，脉虚。改用四神、四君、平胃、香连等合方化裁为治，处方：肉豆蔻 15g（去油），吴茱萸 2g，五味子 7g，党参 15g，黄芪 17g，白术 10g，苍术 5g，厚朴 7g，黄连 5g，木香 7g（后下），茯苓 15g，神曲 7g。10 剂，水煎服，每日 1 剂。后以此方调理月余，症状消失。

例 11：刘某，男，74 岁，1989 年 6 月 3 日初诊。

解稀烂大便，伴有黏液及里急后重 3 月余。患者于 3 个多月前患脑梗死后出现大便稀烂，日解数次，量不多，几个月来除治疗脑梗死外，还服用中西药物治疗腹泻，但大便稀烂情况一直未缓解。近十多天来症状加重，每日解大便十数次，稀烂如水样，夹少许黏液而量少，甚见大便失禁，伴纳呆。诊见精神萎靡不振，面色无华，舌质淡暗，舌苔白腻，脉沉细无力。中医诊断为泄泻，证属脾肾阳虚，下焦寒湿内停。西医拟诊为肠炎。治拟健脾固肾、温化下焦寒湿为法，方用真人养脏汤合四神丸化裁。处方：红参 7g，黄芪 25g，肉豆蔻 15g（去油），吴茱萸 5g，黄连 3g，木香 7g（后下），白术 10g，茯苓 17g，泽泻 10g，厚朴 7g。5 剂，水煎服，每日 1 剂。

1989 年 6 月 8 日二诊：服药后病情明显好转，现大便每日解 3~5 次，稀烂如糊状，夹少许黏液，无大便失禁现象，纳食仍不香。舌脉同前。治疗宜守前方，酌加消食化滞

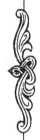

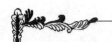

之品，处方：红参 7g，黄芪 25g，肉豆蔻 15g（去油）吴茱萸 5g，黄连 3g，木香 7g（后下），白术 10g，茯苓 17g，泽泻 10g，神曲 10g，鸡内金 10g，谷芽 15g，厚朴 7g。5 剂，水煎服，每日 1 剂。

1989 年 6 月 13 日三诊：病情继续好转，现大便基本成形，次数已减少到每日 1～3 次，饮食增加，精神亦随之好转。舌质淡，舌苔白，脉沉细。上方去厚朴，加苍术 10g，10 剂。此后去吴茱萸、黄连，随症化裁，调理近 1 个月，大便正常。停药后症状也没有复发。

按：上二例均有肾阳虚，寒湿内盛之证。治疗的共同之处是既补肾温阳，如四神丸，又注意化湿导滞，如平胃散、神曲、山楂、麦芽、谷芽、鸡内金及木香、砂仁之类。其中例 8 的证候更加单纯一些。这是从治疗后得出的结论。因为从症状上来讲，其肾虚的一些症状并不明显，林老辨证时分析了前医从湿滞、湿热、脾虚等辨治的过程，结合其病程和舌脉象作出了肾阳不足，寒湿内盛的判断。治疗的结果证明，这个判断是正确的。像本例的辨证，林老的经验是，对于些经过多种方法治疗，久治不愈的慢性腹泻，虽然其证候特点不甚典型，也可试按肾虚辨治以作观察。例 9 之腹泻则是在年事已高及大病之后而作，证候除肾阳虚，命门火衰之外，脾气虚也是其中病机，非补脾温肾化湿，不能复之，故以四神丸合真人养脏汤为治。同例 8 一样，本例亦好像无肾虚的特征性症状，但林老认为，大便失禁多与肾虚不固有关，当用补肾固肾之法治之。此外，运用四神丸有两点十分重要，一是肉豆蔻必须去油，若不然，虽有补肾之功，却无止泻之力，相反还会因其油质影响使大便稀烂。二是吴茱萸乃大辛大热之品，久用则有伤津之虞，使用时应注意中病

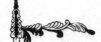

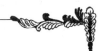

即止。

头　痛

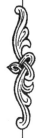

　　林老治疗头痛的思路与治疗眩晕的思路有相似之处，既注重虚实证候的辨治，也注意"通"经脉治法的运用。在辨治头痛时，与辨治眩晕的不同之处是根据头痛的临床病证特点，更注意结合部位辨治。总的来说，林老辨治头痛大致上分为以下几个证型。

外感风邪证

　　多由起居不慎，坐卧当风，风邪外袭，清阳受扰所致。风为百病之长，其性轻扬，《素问·太阴阳明论》云："伤于风者，上先受之"，故头痛由风邪所致者，最为多见。头为"诸阳之会""清阳之府"，五脏六腑清阳之气，皆上注于头，风邪袭表，或直犯清空，或循经络上干，则致头痛。其症见头痛恶风，或兼鼻塞流涕，咽喉不适，或肢体麻木，强直，痉挛，苔薄白，脉浮缓。偏于风热者，可伴发热汗出，舌质红，舌苔薄黄，脉浮数。治宜辛凉解表，疏风散邪，临床上可用桑菊饮加减。本方原为主治风热咳嗽的常用方剂，其主要药物有桑叶、菊花、连翘、薄荷、桔梗、杏仁、芦根等，在此取其善于上行，直达病所，清利头目而疏风散邪之功。以风热为主者，则以疏风清热为主，可合银翘散加减。

　　例1：卢某，女，41岁，1969年7月16日初诊。

　　头痛1个月。患者于1个月前在无明显诱因出现头痛，

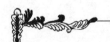

以全头痛为主，而前额较甚，头痛为持续性，白天较为明显。病后服用多种中西药物治疗，在服用止痛西药后头痛可暂时缓解，停药后病证又依旧。发病后无发热、呕吐、神昏、抽搐等症状。现症见头痛，以前额及头顶为甚，怕风吹，精神不佳，面色少华，舌尖红而舌体淡红偏暗，舌苔薄黄，脉弦。中医诊断为头痛，证属外感风邪化热，夹气虚及瘀血。治疗以疏风散邪为主，兼以益气活血，方用桑菊饮化裁。处方：桑叶 10g，菊花 10g，连翘 10g，蔓荆子 10g，藁本 10g，太子参 15g，黄芪 15g，丹参 15g，红花 3g，桔梗 10g，芦根 15g，甘草 5g。5 剂，水煎服，每日 1 剂。服药后病愈。

按：患者在本次就诊前，亦有用祛风方法及川芎茶调散或芎芷石膏汤等治疗的。但从其脉症分析，林老认为证候还是以外感风邪为主，其舌尖红示风邪化热，非风热所致。无明显恶寒，故不为风寒证。其精神不佳，面色少华，结合舌质淡红看，是气虚象。故治疗应以疏解风邪为主，以桑菊饮合蔓荆子、藁本加减，同时兼顾气虚及瘀血，以太子参、黄芪益气扶正，丹参、红花活血祛瘀。

外感风寒证

寒为阴邪，易伤阳，风寒之邪外袭，上扰清空，清阳受阻，凝滞血脉，脉络不畅则拘急而痛。其症多见头痛如破，连及项背，恶风畏寒，苔薄白，脉多浮紧。治宜疏风散寒，常用川芎茶调散（川芎、羌活、荆芥、防风、白芷、细辛、薄荷、清茶）加减。方中川芎性味辛温，用量较重，行血中之气，祛血中之风，上行头目，为"诸经头痛之要药"，《本经》谓其"主中风入脑头痛"；羌活、荆芥、防风、白芷、

细辛，辛温散寒，疏风止痛；薄荷轻而上行，以清头目；甘草益气和中，调和诸药；服时以清茶调下，取其清上而降下之性，以制约诸药过于温燥与升散。全方升中有降，共奏疏风散寒、止头痛之功。

例2：李某，女，41岁，1972年4月20日初诊。

头痛3个月。患者于3个月前患感冒后即出现头痛，以全头痛为主，下午及晚上头痛较为明显。病后服用多种中西药物治疗，症状无明显好转。现症见头痛，以全头胀痛为主，下午及晚上疼痛较甚，每晚需服止痛药方能入睡，无呕吐、抽搐，舌质淡红，舌苔白，脉弦缓。中医诊断为头痛，证属风寒余邪未尽，血脉凝滞。治宜疏散风寒，通阳活血。方用川芎茶调散化裁。处方：川芎10g，羌活10g，荆芥10g，防风7g，白芷10g，细辛5g，薄荷7g（后下），蔓荆子10g，藁本10g，红花3g，甘草5g，清茶10g。3剂，水煎服，每日1剂。

1972年4月23日二诊：服上药后头痛明显减轻，但晚上睡眠不好，头晕，进一步追问，得知患者原无饮茶习惯。舌脉同前。考虑睡眠不好及头晕为茶叶所致，治疗守前方，稍作调整。处方：川芎10g，菊花10g，荆芥8g，防风7g，白芷10g，细辛3g，薄荷7g（后下），蔓荆子10g，藁本10g，红花3g，首乌藤15g，甘草5g。5剂，水煎服，每日1剂。服药后病愈。

按：本例从症状上看，无明显风寒征象，但观察其舌脉，证候还是偏于寒。为何辨为风寒？林老认为，如追溯其病因，可知其病乃外感风邪或风寒之邪，余邪未尽，寒凝血脉，清空受扰所致，故目前的病证，还是要以疏解外感病邪为主。当然，分析川芎茶调散的组成，该方除治疗风寒头痛

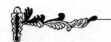

外，也适合于一些寒邪为患的"头风"之证。不管是外感或内伤，只要用散寒法，都可以用川芎茶调散化裁治疗。但是，如系内伤病证者，则需结合相应证候调理，不可一味发散。一些患者无饮茶习惯，或饮茶后精神亢奋者，可能会出现相反的结果，是临证时要注意的。

肝肾不足证

多因禀赋不足，或劳欲所伤，或病程日久，肝阴被耗，肾精亏虚，肝阳失敛而上亢，清窍受扰，脉络失养所致；或肝乏疏泄之力，少阳升发之气不能疏泄于中，中焦呆滞，化源不足，终致脑髓失养，脉络失荣而成。临床上可见到阴虚、气虚及气阴两虚的证候。其症多见头痛而空，每兼眩晕，神疲乏力，腰膝酸软，遗精，带下，耳鸣，少寐。偏于阴虚者，舌质红少津，舌体瘦，苔少，脉沉细或细数。偏于气虚者，舌质淡，舌苔白，脉沉细无力或虚弦。偏于气阴两虚者，则可同时见气虚及阴虚的表现。其中尤要注意从舌脉辨证。治疗时，证候偏于阴虚者，宜滋养肝肾，平肝潜阳，方用杞菊地黄丸、一贯煎或天麻钩藤饮加减，前者偏于滋养肝肾，后者偏于平肝潜阳，临床上可随证化裁。其主要药物有枸杞子、菊花、地黄、山茱萸、沙参、麦冬、当归、山药、牡丹皮、茯苓、泽泻、天麻、钩藤、生石决明、杜仲、黄芩等。证候偏于气虚及气阴两虚者，则宜益气补肾健脑及益气养阴、补肾健脑。气虚者可用补中益气汤或四君子汤加味；气阴两虚者可用参芪地黄丸或左归丸去附子、肉桂加参、芪等化裁。

例3：李某，女，47岁，1989年4月26日初诊。

头痛、头晕7个月。患者于1988年9月中旬开始出现

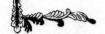

头痛、头晕，病后查血压偏高，曾在几家医院按高血压病治疗，治疗后血压虽正常，但头痛症状改善不明显。现仍服用降压药物维持血压在正常范围。症见头痛，入夜尤甚，头晕耳鸣，心悸失眠，记忆力下降，胸闷欲吐，手足心发热，盗汗，纳差。诊见精神不振，面色暗而少华，心肺未见异常，神经系统检查未见阳性体征，舌质红而少津，苔少，脉沉细弦。脑电图、脑血流图、心电图、X线头颅正侧位片、颈椎正侧位片及血常规等检查均未发现明显异常。中医诊断为头痛，证属肝肾阴虚。西医诊为高血压病。治宜滋养肝肾，清虚热，安脑神。方用杞菊地黄丸加减。处方：枸杞子15g，菊花10g，山茱萸15g，生地黄20g，怀山药15g，丹参15g，沙参10g，牡丹皮10g，天麻10g，浮小麦30g，首乌藤20g，女贞子20g，墨旱莲15g。6剂，水煎服，每日1剂。

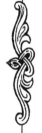

1989年5月2日二诊：述症状明显减轻，仍以上法为治，守前方3剂。此后以该方加减，又治疗20余天，症状基本消失，恢复工作。

按：患者患高血压病，虽经降压药物治疗，血压基本稳定在正常范围，但头痛等症状无明显改善，从中医角度分析，林老认为乃因肝肾阴虚，虚火上扰神明，及阴精不足，经脉失养。一者气血精微物质难以上承于脑，使脑髓失养，虚热内生；二者气血阻滞行涩。故本例头痛，实为肝肾不足，髓脑空虚及血脉不通所致。治疗时重在养肝肾，益脑髓，通经脉，清虚热，佐安神以助健脑。以杞菊地黄丸主为化裁，方中药物除杞菊地黄丸诸药外，另加二至丸养阴清热，丹参以活血祛瘀，天麻、浮小麦、首乌藤安神定志。方中并无太多的止痛药物，治疗从其病机入手。

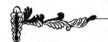

瘀血证

多为病程日久，久痛入络，或头部外伤，瘀血内生，痹阻经脉，经气不行所致。其症可见头痛如锥如刺，固定不移，舌紫或有瘀斑、瘀点，苔薄白，脉沉细或细涩。治宜活血化瘀。方用血府逐瘀汤或通窍活血汤加减，其主要药物有桃仁、红花、赤芍、枳壳、当归、柴胡、川芎、麝香、牛膝等。疼痛甚者，可加虫类搜剔之品，如全蝎、蜈蚣、五灵脂、地龙等。在治疗过程中，应中病即止，待病缓，据临床见证易方或善后调理之，因上述药物性味猛烈，有耗气动血之虞。瘀血头痛多合并其他证候，如痰湿及正虚之证等，临证时需留意之。

例4：温某，女，21岁，1992年9月12日初诊。

头痛3月余。于3个多月前开始出现头痛，头痛以持续性钝痛为主，部位以前额及两侧明显，且以两侧头痛为甚，无呕吐及意识障碍，无发热。诊见舌质偏暗红，舌苔白，脉弦。脑血流图：脑血管紧张度增高。中医诊断为头痛，证属肝胆气乖，瘀血停滞。西医诊为血管神经性头痛。治宜疏肝柔肝理气，活血化瘀止痛。方用血府逐瘀汤加减。处方：柴胡10g，白芍30g，桔梗10g，白芷10g，川芎10g，全蝎7g，牛膝10g，丝瓜络10g，桃仁7g，红花7g，甘草7g。4剂，水煎服，每日1剂。

1992年9月16日二诊：头痛大减，舌质偏红，脉细弦。证有阴虚之象，上方宜作调整。前方白芷、川芎改为7g，加决明子20g，知母10g。7剂。

例5：莫某，女，29岁，1992年12月2日初诊。

头痛半年。于半年前因突发性头痛而到某医院就医，经

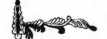

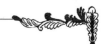

检查诊为蛛网膜下腔出血，此后住院治疗 3 个月。出院后症状虽减轻，但仍有持续性的头痛，服药治疗症状亦无明显缓解。现头痛呈持续性钝痛及针刺样痛，精神紧张或周围环境嘈杂时加重，伴头晕，右半身重着麻木，两目视物不清，时有复视，无发热、呕吐及意识障碍。诊见精神不佳，颈软，心肺未见异常，腹软，肝脾不大，四肢无畸形，肌力和肌张力正常，病理反射未引出，脑膜刺激征阴性。头颅 CT 及脑脊液检查均正常。中医诊断为头痛，证属脑虚血瘀。治当补肾益脑，活血化瘀。方用左归饮加味。处方：山茱萸 10g，山药 15g，熟地黄 15g，茯苓 10g，枸杞子 15g，炙甘草 5g，菊花 10g，川芎 10g，白芷 10g，黄芪 17g，红花 7g，天麻 10g，三七末 2g（冲服）。7 剂，水煎服，每日 1 剂。

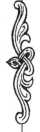

1992 年 12 月 9 日二诊：头痛、头晕有所减轻，身体重着麻木好转，视物仍不清，时有心烦。舌质淡红，脉细弦。证以阴虚阳亢合瘀血为主，治疗宜作调整。上方去黄芪，加石决明 30g（先煎），决明子 20g，7 剂，水煎服。

1992 年 12 月 16 日三诊：头晕痛及视物不清好转，无心烦。舌质淡红，脉虚。治疗又改回以益气养精为主，上方去石决明，加党参 17g，7 剂。

以后守补肾益脑、活血化瘀之法，根据其脉症，交替以益气或潜阳为法，治疗 1 月余，症状消失。

按：以上两例，一例舌质暗红，另一例头痛如针刺，均有瘀血征象。不同的是，前者头痛以两侧为甚，而少阳经脉络头颅两侧，两侧头痛而脉弦，为肝胆之气疏泄失常；后者虽头痛似针刺，但观其舌质淡红，脉虚细无力，为大病之后肾虚髓亏之表现。肾藏精，精生髓，髓充于脑，脑为髓海，脑病日久，脑髓脑气为之损伤，肾精肾气为之不足。很显

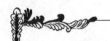

然，两例不论肝郁与瘀血，脑虚与瘀血都是相互关联的。前一例的病证，正合血府逐瘀汤方意，故予之。后一例活血化瘀药物看似不多（仅川芎、红花、三七），却是林老在正虚证候中祛瘀的常用治法，即在瘀血之证，除运用活血化瘀药外，重要的是于补虚中以充血脉，促进气血运行。

痰湿证

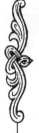

多因饮食所伤，劳逸失度，脾失健运，聚湿生痰，致使清阳不升，浊阴不降，清窍痹阻，脉络失养而成。其症见头痛昏蒙，胸脘痞闷，纳呆呕恶，舌胖大有齿痕，苔白腻，脉滑或弦滑。治宜健脾化痰，降逆止痛。方用半夏白术天麻汤、温胆汤等加减。方中半夏、白术、茯苓、陈皮、生姜健脾化痰祛湿，天麻平肝熄风，为治头痛、眩晕之要药。可加白蒺藜、蔓荆子以祛风止痛。若痰湿久郁化热显著者，宜去白术，加黄连、黄芩、枳壳、竹茹以清化痰热。

例6：吴某，男，51岁，1989年6月30日初诊。

反复头痛、头晕6年余，加重2个月。患者于1983年开始出现头痛、头晕，病后查血压偏高，几年来按高血压病治疗，治疗后血压时有反复。近2个月来头痛、头晕明显，血压升高，服用降压西药及中药后，血压控制不理想。症见头痛而重，伴头晕，下午及入夜为甚，胸闷欲吐，纳差。诊见血压170/100mmHg，精神不振，心肺未见异常，神经系统检查未见阳性体征，舌质暗红，舌苔白腻，脉弦。脑电图、脑血流图、心电图和X线头颅正侧位片、颈椎正侧位片及血常规等检查均未发现明显异常。中医诊断为头痛，证属痰湿瘀血阻滞。西医诊为高血压病。治以化痰燥湿，活血祛瘀，方用半夏白术天麻汤加减。处方：制半夏15g，天麻

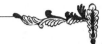

10g，白术 7g，苍术 10g，陈皮 6g，茯苓 15g，竹茹 6g，钩藤 20g（后下），石决明 20g（先煎），牛膝 10g，丹参 15g，女贞子 10g，墨旱莲 10g。6 剂，水煎服，每日 1 剂。

1989 年 8 月 7 日二诊：头痛、头晕明显减轻，血压 150/90mmHg，仍以上法为治，守前方 7 剂。此后根据患者证候改变，以该方或天麻钩藤饮加减，又治疗 1 月余，症状基本消失，血压平稳。

按：高血压病表现以痰湿为主的证候并不多，如见此证候多由于过服滋腻药物所致，本例即为长期服用知柏地黄丸。湿痰阻滞则经脉阻涩，气血难行。其证虽有阴虚，治疗的关键是先要燥湿化痰，故方中以温胆汤化痰燥湿，天麻、钩藤、石决明平肝潜阳，加女贞子、墨旱莲育阴而不滋腻，牛膝、丹参活血祛瘀。诸药配伍相得益彰，燥湿而不伤阴，养阴而不碍湿。

寒凝证

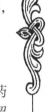

因素体阳虚，虚寒内生，或过食生冷之品、苦寒之药物，伐伤中阳，或复感寒邪，致阴寒内盛，寒性收引，血涩运行不畅，脉络痹阻，经气不行，干于清窍而形成。其症见头痛剧烈，遇寒尤甚，畏寒肢冷，神疲乏力，舌质暗淡或淡嫩，苔薄白，脉沉弦或迟或紧。治宜温中补虚，散寒止痛。方用吴茱萸汤或乌头汤加减，前者药用吴茱萸、人参、生姜、大枣，其功用重在温中补虚，后者药用乌头、麻黄、黄芪、芍药、炙甘草，其功用重在温经散寒止痛，临床上可随证灵活运用。

例 7：钟某，男，24 岁，1988 年 3 月 1 日初诊。

头痛 3 月余。于 3 个多月前开始出现头痛，头痛以发作

性剧痛为主，部位以左侧头部明显，每日发作 3~7 次不等，发作时间为每次十数分钟到半小时左右头痛发作时胸闷欲呕，无意识障碍、抽搐，无发热。诊见舌质淡嫩，舌苔少，脉弦缓。脑血流图：脑血管紧张度增高。中医诊断为头痛，证属寒凝血滞。西医诊为血管神经性头痛。治宜散寒止痛，方用乌头汤加减。处方：乌头 30g（先煎），麻黄 7g，川芎 15g，芍药 40g，炙甘草 7g，白芷 10g，全蝎 7g。10 剂，水煎服，每日 1 剂。

1988 年 3 月 11 日二诊：头痛大减。舌质淡红，脉弦。病有转机，药物用量宜作调整。前方乌头改为 15g，去麻黄，20 剂。服药后症状消失，随访 3 个月，病情无反复。

按：本例的辨治有两问题值得注意。一是辨证，患者并无明显的畏寒肢冷症状，辨证为寒证的主要依据是舌脉象，特别是舌象。舌质淡嫩、少苔而润是内寒的表现，加上脉象弦而迟缓，说明阴寒内盛，是用温药治疗的指征。二是乌头等药的用量问题。林老体会，乌头、附子、雷公藤等药物治疗相关病证有较好疗效，要达到预想的效果，有时用量不能太少。但这些药物有一定的毒性，减轻毒的办法就是久煎。如乌头、附子最好煎 2 小时，雷公藤则需煎 4 小时以上，这样其毒副作用较小。

正虚脑热，脑神失安证

正虚脑热，脑神失安证候，主要是指林老对脑外伤后综合征的临床表现的归纳。脑外伤后综合征常以头痛眩晕、健忘耳鸣、失眠心悸等为主要症状，依其有外伤史这一原因，一般以瘀血论治为多。林老认为，本病除了脑的局部病证外，多有体质虚弱的因素影响其中。脑为髓之海，神明之

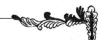

府。髓生于阴血精气，而阴血精气源于肝肾脾胃。若素有肝肾不足或脾胃虚弱，可使精髓常不足而致脑失所养，适遇外伤，震荡脑髓，更使脑气乖张，虚邪妄动，神明不安。其迁延时日，则脑窍因精亏阴少而热生于内，脏腑因失于神摄而肝肾脾胃愈亏，形成病为一体，证候两分的局面。

根据这些病机特点，林老认为在治疗时既要清热安脑以宁神明，又须调补肝肾脾胃以益精髓。清热安神，林老常用甘麦大枣汤合百合地黄汤。此二方均出于《金匮要略》。甘麦大枣汤为治疗脏躁用方。脏躁，乃阴液精血不足，郁久生热，乘肝侵胃所致，这与本病的病机是相似的。观甘麦大枣汤的药物组成，均为味甘之品，甘能柔肝育阴，甘能缓中生津。其中小麦为肝之谷，肝脉上绕于头，肝血生精充髓，故小麦益肝气，柔肝阴，而能清脑热，安神明。百合地黄汤原用于治疗百合病。方中百合甘润养阴，安神定志。生地清热生津，凉血消瘀。二药均归心经而通于脑，与甘麦大枣汤配，伍能清脑热，安脑气，定神明。调补脏腑，重点在于益肝肾脾胃之亏虚。其肝阴不足者，常用一贯煎；肝血亏耗者，则选四物汤；肾精亏损者，可用左归饮或六味地黄丸；中气不足，多用参、芪之类或补中益气汤；脾虚痰湿甚者则以六君子汤或参苓白术散为多。脑外伤后综合征既因于外伤，瘀血内积或多或少存在，根据林老的经验，若其瘀证不明显时，用前述之生地或四物汤等足以消瘀。若瘀血明显，林老喜欢在辨证的基础上加用三七粉冲服，他认为该药活血而不耗血，止血而不涩血，药力峻而性温和，是疗瘀的要药。三七与甘麦大枣汤、百合地黄汤配合，很有利于祛除脑部陈瘀旧血。

例8：王某，女，38 岁，1983 年 8 月 16 日初诊。

患者于 3 年前跌伤头部，伤后意识丧失十余分钟，在某医院留医观察 1 周后出院，诊断为脑震荡。此后头部前额及两侧经常疼痛，痛处喜按，兼有眩晕，症状于活动后加重，睡时亦不敢转头，转头则晕痛发作，曾做多种检查，均未见异常，西医诊断为脑外伤后综合征，长期服用中西药物治疗，病情未见减轻。诊得舌质偏红，少苔，脉细弦。证属阴血不足，郁热生风，脑气妄动，以致神明不宁。治宜养血清热，熄风安神。方用甘麦大枣汤、百合地黄汤及四物汤合方加味，处方：小麦 30g，大枣 25g，甘草 5g，百合 30g，生地黄 30g，当归 7g，川芎 10g，白芍 10g，钩藤 10g，白芷 5g。10 剂，水煎服，每日 1 剂。

1983 年 8 月 25 日二诊：服药后头痛、眩晕渐减，现活动时头痛已不明显。查舌脉同前。病情有好转，仍守前法出入。于上方去白芷，加女贞子 15g，枸杞子 10g，10 剂，水煎服，每日 1 剂。

1983 年 9 月 5 日三诊：头痛已除，稍有眩晕，舌质淡红，舌苔少，脉细。病虽向愈，仍须调理，以求巩固。在前法基础上，酌加益气之品，处方：小麦 30g，大枣 15g，甘草 5g，百合 20g，生地黄 20g，川芎 3g，当归 5g，白芍 10g，枸杞子 10g，菊花 10g，党参 15g。15 剂，水煎服，每日 1 剂。服药后症状基本缓解，随访半年，未见复发。

例 9：李某，女，37 岁，1989 年 4 月 26 日初诊。

患者 7 个月前因骑自行车跌倒，伤及头部，当时神志不清近 10 分钟，醒后不久即觉头痛，头晕，健忘，胸闷欲吐，2 个月前在某医院住院治疗，症状未见好转，出院诊断为脑外伤后综合征。今转中医治疗。刻诊头晕喜按，入夜尤甚，眩晕耳鸣，心悸失眠，记忆力下降，胸闷欲吐，手足心热，盗汗，纳差，舌质边尖红，舌苔黄干，脉沉细弦。证属肝肾阴虚，热扰神明，兼夹湿热。治疗先宜滋养肝肾，清热安神，佐以化湿。方用甘麦大枣汤、百合地黄汤合一贯煎化裁：小麦30g，大枣15g，甘草5g，百合30g，生地黄30g，沙参10g，麦冬10g，当归7g，枸杞子15g，地骨皮15g，牡丹皮10g，黄连2g。6剂，水煎服，每日1剂。

1989年5月2日二诊：头痛减轻，胸闷欲吐、手足心热、盗汗等已除，夜眠较好，但头晕耳鸣、健忘心悸未见好转，舌质淡红，舌苔薄黄，脉细。阴液稍复，肾精仍亏，改前法以益养肾精为主：小麦30g，大枣15g，甘草5g，百合20g，生地黄20g，山茱萸15g，山药15g，枸杞子15g，女贞子15g，牡丹皮10g，菊花10g。20剂，水煎服，每日1剂。

1989年5月23日三诊：头痛、眩晕、耳鸣、健忘、心悸等症状明显好转，近日因病情减轻，增加活动量而觉腰膝酸软乏力，查舌脉同前。守前法化裁，酌加壮腰健肾之品，上方去女贞子、牡丹皮、菊花，加桑椹子20g，杜仲10g，嘱服用月余。药后病愈，恢复工作。

例10：韩某，女，62岁，1980年6月30日初诊。

半年前晨跑时不慎跌倒，伤后昏迷十余分钟，醒后觉头痛头晕，经中西医治疗数月，病情时轻时重，未能痊愈。曾做多项检查，均未发现器质性病变，西医拟诊脑外伤后综合征。刻诊：头痛而晕，动则加重，以致卧于床上多日，不敢下地活动，健忘，耳鸣，心悸，舌质淡暗，舌苔白，脉虚浮。此为气阴两虚，津不上承而兼瘀血，以致脑失于上，神明不安。治疗宜先益气为主，兼顾柔养阴液，佐以祛瘀。处方：小麦30g，大枣15g，甘草5g，生地黄20g，百合20g，红参6g（另炖），三七粉3g（冲服）。3剂，水煎服，每日

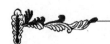

1剂。

1980年7月3日二诊：头痛、头晕大减，已能下地活动，耳鸣、心悸好转，记忆力仍差。舌质暗红，脉细无力。阳气渐有恢复，拟增加养阴药物，上方加枸杞子、白芍、桑椹子各10g，连服10剂。

1980年7月13日三诊：头痛头晕、心悸耳鸣等症状基本缓解，记忆力好转。舌质淡红，脉弦细。病已大好，改用益气养阴之缓剂，处方：小麦30g，大枣15g，甘草5g，生地黄15g，百合15g，山茱萸10g，山药15g，党参15g，黄芪15g，石决明15g（先煎），川芎5g，白芷5g。水煎服，每日1剂。用此方调理半月而愈。1年后随访，未见复发。

按：本病由于病情迁延以及体质、心理因素的差异，临床证候往往变化多端，因此林老十分强调，基本治法只是一般治疗规律，临证时必须根据具体情况，掌握好随机应变与守方的分寸。在以上三个病案中，证候同中有异，治疗虽然均以甘麦大枣汤与百合地黄汤为底，但例8偏于血虚风动，故加四物汤及平肝熄风之物；例9证兼肝肾阴亏，故合一贯煎化裁；例10则气虚血瘀明显，故加红参、三七粉为治。而且有效后，即守法而至病愈，体现了林老的治疗思路。

对症治疗

林老治疗头痛时，在辨证的基础上，常酌情使用一些对头痛症状有较好治疗效果的药物，现对这些药物的使用进行归纳。

太阳经头痛，见后枕部疼痛，或伴项强者，用羌活、防风及藁本；阳明经头痛，见前额及眉棱疼痛，引连目珠者，用白芷、葛根及升麻；少阳经头痛，见两侧耳前后上连头

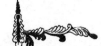

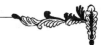

角颞部疼痛者，用川芎、柴胡；太阴经头痛，表现为痰浊明显，头痛如蒙者，可用苍术；少阴经头痛，表现寒邪为盛，头痛入骨者，用细辛、麻黄；厥阴经头痛，见巅顶疼痛明显者，可用吴茱萸、藁本及地龙。

风寒头痛者，可选白芷、藁本；风热头痛者，要用蔓荆子、菊花；肝火（阳亢）头痛者，常用石决明、珍珠母；风动晕痛者，可用天麻、钩藤；头痛入络者，酌用虫类药，如全蝎、僵蚕等；气分头痛者，用白芷；血分头痛者，用川芎；寒邪头痛者，用制乌头，但需久煎；偏头痛者，可用川芎、白芷、制乌头。

以上这些药物的选用并不是绝对的，临证治疗主要是辨证施治，林老强调一定要结合具体证候情况酌情取舍。

眩 晕

林老治疗眩晕，常从补虚和祛邪两个方面来考虑。他认为眩晕的发生，或是由于脑窍失养，或者因于脑窍不利。脑窍失养归于脏腑虚衰，气血阴阳不足，表现为虚的证候。脑窍不利则可由外邪侵袭或外伤或痰湿瘀血阻滞所致，表现为实的证候。因其病因及基础疾病的不同，所表现的证候各异。下面就从虚实证候辨治，介绍林老治疗眩晕的经验。

气血两虚证

由于久病不愈，耗伤气血，或失血之后，气随血脱，新血未及补充，或脾胃虚弱，不能运化水谷以化生气血，或服用某些药物损气耗血，都可导致气血两虚。气虚则清阳不展，血虚则脑失所养，皆能发生眩晕。症见眩晕动则加剧，遇劳加重或劳累即发，面色苍白，唇甲不华，发色不泽，心悸少寐，神疲乏力，懒言，饮食减少，舌质淡，脉细弱。治疗上以补养气血，健运脾胃，益肝和营为法，常用归脾汤、八珍汤加减。常用药物有人参、党参、黄芪、白术、茯神、酸枣仁、龙眼、当归、枸杞子、熟地黄、白芍、川芎、阿胶、大枣、陈皮、木香、远志、炙甘草等。

例1：龙某，女，47岁，1993年5月12日初诊。

头晕、乏力半月余。于1个月前因左乳腺癌手术治疗后接受化疗，化疗一个疗程尚未结束，就出现头晕、乏力、纳差、胸闷等症状，查血常规见白细胞减少，给予常规药物及对症治疗，症状未好转，血白细胞未见明显上升。今症见头晕目眩，动则加重，乏力，纳差，胸闷欲呕。诊见精神不振，面色苍白无华，舌质淡，舌苔白腻，脉细无力。血常规：Hb 90g/L，RBC 2.94×10^{12}/L，WBC 2.2×10^9/L。中医诊为眩晕，证属气血两虚。西医诊为乳腺癌术后，白细胞减少症。先宜健脾醒胃为主，以恢复气血生化源泉。方用香砂六君子汤化裁。处方：红参5g（另焗），黄芪20g，白术10g，苍术10g，茯苓15g，木香7g（后下），砂仁10g，神曲10g，生谷芽15g，生姜7g，甘草5g。3剂，水煎服，每日1剂。

1993年5月15日二诊：服药后精神好转，纳食有味，胸闷欲呕消失，头晕仍存在。舌质淡，舌苔白，脉细无力。脾胃之气机已逐渐恢复，治疗宜改益气养血为主，方选归脾汤合前方化裁。处方：红参5g（另焗），黄芪20g，白术10g，当归10g，川芎10g，枸杞子15g，巴戟天10g，大枣

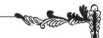

15g，阿胶 10g（烊服），陈皮 5g，木香 7g（后下），神曲
7g，生谷芽 15g，炙甘草 5g。10 剂，水煎服，每日 1 剂。

　　1993 年 5 月 25 日三诊：头晕缓解，其他症状均减轻，
睡眠不好。查舌质淡红，舌苔薄白，脉细无力。复查血常
规：Hb 105g/L，RBC 3.6×10^{12}/L，WBC 3.4×10^9/L。仍遵
前法出入，处方：红参 5g（另焗），黄芪 20g，白术 10g，当
归 10g，川芎 10g，枸杞子 15g，巴戟天 10g，大枣 15g，阿
胶 10g（烊服），陈皮 5g，生谷芽 10g，女贞子 10g，酸枣仁
15g，首乌藤 15g，炙甘草 5。10 剂，水煎服，每日 1 剂。

　　1993 年 6 月 4 日四诊：诸症基本缓解，精神较好，睡眠
可，舌脉同前。复查血常规：Hb 107g/L，RBC 3.5×10^{12}/L，
WBC 4.7×10^9/L。已恢复化疗。守上方为治。此后以 5 月 25
日方为基础，临证化裁，持续服用，坚持化疗，直到化疗疗
程结束，症状无反复，血白细胞未再出现减少现象。

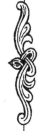

　　按：此例眩晕为气血不足所致，整个治疗都是围绕补益
气血，对眩晕本身并无太多针对性的治疗。虽为气血两虚
证，但初诊时却表现脾胃虚弱，气机失常症状，若不治理好
脾胃，则气血生化乏源，补益气血之药亦难以吸收，故首诊
治疗以香砂六君子汤化裁，调理脾胃气机为主。二诊以后，
脾胃之气基本恢复，治疗转入益气养血上，但用药还是注意
保护和鼓舞胃气，尽量避免滋腻。中医用于补血的方法有许
多，林老常用的有归脾汤、当归补血汤、四物汤等。前二方
重在健脾养血，益气养血，后一方则为养肝补血，并兼有活
血的作用。林老在临床上应用归脾汤、当归补血汤较多。从
气血相互为用、相互化生的道理分析，林老认为补血当兼益
气，也有以益气生血的。对于某些证候使用归、芎、地等有
滋腻之虞者，经常改用党参（红参）、枸杞子、大枣等。

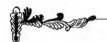

脾气虚弱证

本证多因饮食不节，或劳倦过度，或忧思日久，损伤脾土，或禀赋不足，素体虚弱，或年老体衰，或大病初愈，调养失慎，以致脾气虚弱。脾为气血化生之源，脾虚化源不足，脑失所养，气虚清阳不展，可致眩晕的发生。或脾虚痰湿内生，上蒙清窍，也可导致眩晕。其症见头目眩晕隐作，腹胀纳少，食后胀甚，大便溏薄，肢体倦怠，神疲乏力，少气懒言，形体消瘦，面色萎黄，或见肥胖，浮肿，舌淡苔白，脉缓弱。一方面是脾虚气弱的表现，另一方面是痰湿阻遏的现象。治疗上以补脾升阳为主，兼以燥湿化痰。可用六君子汤、参苓白术散、补中益气汤等方加减。常用药物有人参、黄芪、茯苓、白术、苍术、陈皮、制半夏、山药、炒白扁豆、莲子肉、砂仁、薏苡仁、天麻、川芎、炙甘草等。

例2：张某，女，57岁，1992年5月10日初诊。

头晕反复发作6年，加重伴乏力半月余。于6年前出现头晕，血压偏低，症状反复发作，几年来按低血压症治疗，病情时见反复，半月前于劳累后头晕加重。现症见头晕，神疲乏力，气短懒言，纳差，大便烂而不爽。查血压80/50mmHg，精神不振，面色萎黄，舌质淡，舌苔白，脉虚无力。中医诊为眩晕，证属脾胃虚弱，清阳不升。西医诊为低血压症。治宜健脾益气升阳，方用补中益气汤化裁。处方：红参5g（另焗），黄芪20g，白术10g，柴胡10g，升麻7g，当归10g，天麻10g，川芎7g，巴戟天20g，炒白扁豆15g，生谷芽15g，炙甘草5g。7剂，水煎服，每日1剂。

1992年5月18日二诊：服药后头晕减少，精神较好，纳食增加，大便正常，舌脉同前，血压90/50mmHg。治疗

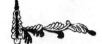

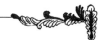

有效，宗前法为治，上方去炒白扁豆，10 剂，水煎服，每日 1 剂。

1992 年 5 月 28 日三诊：症状基本缓解，血压 100/65mmHg，舌脉同前。继续在二诊方的基础上调理。处方：红参 3g（另焗），黄芪 20g，白术 10g，柴胡 10g，升麻 7g，当归 7g，天麻 10g，川芎 7g，巴戟天 10g，生谷芽 15g，炙甘草 5g。5 剂，水煎服，每日 1 剂。并嘱以后用该方间断服用，1 年后随访，病情稳定。

按：根据患者的脉症，不难辨为脾虚。因脾虚而清阳不升，导致眩晕，用补中益气汤治疗亦为平常。在方中加入天麻、川芎、巴戟天等则是针对本病的病证特点而用的。林老认为，因为低血压症而引起的头晕，多有肾气不足，对于补益肾气，常选用的药物有巴戟天、淫羊藿、山茱萸等。其中巴戟天、淫羊藿温补肾气，有助命门以鼓舞气血的功能。山茱萸则益阴养肾，有补精气以助气血的作用。如为气阴两虚的，宜用黄芪、山茱萸为好。若以气虚为主的，则酌选黄芪、巴戟天、淫羊藿等较为妥当。川芎活血通脉，天麻平眩，二者引药上行，均为治疗眩晕的对症药物。

肝肾不足

本证多因久病失调，或因情志内伤，或因房事不节，或温热病日久等，伤阴耗气，累及肝肾，导致肝肾两虚，肝肾不足则脑髓失养，可致眩晕。临床上肝肾不足的证候常可见到阴虚或气阴两虚。

阴虚之证可见头晕目眩，耳鸣健忘，口燥咽干，失眠多梦，腰膝酸软，五心烦热，盗汗颧红，舌红少苔，脉细而数。治疗上以滋养肝肾，养阴填精为主。偏于阴虚内热者，兼以滋阴清热，方用杞菊地黄丸为主。常用药物为枸杞子、菊花、生地黄、山茱萸、女贞子、墨旱莲、山药、泽泻、牡丹皮、茯苓、天麻、牛膝、白芍等。偏于阳亢者，兼以平肝潜阳，方用黄精四草汤及天麻钩藤饮加减。常用药物有黄精、益母草、车前草、夏枯草、豨莶草、天麻、钩藤、石决明、珍珠母、女贞子、墨旱莲、生地黄、黄芩、栀子、牛膝、杜仲、桑寄生、茯神、益母草、何首乌、白芍等。

气阴两虚之证可见头晕目眩，时作时隐，神疲乏力，气短，腰酸耳鸣，舌质淡，舌苔少，脉沉细无力。治宜益气养阴，补益肝肾。方用参芪地黄汤化裁。常用药物有黄芪、党参、山茱萸、地黄、怀山药、麦冬、五味子、泽泻、茯苓、牡丹皮、川芎、牛膝、石决明、珍珠母、天麻等。

肝肾阴虚还可兼有肝火妄动，此证候的病因多为肝气郁结，久而伤阴化热而致。若情志不遂，或突然受到精神刺激，或因病邪侵扰，阻遏肝脉，致使肝气失于疏泄、条达。气郁久则伤及肝肾之阴，阴虚而生内热，虚热则风阳升动，上扰清空，发为眩晕。其症可见头晕胀痛，面红目赤，口干口苦，急躁易怒，舌质红，苔黄，脉弦数。治疗宜以养阴柔肝，缓急解郁为主。方用甘麦大枣汤合一贯煎化裁。常用药物有浮小麦、大枣、甘草、当归、沙参、麦冬、枸杞子、生地黄、郁金、川楝子、川芎、天麻、石决明等。

例3：文某，女，76岁，1991年4月9日初诊。

反复头晕近20年，加重约15天。患者有高血压病史近20年，经常头晕，头痛，平时多服用西药控制病情，近半个月来，头晕明显，伴眼花，已服中西药治疗，无明显好转。查血压180/105mmHg，精神差，面色暗红，舌质暗红，舌苔白腻，脉弦细。中医诊断为眩晕，证属阴虚阳亢，痰瘀阻滞。西医诊断：高血压病。治宜育阴潜阳，活血祛湿。方用黄精四草汤加味。处方：黄精20g，益母草15g，车前子15g，夏枯草15g，豨莶草15g，钩藤17g（后下），石决明20g（先煎），决明子20g，生地黄15g，牡丹皮10g，白芍15g，茯苓15g，苍术7g。7剂，水煎服，每日1剂。

1991年4月16日二诊：服上药后症状缓解，血压160/90mmHg，舌质暗红，舌苔薄白，脉弦细。继以前法为治，上方去苍术，加龟甲20g（先煎），10剂。

1991年4月26日三诊：头晕基本消失，血压160/90mmHg，舌质淡红，舌苔稍腻，脉弦软。依前法出入。处方：黄精20g，益母草15g，车前子15g，夏枯草15g，豨莶草15g，钩藤17g（后下），石决明20g（先煎），决明子20g，枸杞子15g，生地黄15g，白芍15g。7剂，水煎服，每日1剂。此后以该方为主，随证加减，间断，治疗半年，病情无复发。

按：患者阴液不足，虚阳偏亢，故而虚阳上扰清明之窍。阴虚则内热，易使血行涩而瘀，津炼液成痰。阴虚阳亢，痰瘀阻滞，故见头晕。从其舌质暗红，舌苔白腻，脉弦细来看，为阴虚夹痰瘀之象。黄精四草汤为一养阴健脾，活血利湿的方剂，该方益阴而不滋腻，活血利湿而不伤阴，比较适合阴虚夹湿瘀高血压病的治疗。由于该方的组成较为简明，给化裁运用留下很大的空间。临证时酌加钩藤、石决明、珍珠母、天麻等兼有平肝熄风的作用。加枸杞子、生地黄、白芍、沙参、麦冬等养阴生津之力更强。加龟甲、熟地黄可增滋阴之功。合温胆汤可长燥湿化痰之力。合补阳还五汤又可益气活血。本例一诊时因阳亢及痰湿明显，处方以平肝潜阳，化湿活血为主。至二诊痰湿已减轻，处方即及时去

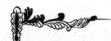

苍术，加龟甲以滋养阴液。三诊后转为调理，避免出现过于滋腻及伐利。

例4：何某，女，65岁，1991年1月5日初诊。

反复头晕1年，加重伴呕吐1周。患者于1年前发现有高血压病，经常出现头晕，服药治疗无规律。1周前头晕加重，于3天前出现呕吐，呕吐多于活动后发生，伴头痛及手麻木。查血压180/105mmHg，面色暗红而少华，舌质暗淡红，舌苔白腻，脉虚弦。中医诊为眩晕，证属气阴两虚，痰瘀阻滞。西医诊为高血压病。治当养阴益气，祛瘀利湿。方用补阳还五汤合黄精四草汤化裁。处方：黄芪50g，当归10g，赤芍15g，桃仁10g，红花7g，黄精15g，益母草15g，泽泻15g，豨莶草15g，夏枯草15g，茯苓15g，白术10g，半夏10g，生姜7g。5剂，水煎服，每日1剂。

1991年1月10日二诊：前述之症状均减轻，无呕吐，查血压170/100mmHg，舌暗淡红，舌苔白，脉虚弦。守上方出入为治。处方：黄芪50g，当归10g，赤芍15g，桃仁10g，地龙10g，红花7g，黄精15g，益母草15g，车前草15g，豨莶草15g，夏枯草15g，茯苓15g。15剂。

1991年1月25日三诊：症状基本缓解，查血压165/85mmHg，舌质淡暗，舌苔白，脉细弦。仍以前法为治，上方加川芎7g，10剂。此后间断服用该方，病情稳定。随访1年，血压虽有波动，但症状及血压升高均无此次一诊时明显。

按：本例为气阴两虚，痰瘀阻滞，以致血行不畅，壅积于血脉之中而病。其头晕而痛，为上窍失养也；呕吐，为痰饮内壅；麻木，为肢体失却气血所养；而其舌质暗淡红，舌苔白腻，脉虚弦，是气阴两虚夹瘀痰之象。补阳还五汤为益

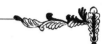

气活血的方剂，对气虚血瘀的高血压病有较好的治疗效果。林老常用该方伍黄精四草汤治疗高血压病气阴两虚证。选方时虽以补阳还五汤合黄精四草汤为主，但在一诊时根据其痰饮阻滞而合用了泽泻汤和小半夏加茯苓汤以化利痰饮。

本例的治疗，还体现了林老通脑脉的原则。脑为脏腑精气聚会之处，不管是外因或内因，都可能有脑脉不通存在，所以通脑脉又是林老治疗眩晕的基本治法之一。通脑脉治法的具体运用要依证候及病势，结合基础证候而定。如补虚通脑脉、祛邪通脑脉、安脑通脑脉等。在药物的使用上大体为血虚者常用当归，血瘀者常用川芎、桃仁、红花等，痰湿或肝风者常用天麻，肝火亢盛者常用石决明、珍珠母等。不难看出，所谓通脑脉，就是引经药物结合证候辨治的使用。

例5：唐某，女，38岁，1992年5月9日初诊。

反复头晕1年半，加重1周。患者平素性情较为急躁，于1年半前起经常出现头晕，病后曾到几家医院就诊，除脑血流图检查提示血管紧张度增高外，未见其他异常，服用中西药物多种，病情亦未见缓解。1周前生气后头晕加重，伴头痛及两手麻木。月经量少而衍期。诊见形体消瘦，血压正常，舌质红而干，舌苔薄白，脉弦细。中医诊为眩晕，证属肝阴不足，相火妄动。西医诊为眩晕症。治法：养阴柔肝，缓急解郁，清解虚热。方用一贯煎合甘麦大枣汤化裁。处方：浮小麦30g，大枣15g，甘草6g，沙参15g，麦冬10g，生地黄12g，白芍15g，郁金10g，川楝子10g，川芎3g，天麻10g，石决明20g（先煎）。5剂，水煎服，每日1剂。

1992年5月14日二诊：头晕有所减轻，睡眠不好，舌脉同前。守上方加首乌藤20g，酸枣仁15g（打），7剂。

1992年5月22日三诊：头晕明显缓解，睡眠好，已无

头痛及双手麻木，纳食不佳，舌质淡红，舌苔白，脉细弦。仍守前法为治，酌加理脾之品。处方：浮小麦30g，大枣15g，沙参15g，麦冬10g，白芍15g，郁金10g，川芎3g，天麻10g，首乌藤15，茯苓15g，怀山药15g，甘草5g。5剂，水煎服，每日1剂。服药后症状缓解，后又交替用六味地黄丸和丹栀逍遥散调理3个月。1年后随访，头晕未再发作。

按：本例虽有肝郁，但实质却是肝阴不足。林老在治疗肝郁证候，特别是这一类肝郁证候时，比较注意疏肝解郁与养肝柔肝解郁二者的区别运用。就本例而言，肝郁症状是存在的，但从其证候分析，用四逆散、柴胡疏肝散等疏肝解郁不行，用丹栀逍遥散清热养肝解郁亦不妥。气郁是其发病的原因，由于郁久已伤及肝体，肝肾之阴已亏损，又因此内生虚热，这时的治疗宜养宜柔，解郁之品不是不要，而是不应将其放在主要位置。如在这种情况下以疏肝为主，则恐有虚虚之虞。故常以一贯煎为主养肝之阴，护肝之体，而兼疏解其气机之抑郁，用甘麦大枣汤及芍药甘草汤以柔肝缓急。寓疏解肝郁于养肝柔肝之中，是治疗这一类肝郁证候的基本治则。至于肝气郁结之证未见有明显肝体不足的，林老认为或多或少的有肝脏阴血不足存在，从四逆散、柴胡疏肝散、逍遥散等疏肝方剂中用芍药、当归、川芎等药中就能说明这一点。所以见肝郁之证注意柔肝养血益阴，是林老治疗肝郁的基本思路。

痰饮阻滞证

本证多由嗜酒肥甘，饥饱劳倦，伤于脾胃，健运失司，以致水谷不化精微，聚湿生痰，痰湿中阻，则清阳不升，浊

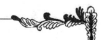

阴不降，引起眩晕。故林老认为，本证的基本病机是水饮内停，上乘清阳，积于内耳。临床症见头重如蒙，头目冒眩，视物旋转，胸闷作恶，或恶心呕吐，或口吐痰涎，睁眼尤甚，舌苔白腻或白而滑，脉弦或弦滑。其治疗的关键在于利水化饮，以除其因。故治宜利水化饮平眩为法，方用林老自拟化饮平眩汤为主，该方基本药物有泽泻、白术、半夏、茯苓、生姜、天麻、川芎等。该方乃泽泻汤与小半夏加茯苓汤合方加味而成，此二方出自《金匮要略》，均为治疗水饮的方剂。方中白术健脾运水，燥湿化饮，善治眩；泽泻渗水湿，起阴气，二药合用，一燥一滋，相得益彰。半夏与生姜味辛降逆，茯苓利水宁神，合为蠲饮止呕除悸之效。天麻辛甘质润，为治疗眩晕之要药，用于本方之中为对症治疗的药物，可加快症状的缓解，体现了"症因同治"的原则。用少量川芎，引药上行，以为使药。观全方既重视了病因的解除，也注意到症状的控制。

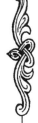

例6：刘某，女，42岁，1986年4月21日初诊。

反复眩晕2年，发作10天。于2年前发病，近1年来眩晕发作频繁，10天前因劳累过度而眩晕发作。症见头目眩晕，视物旋转，胸腹胀闷，呕吐心悸，动则加重，睁目尤甚。几天来，服用中西药物治疗，症状未见好转。诊见身体肥胖，面浮，精神不佳，不欲睁眼，睁眼则眩晕加重，舌质淡红，舌苔白腻，脉弦弱。中医诊断为眩晕，证属水饮内停。治法：利水化饮平眩。方用化饮平眩汤化裁。处方：半夏10g，生姜10g，茯苓17g，白术15g，泽泻15g，天麻10g，川芎3g。3剂，水煎服，每日1剂，并嘱卧床休息。服用上药后症状消除，守方再进3剂，后又用六君子汤调理半个月。随访2年，未见复发。

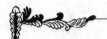

按：患者为素体气虚，脾胃健运失常，以致水饮内停，遇劳则发。水饮病邪上乘清阳，积于耳窍而病发眩晕之症。本例为运用化饮平眩汤较典型的一例。该方的临床运用，可根据患者兼见的脾虚、气血不足、肝肾两虚、瘀血等情况作酌情加减，如兼脾虚者可合六君子汤，气血两虚者可合八珍汤或归脾汤，肝肾不足者可合六味地黄丸或一贯煎，夹瘀血者可合血府逐瘀汤，并可参见本章有关内容化裁。

瘀血证

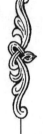

以瘀血为主要原因的眩晕似不多见，但林老认为这一证候还是存在的，故经常用活血化瘀为主的治法治疗眩晕。形成瘀血的原因很多，一是外伤引起体内出血，离经之血未能及时排出或消散，蓄积而为瘀血；二是气滞而血行不畅，或是气虚而运血无力，以致血脉瘀滞，形成瘀血；三是血寒而使血脉凝滞，或是血热而使血行壅聚或血液受煎熬，以及湿热、痰火阻遏，脉络不通，导致血液运行不畅而形成瘀血。脉络瘀阻，清阳不展，清窍失养，而致眩晕。此证可见眩晕，而头痛，兼见健忘、失眠、心悸、耳聋耳鸣、面色暗红或黧黑，或唇甲青紫，舌质紫暗或暗红或有瘀斑，脉弦或弦涩或细涩。治以祛瘀生新，通窍活络为法。方用血府逐瘀汤或通窍活血汤为主加减，常用药物有赤芍、川芎、当归、生地黄、桃仁、红花、丹参、牛膝、麝香、柴胡、桔梗、天麻、石决明、大枣、甘草等。瘀血眩晕常与其他证候相兼，治疗时需根据证候的标本缓急酌情处置。

例7：覃某，女，69岁，1993年7月10日初诊。

反复头晕10年余，加重1月余。于10年多前开始经常头晕，病后多方诊治，诊为脑动脉硬化症，服用中西药物多

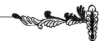

种，病情未见明显好转。于1个多月前头晕加重，在某医院住院治疗20天，症状无减轻。现症见头晕呈持续性，下午症状较为明显，头重脚轻，行走不稳，腰膝无力。查血压正常，舌质暗红，舌苔白而稍腻，脉弦硬，重取无力。中医诊为眩晕，证属瘀血阻滞，肝阴不足。西医诊为脑动脉硬化症。治法：活血祛瘀通络，兼以补益肝肾。方用通窍活血汤合六味地黄丸化裁。处方：当归10g，白芍15g，川芎10g，熟地黄15g，桃仁10g，红花7g，牛膝10g，麝香0.3g（冲服），天麻10g，山茱萸15g，枸杞子15g，怀山药15g，车前子7g。7剂，水煎服，每日1剂。

1993年7月17日二诊：头晕明显减轻，腿脚仍软，舌质暗红偏淡，舌苔白，脉弦硬而重取无力。宜增加补益肾气之品。于前方去牛膝，加杜仲15g，巴戟天15g，10剂。水煎服，每日1剂。

1993年7月22日三诊：头晕及头重脚轻症状均大为改善，舌脉同前。仍以前法为治，但用药不宜走窜。处方：当归10g，白芍15g，川芎10g，熟地黄15g，桃仁10g，红花5g，牛膝10g，天麻10g，山茱萸15g，枸杞子15g，怀山药15g，杜仲15g，巴戟天15g，车前子7g。15剂，水煎服，每日1剂。

服药后症状基本缓解，此后用桃红四物汤合右归丸长期调理。随访2年，症状无大的反复。

按：本例眩晕辨为瘀血证的依据是眩晕日久，舌质暗红，脉弦硬等。而其瘀血的原因则是肝肾不足。分析其证候的轻重缓急，治疗时应把瘀血之证作为首先解决的主要矛盾，至于肝肾不足，可以在瘀血得到改善后逐步地给予解决。换句话说，林老认为本例是本虚标实之证，且宜"急则

治其标"，所以治疗采用通窍活血汤为主，活血化瘀通窍，辅以山茱萸、枸杞子、怀山药等补益精血，达到既防止桃、红、麝、芎等走窜伤血耗气，又兼养肝肾的目的。麝香一药，应用恰当对于头痛、头晕的治疗有较好的效果，但在气血阴阳不足时运用有一定的伤阴散气耗血的危险，这时也不是不能用，而是应在用量的多少、使用时间的长短及适当扶正等方面加以注意。从本例来说，用通窍活血汤活血化瘀通窍是有效的，在头晕渐有好转后麝香及其他活血药物即逐渐减撤，补益肝肾的药物也逐渐增加，整个治疗是先攻后补的过程。

痹　证

　　痹证，是指由于某些原因，使经脉痹阻，气血不通所致的疾病。本病如按《内经》所言，有脏腑痹证、肢体痹证之分，近代讨论痹证，多指肢体痹证。从定义来说，肢体痹证为肌肉、关节、筋骨发生疼痛、酸楚、麻木、重着、灼热、屈伸不利，甚或关节肿大变形为临床表现的一类病证。本文介绍的正是林老治疗这一类疾病的经验。

　　痹病首论于《内经》。《素问·痹论》说："风寒湿三气杂至，合而为痹也。其风气胜者为行痹，寒气胜者为痛痹，湿气胜者为着痹也。"林老认为，《内经》这一论述，至今仍是中医认识痹证外因的基本理论。《内经》还说："邪之所凑，其气必虚"。痹证的形成首先还是因于患者素体虚弱，腠理疏松，营卫不固，使风、寒、湿、热之邪侵袭有内在的

条件。了解痹证的病因病机，要从内外因结合分析，并注意理解《内经》中云风寒湿三气"杂至"及"合而为痹"的含义。

如正气虚弱，其居处潮湿、涉水冒雨，或遇气候剧变、冷热交错者可病痹证。风为阳邪，善行数变，具开发腠理、穿透肌肤之力；湿性黏滞重着；寒气凝涩，阻滞经络气血。若寒借风性内犯，风借寒性留滞，则成致病之基。风邪疏泄之力，寒邪收引之能，湿邪黏着、胶固之性相互为用，使经络壅塞，气血运行不畅，致筋脉失养，拘急而痛。此外，湿邪也有因于脾虚失运，湿从内生而伤于肌肉筋骨者。还有感受风热之邪，与湿邪相并，而致风湿热合邪为患。或素体阳盛，阴虚内热，感受外邪后易从热化，或风寒湿痹日久化热而病为热痹。

因此，林老认为痹证是一种正虚邪实的病证，是由多种病邪侵袭而病的。临床上虽有因某种病邪较甚而定为某证者，但需注意此证仅仅是指以某种病邪为主，并不是说其他病邪不存在。对痹证病邪的认识，除了外邪，还由于其久病不愈，多有生痰致瘀者，临证时不可不辨。

行痹

"其风气胜者为行痹"，故行痹的病机为风邪侵袭经络，经气阻滞不通，气血运行不畅，筋脉失养，拘急而痛。风性善行而数变，走窜不定，故可见肢体关节酸痛而游走不定，不拘上、下、左、右肢体关节，病或数时，或一二日，或三五天，日轻夜重，或见环状红斑于四肢及躯干。本证的辨证要点为关节疼痛而游走不定，在此基础上可并见风寒或风热的表现。证偏于风寒者，可见恶风或恶寒，喜暖，颜面淡

青而两颧微红，舌质淡红，苔白微厚，脉多浮紧或紧。证偏于风热者，可见疼痛关节局部红肿，触之热感，发热恶寒，舌质红，舌苔薄黄，脉浮数。行痹治以宣痹通络疏风为主，佐以养血活血行滞，方用林老自拟宣痹通络汤为主。常用药物有鸡血藤、络石藤、忍冬藤、宽筋藤、生谷芽、松节、桑枝、防风、羌活、丹参、红花、当归尾、丝瓜络等。还可根据其证候偏于风寒或风热，合银翘散或荆防败毒散加减。对于见有环状红斑者，多为血分有热，可酌加生地黄、牡丹皮、丹参、红花、桃仁等。

例1：卢某，女，23岁，1991年3月16日初诊。

关节疼痛2个月。于2个月前开始出现关节疼痛，疼痛部位游走不定，以两侧肘、腕、膝、踝疼痛为多，痛时局部稍有红肿，伸屈不利，时有发热恶寒，头身困累。服用中药治疗，病情无好转。现症见左肘关节疼痛，屈伸不利，局部微见红肿，拒按，舌质红，舌苔白黄相兼，脉浮数。血沉54mm/h，抗"O"1：800。中医诊断为痹证，行痹，其证偏风热。西医诊为风湿性关节炎。治宜疏风通络，宣痹通络。方用林老宣痹通络汤合四藤谷芽饮化裁，处方：鸡血藤20g，络石藤20g，忍冬藤20g，宽筋藤20g，生谷芽15g，松节15g，桑枝20g，防风10g，羌活10g，秦艽10g，金银花15g，黄芩10g，甘草5g。10剂，水煎服，每日1剂。

1991年3月26日二诊：服用上药后左肘关节疼痛减轻，其他关节未见疼痛，纳差，大便偏烂，舌质淡红，舌苔白，脉浮。热象已减，治疗宜酌去清热药物，守上方去金银花、黄芩，20剂。

1991年4月15日三诊：关节疼痛基本缓解，纳食正常，舌质淡红，舌苔薄白，脉缓。复查血沉、抗"O"正常。病

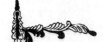

情基本缓解，还需进一步扶助正气，以四藤谷芽饮加调理脾胃及养血活血之品。处方：鸡血藤15g，络石藤15g，忍冬藤15g，宽筋藤15g，生谷芽15g，太子参15g，生地黄12g，当归尾7g，生黄芪15g。10剂。以后用此方为主，调治2月余，半年后再访，病情未见复发。

按：本例根据其脉症表现，为典型的行痹，分析其舌脉，知其证候偏于风热。故治疗大法为宣痹通络，用药却注意疏风清热，是以病证得到较快的缓解。二诊见其风热证候缓解，即及时减少清热之品。三诊以后又增健脾调血药物以扶正，巩固疗效。《内经》云：脾胃实四肢。古人又云：治风先治血，血行风自灭。所以林老认为，行痹之正虚，一为脾胃虚弱，水谷精气不能充实四肢，二为血虚血瘀，易致风邪侵扰。这就是为何三诊时患者无脾虚的表现，亦无明显血瘀血虚之象，而用健脾调血之法治之的缘故。方中生谷芽、黄芪或玉屏风散益气健脾，鼓舞胃气以充四肢，黄芪、生地黄、当归尾或桃仁、红花、丹参、赤芍等养血活血凉血以拒风邪，为林老治疗行痹扶正常用的药物。

痛痹

"寒气胜者为痛痹。"痛痹的病因是风寒湿邪而以寒邪为主侵犯人体，寒邪收引而致经络壅塞，气血运行不畅，而致筋脉失养，故拘急而痛。其症状主要是肢体关节剧痛、紧痛不移，局限一处，遇寒则痛甚，得热则痛缓，关节屈伸不利，皮色不红，关节不肿，触之不热。痛痹又有虚实证候之分。实证乃外感寒邪，凝滞血脉所致，其舌质红嫩而润，舌苔白或白腻，脉多沉弦或紧或沉迟。虚证为因阳虚而致阴寒内盛，又以肝肾阳虚多见，其舌质红嫩而润或淡嫩，苔白或

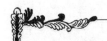

少苔，脉多沉细无力。治疗总以温经散寒为主，佐以和营通络之品。方剂可用林老自拟的通经行痹汤治疗，该方基本药物有桂枝、白芍、炙甘草、生姜、威灵仙、独活、徐长卿、牛膝、苏木、大枣等。或用乌头汤化裁，常用药物有制川乌、麻黄、徐长卿、白芍、甘草、苍术、白术、羌活、姜黄、当归、桂枝等。虚寒内盛者，酌加益气补肾助阳之品，如黄芪、党参、人参、巴戟天、淫羊藿、鹿衔草等。

例2：曹某，女，34岁，1990年1月13日初诊。

右腿疼痛2年余，加重2个月。右腿疼痛已2年余，疼痛自右臀部起，沿右腿外侧及后侧向下放射，症状常年不断，时重时轻，尤以冬季为甚，近2个月来疼痛较明显，西医诊断为原发性坐骨神经痛，曾用中西医多种方法治疗，病情未见改善。诊得舌质淡，舌苔白，脉弦虚。证属寒凝血脉，足太阳经痹阻。治宜温经散寒，和营行痹。予通经行痹汤加味治之。处方：桂枝10g，白芍30g，炙甘草8g，生姜7g，大枣15g，威灵仙10g，独活8g，徐长卿20g，牛膝10g，苏木15g，制乌头20g（先煎），全蝎7g。上方连服5剂，右腿疼痛明显减轻。去乌头再进10剂，症状基本缓解。后用独活寄生汤化裁，调理近1个月。随访1年，未见复发。

按：坐骨神经痛多因风寒湿邪而以寒湿之邪侵注为主，留连筋骨，气血凝滞，营卫行涩，经脉不通所致。坐骨神经痛的病位，又与中医足太阳经脉走向相似，其证多属寒湿，且与筋骨肌肉失养相关，故治疗宜温宜通宜养。通经行痹汤以《伤寒论》中桂枝汤加味而成。桂枝性温味辛，入足太阳经，可温通经络而达营部，开痹涩而利关节，方中用之专通太阳经脉之阻滞。遣大量白芍配炙甘草，以缓经脉肌肉之拘急。再合大枣益养胃气而为通阳之资，且能助桂、芍、姜、

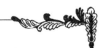

草等调和营卫气血之运用。独活长于祛腰以下风寒湿邪，合威灵仙、徐长卿更能散寒祛湿，活络止痛。苏木、牛膝共有行血散瘀、强筋健骨之功。其中牛膝、独活引药下行，使桂枝汤成为有的之矢。通经行痹汤是一个对证对症对位、温通并用、峻而不燥的方剂，临证运用时，还可随证加减。气虚者加黄芪，寒凝痛甚可酌加制乌头，腰痛酌加续断、杜仲、桑寄生，服药后偏热者加知母、黄柏。但该方禁忌在湿热及阴虚证候中运用。本方的立意，乃通太阳经脉之经气，故凡太阳经脉不通所致之痹痛，证候偏寒者，亦可用本方化裁治疗。如颈、项、肩痹痛，可去独活、牛膝，加葛根、羌活、姜黄等。因于腰椎骨质增生继发的坐骨神经痛，用本方治疗时，应酌加鹿衔草、桑寄生、骨碎补等壮腰健肾之品。

着痹

"湿气胜者为着痹"。着痹病因为湿邪侵犯人体，而所受湿邪侵袭又有外湿和内湿之分。外者多为外感雾露之气、雨湿之邪。外感湿邪，又可蒙蔽阳气，阻碍气机，损害脾胃。内者多因脾胃虚损，脾虚则不运不升，胃损则不化不降，因而中州痞塞，水湿内停。内湿招引外湿，两湿相合，愈伤人之阳气，湿为阴邪，必伤营络之血，营伤则卫气不通，血伤则阳气不行，邪气流注关节，脉络失养，拘急而痛。着痹的常见脉症有，肢体关节沉重酸胀、疼痛，或关节肿胀，重着不移，局部不红，甚至四肢活动不便，颜面苍黄而润，舌质淡红，苔白厚而腻，此多为寒湿之象。若肩背沉重，肢体疼痛，足胫肿热，舌质红，苔厚腻而黄，脉细数者，属湿热之证。治以渗湿通经活络为主，佐以健脾之品。方用薏苡仁汤加减，常用药物有薏苡仁、白术、苍术、羌活、独活、防

风、麻黄、桂枝、当归、川芎、鸡血藤、络石藤、忍冬藤、宽筋藤、生谷芽、生姜、甘草等。若见寒湿重甚者，加熟附子、干姜、细辛；若见湿热者，去麻黄、桂枝、当归，酌加黄柏、黄芩、知母。

例3：潘某，女，45岁，1993年3月27日初诊。

两膝疼痛3年余，加重10天。于3年多前无明显诱因出现两膝疼痛，症状时重时轻，病后曾服用中西药物治疗，病情无明显缓解，近10天来两膝酸痛尤甚。现症见两膝酸重疼痛，腰部重胀而累，两膝乏力，腰膝转侧不利，纳差，舌质淡红而暗，舌苔白腻。两膝关节正侧位片提示为膝关节骨质增生。中医诊断为痹证，证属痰瘀阻滞，肝肾两虚。西医诊断为膝关节退行性关节炎。治疗先拟燥湿化痰，活血通络为主，佐以补益肝肾。方用薏苡仁汤合神效托里散加减。处方：薏苡仁30g，白术20g，苍术10g，独活10g，威灵仙15g，当归10g，川芎10g，鸡血藤15g，怀牛膝10g。7剂，水煎服，每日1剂。

1993年4月3日二诊：服药后两膝疼痛减轻，腰部重胀感减少，两膝仍乏力，舌质淡红而暗，舌苔白，脉弦虚。拟守前法酌加补益肝肾之品。处方：薏苡仁30g，白术20g，苍术10g，独活10g，威灵仙15g，当归10g，川芎10g，鸡血藤15g，怀牛膝10g，续断15g，杜仲15g。10剂，水煎服，每日1剂。

1993年4月13日三诊：服药后前述诸症状均有好转，舌质淡红而暗，舌苔薄白，脉弦虚。湿已渐去，治疗宜以补肾活血为主，处方：黄芪15g，桑寄生20g，怀牛膝10g，续断15g，杜仲15g，当归10g，川芎10g，鸡血藤15g，威灵仙15g，薏苡仁20g，白术20g，独活10g。10剂，水煎服，

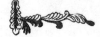

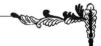

每日 1 剂。

服药后症状缓解，此后半年再用该方加巴戟天 15g，制成丸剂，以盐水送服。随访至次年夏天，症状无反复。

按：本例症状表现以湿邪为主，而分析其舌脉，又兼夹瘀血，证候的本质是肝肾不足，治疗需祛邪扶正兼而顾之。从祛邪来讲，湿邪阻滞当应化之，用理湿之品理所应当，然理湿还有一法为活血。血与水，乃异名而同类，在生理上二者相互化生，相互为用，病理上则相互影响，其病变也可相互为治，故活血可以祛湿。所以方中当归、川芎、牛膝、鸡血藤等活血之品，既可化瘀，又可理湿。至于肝肾不足，为骨质增生正虚之所在。益肝肾，强筋骨，为本病扶正的基本治法。但临证时须注意区分证候为虚寒或虚热，从而分而治之，本例证候偏于虚寒，故治疗用药偏于温补。

热痹

素体阳盛或阴虚内热，感受外邪之后易从热化，或因风寒湿痹郁久从阳化热，热邪与人体气血相搏而见关节红肿疼痛、发热等，发为热痹。主要症状：肢体关节疼痛，痛处红肿灼热，肿胀疼痛剧烈，得冷稍舒，筋脉拘急，日轻夜重，患者多兼有发热、口渴、心烦、喜冷恶热、烦闷不安等症状，舌质红，苔黄燥，脉滑数。治以清热解毒通络为主，佐以疏风之品。方用白虎加桂枝汤加减，常用药物有知母、石膏、甘草、忍冬藤、络石藤、宽筋藤、金银花、连翘、黄柏、防己、桑枝等。实热证候明显者，还可合五味消毒饮化裁。

例 4：周某，女，21 岁，1992 年 5 月 6 日初诊。

右膝、踝关节红肿热痛 2 个月。于 2 个月前开始出现右

膝、踝关节疼痛，疼痛逐渐加重，红肿热痛，伸屈不利，影响活动，时有发热恶寒。病后服用西药治疗，病情时有控制，减停药物后症状更为明显。现症见右膝、踝关节疼痛，屈伸不利，局部红肿，伴纳差，腹胀，大便秘结。诊见体温正常，右膝、踝关节灼热拒按，舌质红，舌苔黄干，脉弦数。血沉62mm/h，抗"O"1：800。中医诊断为痹证，证属热痹。西医诊为风湿性关节炎。治宜清热泻火，解毒凉血，通络宣痹，方用四藤谷芽饮合五味消毒饮化裁。处方：鸡血藤20g，络石藤20g，忍冬藤30g，宽筋藤20g，生谷芽15g，紫花地丁20g，天葵子15g，金银花15g，野菊花20g，知母10g，桑枝20g，秦艽10g，黄芩15g，栀子10g，大黄12g（后下）。3剂，水煎服，每日1剂。

1992年5月9日二诊：服用上药后关节疼痛红肿减轻，大便烂，日解3~4次。舌质红，舌苔黄，脉弦。热象已有减轻，守前法为治，上方去大黄，15剂。

1992年5月24日三诊：右膝、踝关节红肿热痛已不明显，但活动仍有不适，纳食正常，舌质尖红，舌苔白，脉弦软。病证虽明显好转，但还需继续调治，仍以上方加减。处方：鸡血藤20g，络石藤20g，忍冬藤20g，宽筋藤20g，生谷芽15g，紫花地丁10g，天葵子10g，金银花15g，知母10g，桑枝20g，秦艽10g，甘草5g。15剂，水煎服，每日1剂。

1992年6月8日四诊：四肢关节略有酸楚，舌质淡红，舌苔白，脉弦软。复查血沉、抗"O"均在正常范围。病情基本缓解，宜在前法基础上酌用扶正之品。处方：鸡血藤15g，络石藤15g，忍冬藤20g，宽筋藤15g，生谷芽10g，太子参15g，生地黄12g，生黄芪15g，防风7g，白术7g，

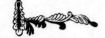

甘草 5g。10 剂。以后用此方为主，调治近半年，病情未见复发。

按：热痹虽表现为实证，但林老认为该证的实质还是本虚标实，所以一般采取先祛邪，后兼补虚的方法治疗。在祛邪时要注意中病即止，以免过伤正气。就本例而言，其证虽表现为实火内蕴，兼见腑气不畅，初诊治疗时运用了大量的清热泻火通腑的药物，方中以五味消毒饮加大黄清热解毒，通脉凉血，又合四藤谷芽饮通络宣痹。二诊时病有转机，则及时调整苦寒伤气药物的用量。四诊以后病情基本缓解，又辅以玉屏风散加太子参、生地益气生津之法助其正气的恢复。此类治法也是林老临床辨治的原则之一。

尪痹

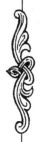

尪痹多为治疗不当，或久服祛风燥湿、散寒之剂所致。既伤于中，致肝肾及脾肾虚寒，又伤津耗血，致气血两虚，在病理上便形成痰瘀相结不散，经络痹阻，筋骨失荣，疼痛不已，而成尪痹。症见肢体关节疼痛，屈伸不利，关节肿大、僵硬、变形，甚则肌肉萎缩，筋脉拘紧，肘膝不能伸，舌质暗红，脉细涩。治以补肾祛寒为主，佐以活血通络之品。方用通经行痹汤化裁，常用药物有制乌头、桂枝、白芍、炙甘草、生姜、威灵仙、独活、徐长卿、牛膝、巴戟天、淫羊藿、鹿衔草、当归、黄芪、桃仁、红花、苏木、雷公藤、大枣等。

例 5：谭某，男，55 岁，1992 年 8 月 26 日初诊。

四肢关节疼痛 10 年，伴畸形 6 年。于 10 年前开始出现四肢关节疼痛、肿胀，因为治疗无效，使病情迁延，6 年前开始见四肢关节畸形，关节疼痛逐渐严重。3 个月前来邕住

院治疗，至今病情亦未有减轻。现症见四肢关节疼痛，早晨关节僵硬疼痛明显。诊见四肢关节肿大畸形，手指关节屈伸不利，消瘦，面色少华，精神不佳，舌质淡，舌苔白，脉虚。查血沉95mm/h，类风湿因子阳性，抗"O"＜1∶500，抗核抗体阴性，类风湿因子阳性，X线双手掌蝶形片提示为类湿性关节炎改变。中医诊断为尪痹，证属肝肾不足，寒湿内盛，痰瘀停滞。西医诊为类风湿性关节炎。治法：补益肝肾，温阳散寒，活血化痰。方用通经行痹汤化裁，处方：桂枝10g，熟附子10g（先煎），白芍30g，白术10g，麻黄8g，防己8g，生姜7g，鸡血藤15g，防风8g，鹿衔草20g，续断20g，牛膝10g，炙甘草5g。7剂，水煎服，每日1剂。

1992年9月2日二诊：服上药后，关节疼痛稍有减轻，早晨关节僵硬也有减少，觉咽干涩，睡眠不佳，舌质淡红，舌苔白，脉左细右虚。仍以上方加减为治。处方：桂枝10g，熟附子10g（先煎），白芍30g，白术10g，麻黄8g，防己8g，生姜7g，当归15g，防风8g，鹿衔草20g，续断20g，牛膝10g，知母10g，玉竹20g，炙甘草5g。再进20剂。

1992年9月22日三诊：关节疼痛及早晨关节僵硬明显缓解，精神较好，无咽干，睡眠好，舌质淡，舌苔白，脉虚细。病情好转，用药不宜峻猛，处方：黄芪15g，枸杞子15g，桂枝10g，白芍30g，白术10g，防己8g，生姜7g，当归15g，鹿衔草20g，徐长卿15g，续断20g，牛膝10g，知母10g，玉竹20g，炙甘草5g。15剂。服药后复查血沉降至30mm/h。又以此方为基础，随证化裁治疗近1年，病情稳定。

例6：文某，男，42岁，1992年10月6日初诊。

四肢关节疼痛3年。于3年前出现四肢关节疼痛、肿胀，

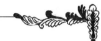

因治疗无效，使病情迁延，去年起开始见两手掌指关节畸形，关节疼痛逐渐严重。现症见两手关节疼痛，早晨关节僵硬疼痛明显。诊见两手关节肿大畸形，手指关节屈伸不利，面色少华，精神不佳，舌质淡暗，舌苔白腻，脉弦细无力。查血沉 87mm/h，类风湿因子阳性，抗"O"＜1：500，抗核抗体阴性，X 线双手掌蝶形片提示为类湿性关节炎改变。中医诊断为尪痹，证属肝肾不足，气阴两虚，痰瘀停滞。西医诊为类风湿性关节炎。治法：补肝肾，益气血，活血化痰。方用参芪地黄丸化裁。处方：黄芪 25g，党参 20g，巴戟天 20g，桂枝 10g，山茱萸 10g，生地黄 15g，怀山药 15g，茯苓 15g，泽泻 7g，当归 10g，麻黄 8g，牛膝 10g。7 剂，水煎服，每日 1 剂。

　　1992 年 10 月 13 日二诊：服上药后，两手关节疼痛稍有减轻，舌脉同前。拟增加缓急柔经及燥湿之品，上方加白芍 30g，苍术 10g，炙甘草 7g，再进 14 剂。

　　1992 年 10 月 28 日三诊：关节疼痛明显减轻，关节屈伸不利改善，舌质淡暗，舌苔白，脉弦细无力。复查血沉为 42mm/h。仍守上法出入，处方：黄芪 25g，党参 20g，巴戟天 20g，桂枝 10g，山茱萸 10g，生地黄 15g，怀山药 15g，茯苓 15g，泽泻 7g，当归 10g，白芍 30g，苍术 10g，牛膝 10g，炙甘草 7g。20 剂。此后以该方为基础化裁治疗，1 个月后关节疼痛基本缓解，随访到 1993 年年底，病情稳定。

　　按：林老认为，肾虚血瘀痰阻为尪痹基本病机特点。如以寒热分，寒证则是尪痹久病不愈者的基本临床表现。尪痹有时也可以见到热证，热证多见于患病的早期或一些急性发作者。所以林老治疗尪痹的基本方法是补肾扶正，活血化痰，祛寒通络。临床证候虽有寒热偏向的不同，若为虚寒或

寒湿者，治疗当然是以温补肝肾，温经散寒为法。如证候偏于虚热，或虽有肾虚，又见实热表现者，因尪痹本身乃为经络痹阻不通之病，治疗就要注意不能一味滋养或清热，以免更伤经络之阳气。对于此类病证，林老的治法，一是少用滋腻药物，二是用补肾药以平和或稍温热的药物为主，如山茱萸、枸杞子、续断、杜仲、怀牛膝、巴戟天、淫羊藿等，酌加清热通络，养阴生津的药物以制其性，如忍冬藤、金银花、知母、石斛、生地等。以上二例，例5为虚寒内盛，故治疗以附、桂等温热之品，俟阴寒渐减后，又改用温补药物，并酌加知母、玉竹等药性寒凉的药物治疗。而例6的证候则表现为气阴两虚为主，治法虽以益气养阴为主，但用药仍偏温补，这是考虑尪痹久病者以虚寒为本。从患者的反应来看，治疗是有效的。

气血两虚，营卫失调证

根据临床观察，此证型多由久病不愈，而久服祛风活络之剂，以致气血亏虚，内风遂起，而致痹证。症见四肢乏力，关节酸沉，绵绵而痛，麻木尤甚，汗出畏寒，面色苍白，唇甲不华，发色不泽，心悸少寐，神疲乏力，懒言，饮食减少，舌淡红欠润泽，苔黄或薄白，脉多沉虚而缓。治以益气养血活络为主，佐以舒筋之品。方用归芪桂枝汤、黄芪桂枝五物汤合独活寄生汤化裁，常用药物有独活、桑寄生、党参、黄芪、茯苓、牛膝、秦艽、防己、桂枝、川芎、熟地黄、当归、白芍、生姜、大枣、炙甘草等。

例7：陈某，女，70岁，1992年12月12日初诊。

左腿疼痛近半年，加重半月余。患者自述于约半年前起见左腿疼痛，症状时重时轻，近半月余加重，疼痛自左大腿

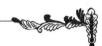

外侧及后侧起向下放射，左腿屈伸不利，遇寒则加重，活动后为甚，曾服中西药治疗，症状无明显好转。查见精神不佳，左腿疼痛处拒按，但无红肿，舌质淡暗，舌苔白，脉虚弦。中医诊为痹证，证属气血两虚，寒邪痹阻。西医拟诊坐骨神经痛。治宜益气养血，温经散寒。方用归芪桂枝汤化裁。处方：桂枝 10g，白芍 30g，炙甘草 8g，生姜 7g，大枣 15g，威灵仙 10g，党参 15g，黄芪 18g，桑寄生 20g，徐长卿 20g，牛膝 10g，当归 10g，土鳖虫 7g。7 剂，水煎服，每日 1 剂。

1992 年 12 月 19 日二诊：左腿疼痛大减，舌质淡红，舌苔白，脉虚弦。守上方 5 剂，药后症状消失。半年后再访，病情未复发。

按：年逾七旬，气血早虚，适遇阴寒之邪客之，气血易于涩滞，则经脉为之阻塞，不通则痛。其舌质暗红，脉虚弦，为血虚气弱，寒邪痹阻之征象。从其疼痛部位看，以太阳经脉痹阻为主。根据患者病变部位为太阳经脉阻滞这一情况，治疗通过调补通达太阳经脉之气血以达到治疗的目的。方中参、芪补气，归、芍益血，合桂枝汤调和气血，通达太阳经之阳气，以调和营卫；桑寄生、威灵仙、独活祛风除湿；徐长卿、牛膝、土鳖虫等活血疏经通络；生谷芽有鼓舞胃气的作用，能助脾行胃之津液，并使药物的功效达于四肢之病所。本方为林老治疗气血两虚、营卫失调证常用的方剂，亦可合用四藤谷芽饮。热象明显者，酌去徐长卿、桂枝等温热之药，酌加知母、石膏、金银花、黄芩、黄柏等。寒邪明显者，可酌加制乌头、麻黄等。

例 8：覃某，女，24 岁，1992 年 12 月 14 日初诊。

四肢酸痛、麻木 2 年。于 2 年多前因四肢瘫痪，被诊为

"格林－巴利综合征"，在某医院住院，经治疗后病情缓解，但此后遗下四肢酸痛、麻木症状，至今已有2年。2年来用多种中西药酸物及物理方法治疗，症状未见好转。现症见四肢酸痛麻木，以两下肢为甚，腰软无力。诊见面色少华，舌质淡，舌苔白，脉虚。中医诊断为痹证，证属气血两虚，肾精亏损，营卫失调。治宜先益气血，调营卫，后图补益肝肾，方用黄芪桂枝五物汤加味。处方：黄芪20g，当归10g，桂枝10g，白芍15g，大枣15g，生姜7g，炙甘草5g，红花7g，桑枝20g，石斛20g。10剂，水煎服，每日1剂。

1992年12月24日二诊：服药后酸痛麻木有所减轻，舌脉同前，守上方加巴戟天30g，再进20剂。

1993年1月23日三诊：四肢麻木及酸痛症状大为好转，腰腿无力症状改善不明显。舌质淡而偏暗，舌苔白，脉弦虚。治疗以调营卫，益肝肾，通血脉为法，用一诊方为主化裁。处方：黄芪20g，桂枝10g，白芍15g，大枣15g，当归10g，桑枝20g，巴戟天20g，续断15g，杜仲15g，牛膝10g，红花7g，丝瓜络5g，生谷芽15g，炙甘草5g。10剂，水煎服，每日1剂。此后以该方稍作出入，继续治1个月，症状消失。

例9：关某，女，39岁，1993年3月10日初诊。

上肢麻木2月余。患者于2个多月前在一次"感冒"后出现两上肢麻木，麻木以指端为明显，病后到几家医院的神经科和内科检查治疗，拟诊为"周围神经炎"，经治疗后症状无明显好转。现症见两上肢麻木酸胀，活动后稍有好转，休息时症状明显。舌质淡红，舌苔白，脉虚。检查血常规、血沉、抗"O"均正常。中医诊断为痹证，证属气血不足，营卫失调。西医拟诊周围神经炎。治以养益气血，调和营

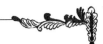

卫为法。方用黄芪桂枝五物汤化裁。处方：黄芪 20g，桂枝 10g，白芍 15g，大枣 15g，生姜 7g，炙甘草 5g，当归 10g，红花 7g，桑枝 20g，石斛 20g。5 剂，水煎服，每日 1 剂。

3 月 15 日二诊：服用上药后，两上肢麻木症状大减，守上方继续治疗 1 周病愈。

按：《内经》云："营气虚则不仁，卫气虚则不用。"不仁者为麻木，不用者为痿废。上二例均以麻木为主要症状，与《金匮要略》所述之血痹"身体不仁"相同。可见不论从《内经》还是《金匮要略》看，本病都是营血阳气俱亏所致。例 8 患者先有不用，经治疗后，四肢不用之症缓解，但又见肢体麻木酸痛，足见其营卫之失调，气血之不足。原病患于脊髓，肝肾之精气亦亏。舌淡脉虚，示其目前证候以气虚为主。归芪桂枝汤为黄芪桂枝五物汤化裁而来，而黄芪桂枝五物汤出于《金匮要略》，主治血虚痹证，该方是又以桂枝汤变化而来的，以桂枝汤的方义与功效看，主要用于营卫失调诸病证。林老加黄芪、当归后则又著于益气养血，对痹证的营卫失调，气血两虚证候，有很好的调和营卫，益气养血的作用。故经常用于与本例病证类似的痹证患者。同例 7 相比，本例证候以营卫失调，气血不足为主，而前者除营卫失调外，又见寒邪为甚，故两者治疗在调和营卫的基础上所增减的药物有所不同。与例 8 相比，例 9 之患者素体气血不足，外感风邪，留于肌腠之间，使营卫失调而发病，观其脉症，也有益气血，调营卫的必要，故也用黄芪桂枝五物汤为主治疗。

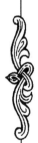

低　热

　　慢性低热的原因较为复杂，从大的方面来说，不外是外感和内伤两种。内伤原因所致的慢性低热，多因内伤病消耗正气，阴阳气血亏虚，使热从内生。而由外感原因所致慢性低热，多由于余邪未清，留恋于营血，或者在高热的过程中，消烁精血津液。其证多是正气早虚，正虚邪少，故就其本质而言，已偏重内伤。林老认为，慢性低热的根本病理改变，是气血阴阳不足。由于阴阳气血在生理上相互资生，相互协调，在病理变化中又可以互相影响。

血虚发热

　　血虚发热主要以心脾血虚或肝脾血虚所致的发热最常见。由于久病肝血不足，或脾虚不能生血，或因种种血证血液渐失，以致营血亏虚，而血本属阴，血虚则阴不足，阴不中则阳偏胜，因而引起发热。血为气母，血虚则气失其养，故血虚发热多因气随血虚而成气血不足之象。

　　血虚发热与阴虚发热在症状上有相似之处，也有不同的地方。相同者，在证候上，都是虚热，都是以下午发低热为多。不同者，阴虚发热，一般有阳亢脉症，如脉细弦数、舌红少苔、颜面潮红、头晕、耳鸣、目眩等火气上扰清空的症状；血虚发热因伴气虚，故常见气血两虚的证候，身倦乏力，遇劳病甚，自汗，气不足息，五心烦热，精神疲乏，面色无华等，舌质淡白，脉细虚弱或浮大而虚等。

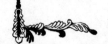

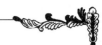

　　血虚发热的治疗方法，大体上可参照甘温除热之法治之。但治疗重点在血分而非气分，故不宜用补中益气汤以升补阳气，而宜养心脉之血，方剂有云用归脾汤为主的，林老认为此方还是偏于燥热，对于虚热的治疗多不合拍，其药味亦偏复杂而不利于化裁。林老认为，治疗血虚或气血两虚的发热，一应药用平和而慎温燥之品，二宜养肝益脾以恢复生血之源，常用方如甘麦大枣汤加酸枣仁、党参、枸杞子或当归养血汤等。甘麦大枣汤原为《金匮要略》中治疗脏躁之方，但考查脏躁实乃以肝燥为主，甘麦大枣汤中数药，既可柔肝育阴，解郁润燥，药性又平和，加党参、枸杞子、酸枣仁等，实能健脾养肝，对于虚烦躁热之气血两虚的证候较为恰当。如虚热较为明显，则酌情加地骨皮、牡丹皮、生地等以制虚热。

　　例1：黄某，女，40岁，1974年3月6日初诊。

　　低热、头痛半年。近半年来，常于中、下午低热，发热时体温常在37.5℃左右，发热时常伴偏头痛（左侧），曾做一些检查，未发现器质性病变，经服用中西药物治疗，病情未见好转。现症见发热，左侧头痛，不放射到他处，按揉稍舒，精神疲乏，纳食不香，月经后期1周左右，色淡量少，经后头痛加剧。检查体温37.7℃，面色白而无华，舌质淡，脉细而虚。诊为内伤发热及头痛，证属肝脾血虚。阴血虚则阳气浮，故下午低热；盖高巅之地唯风可到，血虚风木失荣，故头痛偏左。治宜益气养血，清热祛风。拟下方为治，处方：黄芪20g，当归10g，浮小麦30g，大枣10g，炙甘草7g，川芎茶调散5g（白芷、甘草、羌活、荆芥、川芎、细辛、防风、薄荷研成细末，以药汤分二次送下）。3剂，水煎服，每日1剂。

1974 年 3 月 10 日二诊：头痛已缓解，低热未见好转，脉细而虚，舌质淡白。治疗仍以前法为主，加重健脾益气，养肝生血之品，去川芎茶调散。处方：北黄芪 20g，当归 10g，白芍 10g，熟地黄 15g，川芎 5g，党参 15g，白术 10g，浮小麦 30g，大枣 15g，枸杞子 15g，炙甘草 7g，广木香 3g（后下）。水煎服，每天 1 剂。连服 30 天，低热消失，饮食渐佳，面色红润。

按：本例为血虚发热，然气为血帅，血为气母，血虚必气损，故治疗血虚者多从补。初诊方剂即是当归补血汤和甘麦大枣汤、川芎茶调散合方，芪、归益气养血，甘、麦、大枣柔肝养肝生血，是以甘温补血养血为主，也是甘温除热之意。川芎茶调散原系治外感风邪偏正头痛的方剂，对于血虚头痛本不适宜，但如果运用得当，它治疗头痛的效果也很好。给予少量川芎茶调散以止痛，动静结合，标本同治。在益气养血药物之中，只充分利用它的止痛之功，而无燥血散血的副作用，这是辨证论治与效方验方相结合的具体运用。二诊时患者头痛基本缓解，而发热好转不显著，再继续用川芎茶调散则不利于内清虚热，且多用又有耗气燥血散血之虞，故去之。处方改为当归补血汤、四君子汤与甘麦大枣汤合方，方中虽然有较多的气分药，但健脾益气仍是以补血养血为目的。因为纯阴则不生，必得阳的敷化而后精血才可化生，当归补血汤的组方之法便是很好的例子。如果要选择有效而性味平和的补血药，哪些较为合适？林老认为黄芪、当归当然不错，但嫌其较温燥，特别是当归，对女性更为适合些，男性则不然。黄精、何首乌虽也益气补血，但偏于滋腻。血虚的治疗，一般需要较长的时间，这些药物尤其不利于长期服用。对于血虚的治疗，林老喜欢用党参、枸杞子、

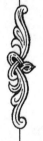

大枣。他认为此三药健脾补肝，益气养血，温而不燥，男女皆宜，不论是明显的血虚之证的治疗，还是病后体虚，气血不足的调理，都比较适宜。故凡临证见属血虚者，林老一般都运用之。

阴虚发热

阴虚发热以肺阴不足及肝肾阴亏损引致的发热为多见。朱丹溪云："阴虚则发热。夫阳在外为阴之卫，阴在内为阳之守。精神外驰，嗜欲无节，阴液耗散，阳无所附，遂致浮散于肤表之间而恶热也。"张景岳也指出此种发热，"非火之有余，乃真阴之不足也。"阴不足则阳有余而为热，林老十分认同这些观点。认为若素体阴虚，或热证日久伤阴，或误用、过用温燥药物，使阴液受邪火煎熬，导致阴液亏耗，水少不足以制火，阳亢以乘阴位，阴虚而内热生。然而林老同时也认为，阴伤则气无所依，必亦随之而散，故阴虚发热也常常见到气虚的表现，有时即使气虚的症状不明显，也可能是由于阴虚之证较明显，将气虚症状掩盖的缘故。

阴虚发热可以说是最常见的内伤发热。大凡在临床上，遇到长期低热的患者，如在午后低热、盗汗、脉弦细数、舌红少苔、面目潮红的，就应考虑阴虚发热。然阴虚发热有肺阴虚与肝肾阴虚的不同，前者常伴干咳、咳血、口干咽燥等症，后者常见头晕耳鸣、腰膝酸软无力、五心烦热等症。

对于阴虚发热的治疗，《素问》有"诸寒之而热者取之阴"的说法，王冰又有"壮水之主以制阳光"之说，张景岳亦云阴虚阳亢的发热，"取之于阴，谓不宜治火也，只补阴以配阳，则阴气复而热自退矣。"明确指出应补阴以制约此种虚阳亢奋的发热。在治疗上用滋阴潜阳，或用滋阴降火为

法。由于肾阴为真阴，故滋阴以滋养肾阴为主，林老一般以六味地黄汤为主方，随证加减出入。如果属于肺疾而累及肺阴的阴虚发热，低热而伴有干咳、黏痰或无痰、盗汗者，又应在六味地黄汤的基础上，加入滋养肺胃之阴的药物，如银耳、百合、沙参、麦冬、川贝等，金水同治，使高源不绝，阴液才易恢复。如为肾阴不足，则常加二至丸或知母、黄柏等。并见气虚者，则视其证候情况酌情加太子参、党参、黄芪、山药等。

例2：林某，女，15岁，1961年8月3日初诊。

发热3周。3周前患高热、谵语，经过20多天的治疗，已神清热减，但仍有低热，体温在37.5～38℃波动。现在症见发热，心烦，头晕，气短，夜寐不佳，干咳，偶见痰中血丝，口渴不多饮，喜甘恶咸，能进半流质食品，大便数天一解，结如羊屎，小便黄短。诊得体温38℃，两颧潮红，唇红，舌质红，满舌薄白干苔，脉沉弦细数。诊为热病余邪未清，肺阴胃液两伤，邪少正虚。宜甘寒益胃生津，润肺燥，缓肝急，佐以通络、泄热、润肠之法治之。处方：银耳10g，冰糖30g（炖），梨汁半杯（冲服），竹沥水半杯（冲服）。15剂，每日1剂。

1961年8月18日二诊：上方服10剂后发热已退，各症逐渐减轻，大便渐溏，小便清，脉细软无力，舌质淡红，舌苔薄白。照前方去竹沥之滑利，加益气养胃的西洋参10g，5剂而愈。

按：本例属于温病后热邪久羁，肺阴胃汁两伤，邪少正虚的证候。按理说也为病后阴虚发热之证，可用养阴清热如青蒿鳖甲汤类化裁治疗。而林老却注意到其证候主要是胃阴不足，因其津液不足而无阴液可供青蒿等发汗之用，因其胃

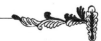

汁消灼而使鳖甲等无以消化，故用之不妥。选择恢复胃液为重点，是治疗本病的突破口，所以治法用甘寒益气生津，养胃阴以溉四旁，生胃津以润肺燥、缓肝急。处方是从《温病条辨》中益胃汤变化而来，其中银耳、梨汁、冰糖等清滋补益而不腻，又营养丰富，既加强了营养，又能起到治疗的作用。

气虚发热

气虚发热的气虚，一般是指脾阳（中气）虚弱。《素问·调经论》说："阴虚生内热……形气衰少，谷气不盛，上焦不行，下脘不通，胃气热，热熏胸中，故内热。"这里所说的"阴虚生内热"的"阴虚"是指营养物质来说的。脾胃运化功能衰退，纳谷衰少，水谷精气归脾转肺者少，肺的宣发无源，导致上焦不通利，进而导致下焦不通，上下不通，胃气郁而生热，热气熏于胸中，就会发生阴虚生内热的证候。所以气虚发热乃因于劳倦过度，脾胃气虚，运化失常，阴火内生所致。其基本病机，是由于劳倦失常，内伤脾气引起。此与《难经·四十九难》所说"饮食劳倦则伤脾"的病机相同，所以这个"阴虚生内热"的"阴虚"，追本穷源，实际上是脾气虚。因为阳主固摄，脾居中央，脾阳统摄四旁，在脾阳虚的基础上，一遇烦劳，就会使原来已虚的脾阳更虚，失其统摄之权，虚阳外浮而低热发。故又与《素问·生气通天论》所说的"阳气者，烦劳则张"的病机相同。后世李杲创有"阴火论"一说，进一步阐发了气虚发热的理论。林老认为，气虚发热是因于劳倦，脾胃气虚引起，根据症状的不同，其病机可能是因脾胃气虚，使虚阳失于固摄而外越；也可能为脾胃气虚，使阴火内蕴；或可能为脾胃

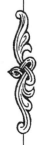

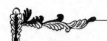

气虚，肌表失充，卫外不固，营卫失调。所以气虚发热临床上十分常见，此类发热不仅可以单独出现，也常常夹杂于其他类型的内伤发热之中。

气虚发热的临床表现为发热可高可低，但常见低、中度发热，发热多于上午、中午明显，或伴有恶风，每于劳累后发作或加重，可伴有神疲倦怠乏力，气短懒言，食少便溏，或自汗，容易感冒等。舌质淡或淡红，舌苔薄白，脉弱或细弱或浮大而虚。

气虚发热的治疗，李杲提出了"甘温除热"的基本治疗方法，立方遣药，用补中益气汤等升补脾阳。林老认为，"甘温除热"不能简单的理解为益气升阳，应注意到其中温可补脾气，甘温又可养脾（胃）阴的含义，用药时应甘温药物配伍得当，在健脾益气升阳在同时，兼以用甘酸之品养阴津，慎防温燥之品伤及阴液。所以林老在治疗气虚发热时，除用益气升阳药物外，十分注意兼用益阴生津的药物。补中益气汤治疗气虚发热有一定的适应范围。由于该方以温燥药物为主，益阴生津之力不著，故一般来讲，病程较短，或虽病较久，发热程度不高，其阴津未伤的，可用补中益气汤。若阴津已伤，多用四君子汤合生脉散加黄芪、升麻等治疗。林老认为，后一方四君子汤及黄芪、升麻补脾健胃，益气升阳，使"土厚则气自敛"，在升补脾胃阳气的基础上，并具有开阖升降的作用，可以调整肺脾胃的功能。由于脾虚失运，生化乏源，加之发热日久，必耗损津液，势必累及肺胃之阴，所以气虚发热时常并见阴津亏损之象。生脉散润燥同用，不全用辛燥升提，免伤肺胃亏阴，更能照顾到阴津亏损的可能，故能获较佳的疗效。

例3：苏某，女，46岁，1984年7月19日初诊。

　　低热1年多，症状多于上午明显，体温多在37.3～38℃。病后曾到数家医院做过多种检查，未发现有器质性病变。1年来曾服用多种中西药物，病情未见明显好转。现症见发热，体温上午在37.3～38℃，下午多在37℃以下，常为36.7～36.9℃、神疲乏力、纳差口干、大便烂而不爽、自汗盗汗。诊见体温37.7℃，精神不佳，面白唇淡，脉虚弦，舌质淡红，舌苔白。证属中气虚弱，阴火内生，并杂肝旺乘脾。治以补中益气为主，方用补中益气汤合甘麦大枣汤化裁：党参17g，黄芪17g，当归7g，白术10g，陈皮5g，柴胡12g，升麻7g，银柴胡15g，浮小麦30g，大枣15g，炙甘草6g。10剂，水煎服，每日1剂。

　　7月30日二诊：上午体温已降至37～37.5℃，下午无发热，神疲乏力，纳差口干，大便不爽等症状明显好转，唯汗出仍明显。舌脉同前。治疗有效，继用前法治疗，上方柴胡、银柴胡改为10g，加糯稻根须20g，15剂，水煎服，每日1剂。

　　8月15日三诊：服药后体温正常，其余症状基本缓解，舌质淡红，舌苔薄白，脉细弦。有气阴不足之征，予四君子汤合生脉散加减，以善其后。处方：党参15g，白术10g，茯苓15g，麦冬15g，五味子7g，浮小麦30g，大枣15g，炙甘草5g。10剂，水煎服，每日1剂。药后病愈，随访半年，病情无反复。

　　按：本例的证候应当为较典型的脾虚证。但其中的盗汗症状可能会迷惑人，如果因此而用养阴方法治疗则难收效。其实盗汗并非独辨阴虚，临证时应结合其他脉症。盗汗一症，虽阴虚较常见，气虚、血虚、气阴两虚等证均可见到。此外结合患者大便不爽及脉弦分析，为脾虚而肝旺乘之。而肝旺则是因脾虚水谷精微失于养肝所致，故此肝旺是肝脏因虚而出现的疏泄失常，所以治疗时都应有所照顾到。用补中益气汤治疗是为对证。甘麦大枣汤为养肝柔肝，缓急解郁之方，对于本例的肝旺乘脾也甚适合。

气阴两虚发热

内伤病由于长期消耗，造成阴虚或阳虚，气虚或血虚，在某些病理变化过程中，均可能出现低热证。以上类型的内伤发热，各证型每每夹杂存在，不但阴者可夹血虚，阳虚者可夹气虚，亦有阳虚发热兼夹血虚，阴虚发热兼夹气虚的。根据林老的观察与体会，他认为在上述几种内伤发热中，临床上最多见的是气阴两虚发热。依其脏腑病位不同，气阴两虚发热又有不同的临床证候。归纳以上所述，常见的证候为脾胃气阴两虚证、肺脾（胃）气阴两虚证、肝脾气阴（血）两虚证、肝肾气阴两虚证。因此，注意根据脏腑病位的不同，辨别气阴两虚证，在辨治内伤发热中十分重要。

脾胃气阴两虚　症见低热绵绵，伴面色无华，气短，乏力，自汗，食少纳呆，消瘦，口咽干燥，大便燥结，心烦等，舌质淡红而少苔少津，脉细数无力。常见于久病气阴两耗，或误用汗吐下法，致气阴受损产生。治宜健脾益胃，气阴双补。方用四君子汤合养胃汤加减。常用药物有：党参、太子参、白术、石斛、生地黄、麦冬、玉竹、知母、牡丹皮、青蒿等。

肺脾（胃）气阴两虚　症见低热，气短喘咳，自汗盗汗，口燥咽干，神疲乏力，面白无华，纳呆便溏，舌质淡红少苔少津，脉细数无力。本证可在大热病后出现。例如《伤寒论》竹叶石膏汤证，便是伤寒热病后，余热未清，气阴两

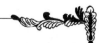

伤低热证的治法，可资借鉴。也可在内伤虚劳中出现，如肺脏疾病，久病低热，盗汗自汗，长期消耗，阴损及阳，肺虚耗夺脾气以自养，则病及于脾，脾胃气虚，出现喘咳短气，饮食减少，大便溏薄，形体消瘦等症，但仍低热未已。一般常用培土生金法治疗，常用方如四君子汤及生脉散和甘麦大枣汤合方加减。基本药物有：党参、太子参、麦冬、五味子、白术、茯苓、浮小麦、大枣、青蒿、银柴胡等。

肝脾气阴（血）两虚　症见低热或午后潮热，伴神疲乏力，面色苍白无华，自汗盗汗，纳呆便溏，手足麻木，唇指色淡，舌淡而嫩，脉细数无力或细弱无力。治宜健脾益肝，补气养血。可用八珍汤加味。药物常用党参、黄芪、白术、茯苓、当归、地黄、白芍、川芎、女贞子、枸杞子、青蒿、鳖甲、白薇、银柴胡、浮小麦、大枣、炙甘草等。

肝肾气阴两虚　本证常表现以阴虚为主，症见潮热或低热，头晕耳鸣，腰膝酸软，肢体麻木，筋脉拘急，倦怠乏力，气短懒言等，舌质淡或淡红，少苔少津，脉细数无力。治宜益气养阴，养肝益肾，方用参芪地黄汤加减。常用药物有党参、黄芪、山茱萸、生地黄、怀山药、牡丹皮、茯苓、泽泻、青蒿、胡黄连、知母等。

例4：文某，女，42岁，1981年6月23日初诊。

发热已1年多，症状多于上午明显，体温多不超过38℃。病后曾到数家医院做过多种检查，均未发现器质性病变。1年来服用多种中西药物治疗，病情无明显好转。现症见发热，体温上午在37.3～37.9℃，下午多在37.5℃以下，常为36.9～37.3℃，怕冷，不任风吹，食欲不振，口干而不渴，时有便溏，睡眠尚可，月经周期正常，量偏少。查见体温37.9℃，精神困倦，面白唇色淡红，脉细而无力，舌质淡

红，舌苔薄黄。证属气阴两虚，以气虚为主。治宜补脾益气，拟五味异功散合生脉散加味治之。处方：党参17g，白术10g，茯苓17g，炙甘草7g，陈皮5g，五味子5g，麦冬10g，白木耳10g。水煎服，每日1剂，连服10剂。

1981年7月22日二诊：上午体温已降至37.2~37.5℃，下午无发热，其他症状明显好转，舌脉同前。治疗有效，守前法治疗，前方加莲子17g，大枣13g，水煎服，每日1剂，连进6剂。药后体温正常，饮食欠香，舌质淡红，舌苔白。以上方去白木耳，再服6剂，巩固疗效。1年后随访，未见复发。

按：本例证属脾肺气阴两虚，以脾气虚为重点。气虚发热，一般多在上午发热，且伴形寒。脾肺两虚则营卫衰少，以致不任风寒；脾虚气浮，故脉见浮大。气虚则面色苍白，阴虚则唇红。脾虚不运，故见纳少便溏。谷气衰少，则神困倦而嗜睡。治用五味异功散甘温补脾，生脉散合银耳益气，滋润肺阴。此例若用苦寒清热及滋腻养阴则碍脾，辛温升补则碍肺，均不相宜，只宜平补脾肺，缓慢图功。

例5：周某，男，33岁，1969年11月6日初诊。

下午低热已半年多，体温常在37.5℃左右，经某医院X线检查，诊为左上肺肺结核，给予西药抗结核治疗（所用药物不详），半年未见症状好转，肺部病灶亦无明显改善。现在症见午后潮热，盗汗，口干而不欲饮水，眠食不佳，头晕。查体温37.5℃，两颧潮红，舌质淡红，舌苔薄白，脉弦细数，90次/分。诊为肺痨，证属肺脾肾气阴两虚。治拟补肺脾肾气阴，兼清虚热于内，方拟青蒿鳖甲汤加减。处方：青蒿12g，炒鳖甲20g（先煎），知母10g，山茱萸10g，生地黄15g，怀山药20g，牡丹皮10g，茯苓15g，五味子7g，

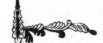

184

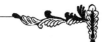

麦冬 10g，党参 15g，银耳 5g。10 剂，水煎服，每日 1 剂。抗结核药物继续服用。

1969 年 11 月 16 日二诊：服上药，现午后发热症状基本缓解，盗汗仍未除，食眠不香，舌脉象同前。仍以前法为治，方改以六味地黄丸（汤）合生脉散、甘麦大枣汤化裁。处方：山茱萸 15g，生地黄 15g，怀山药 20g，牡丹皮 10g，茯苓 15g，浮小麦 30g，大枣 15g，甘草 6g，五味子 7g，麦冬 10g，党参 15g，银耳 5g。15 剂，每日 1 剂，水煎服。

1969 年 12 月 2 日三诊：无发热，盗汗大减，睡眠可，纳食不香，大便时烂，舌质淡红，舌苔薄白，脉弦软。肺肾之阴复，脾气仍弱，治疗改以健脾，兼调肺肾。方用四君子汤合六味地黄汤加减。处方：党参 15g，白术 10g，山茱萸 10g，生地黄 10g，怀山药 20g，牡丹皮 10g，茯苓 15g，五味子 7g，浮小麦 30g，大枣 15g，陈皮 3g，生谷芽 15g。15 剂，水煎服，每日 1 剂。

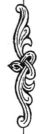

服药后临床症状基本缓解。又用六味地黄汤、四君子汤、生脉散、甘麦大枣汤及百合固金汤等化裁调理，坚持服用抗结核西药。3 个月后复查 X 线胸片，病灶已明显吸收。继以前法治疗，至半年后再查胸片示病已基本控制。

按：本例系属肺痨，由于长期低热盗汗，消耗气阴，子盗母气，则累及脾胃；母病及子，又使肾阴来源匮乏。但主要病位在肺，在治疗中未敢停服抗痨药，即基于此。所给的中药，能起到调整阴阳，补偏救弊的作用，但此一着，亦颇为重要，否则任其长期消耗，病情可能继续恶化。治疗过程大概可以分为三步。一诊时考虑其虚热比较明显，是该病应首先解决的主要矛盾，故以补肺肾，清虚热为主，用青蒿鳖甲汤加用六味地黄汤化裁，滋养肺肾之阴。正如前面所述，

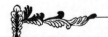

青蒿在大队滋阴药物之中并不是发汗透热,而是与知母一道,起到清虚热的作用,其中六味地黄汤去泽泻,以免渗利而重伤其阴,生脉散加银耳,益肺胃之气阴,全方着眼在肺肾同治,但不忘滋养脾胃,使津液生化有源,真阴易复。二诊时虚热基本缓解,盗汗又为突出之症,因此基本治疗方法虽无变化,但用青蒿鳖甲汤已不宜,故用药亦有调整,去青蒿鳖甲汤,加甘麦大枣汤为治。三诊时病证已到恢复阶段,这时脾胃功能尚未复原,用四君子汤加味治疗,恰到好处。本病的治疗,不论怎么讲,都是以滋补肾阴为根本治法,所以六味地黄汤的运用一直贯穿于整个治疗过程。林老认为,一些久病阴虚的病证,除了辨别其基本证候,还应注意常常有肾阴不足存在,治疗时酌情兼顾滋养肾阴,往往会取得较好的疗效。

内伤发热可否透热于外?要不要用透邪外出的药物?属于病程不久,温病外感余邪未清的病证,应在扶正(如温养气血、清热生津等)的基础上,酌情予以透邪,但必须具有透邪的脉症。这里所说的脉症,主要指的是恶寒,或浮而有力的脉象。例如林老用青蒿鳖甲汤治疗温病后期,津液已伤,又遗有夜热早凉的低热症状,但其前提必须是在发热之先,感到有一点恶寒。有一点恶寒,即有一分透邪外出的可能。否则纯属里证,则不宜用透邪的药物,而只宜内消。至于内伤病因引起的慢性发热,一般病程较长,可长达几个月甚至几年的,如无透邪的脉症和病机,则宜根据其是阴虚或阳虚,气虚或血虚,或虚中夹实,调整阴阳,温养气血精津,着眼在补虚的基础上,内清其热。但遣方用药,亦有类似扶正透邪者。因为方和药对于人体,往往因病机不同,身体素质不同而起到不同的作用。在这种情况下,于补养气血

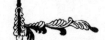

阴阳的药物之中，用一些清热的药物，看似透邪，实为清
热。所谓透邪，往往指发汗退热讲，而此时患者热退时并无
汗出，可以知道其热已从内清。还以青蒿鳖甲汤为例，当其
用于治疗余邪未清，热邪深入阴分的夜热早凉证，作用是在
扶正的基础上领邪外出的。但林老又常用它又治疗肺痨日久
骨蒸之潮热，此时该方的功用转而成为养阴清热的方剂，使
阴复则阳潜而热退，是热从内清，既不是透邪外出，也不是
散在表的虚热，这就是同一个方剂由于病机不同疾病所起到
的另一种不同的作用。类似这处情况的还有小柴胡汤和补中
益气汤的运用。

阳虚发热

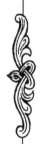

　　阳虚发热多因为肾之真阳衰亏，命门火衰所致，其可因
平素阳气虚衰，或患寒证日久伤及阳气，或误用过用寒凉之
品，致肾阳虚衰，使阴寒内盛，造成戴阳或格阳。此外，脾
胃气虚日久，亦可伤及肾阳，导致脾肾阳虚，引起阳虚发
热。阳虚发热又有分为戴阳及格阳，前者为真阳虚于下，虚
热浮于上，后者为体内阴寒过盛，阳气受格于外。严格说
来，阳虚发热并不是真正意义上的发热，其乃是一种真寒，
而假发热，患者体温并不高，仅感觉体内发热而已。治疗宜
温补阳气，引火归原。方用金匮肾气丸四逆汤等化裁。药物
常用有附子、肉桂、人参、巴戟天、山茱萸、熟地黄、怀山
药、泽泻、牡丹皮、茯苓等。

　　例6：陈某，男，69岁，1978年9月4日初诊。

　　烦热、气喘1天。原有冠心病、慢性心功能不全病史，
因病情加重已在某医院治疗2周。昨天起出现气喘，烦热，
经按心衰治疗2天，病情未见好转，家属要求用中药治疗，

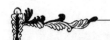

该院即请林老诊治，诊见患者自觉身体烦热，喘促，不能平卧，面色娇红，精神萎靡不振，体温不高，肌肤欠温。证属阳虚阴盛，虚阳上冒欲脱，急宜温阳固脱，用金匮肾气丸化裁。处方：熟附子 10g（先煎），桂枝 10g，红参 10g，巴戟天 20g，山茱萸 15g，熟地黄 10g，怀山药 15g，当归 10g，泽泻 10g，牡丹皮 10g，茯苓 15g。2 剂，水煎服，每日 1 剂。原用的西药不变。

9 月 6 日二诊：烦热、喘促减轻，精神好转。病情有所改善，治法不变。守上方改熟地黄为生地黄，加毛冬青 20g。5 剂，水煎服，每日 1 剂。

9 月 11 日三诊：烦热和喘促已不明显，精神较好。舌质淡暗，舌苔白，脉细无力。病情暂时缓解，治疗转入治理气阴为要，方用参芪地黄汤加减继续治疗，以巩固疗效。

按：本例西医诊断是为冠心病合并心衰，中医辨证属虚阳上冒欲脱之证。综合考察其病史及临床表现，知其阳虚乃是阴虚之极而致阳损，证候本质上还是属于阴阳两虚的。治疗时既要考虑到温阳固脱，又要照顾到养阴，这正好是金匮肾气丸的适应证。但金匮肾气丸温阳补阴之力强，而益气固脱之力弱，故治疗时加红参以益气固脱。林老认为，辨治格阳戴阳等真寒假热证候，一定要辨证准确。经常运用的药物可分类三类：一类为温阳药，如附子、肉桂；一类为益气壮阳药，如红参、巴戟天；一类为敛阳补阴药，如山茱萸、熟地黄等。此三类药物有协同作用，常应共同使用。

湿滞、瘀血发热

除以上各种气血阴阳不足所致的发热外，内伤发热还有因于湿邪阻遏及瘀血阻滞的。

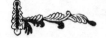

湿邪阻滞常见症状有身热不扬，头身重而困倦，或腹胀满闷，或大便不爽，舌苔腻，脉濡或弦或滑。其中较为典型的表现是腻苔，不论是白腻还是黄腻或腻而滑之舌苔，均为湿滞之象。湿邪阻滞的治疗宜运脾化湿，常用三仁汤、二陈汤、四苓散等加藿香、佩兰、紫苏之类。如见湿热者，则可合用二妙散、四妙散等。健运脾气，和降胃气，常是治疗湿滞发热的关键，所以治疗湿滞还需合用行气化滞醒脾胃的药物，如木香、砂仁、苍术、厚朴、生谷芽等。兼脾气虚弱的还要治以补气健脾，用四君、异功之类。

　　瘀血阻滞常见症状为发热日久，或痛或胀而病位不移，或麻木或刺痛，眼圈或唇舌色暗。由于瘀血的症状在临证多不明显，故观察舌质常是诊断瘀血的重要方法，舌质色暗最能体现瘀血的证候。瘀血发热的治疗宜祛瘀清热，方剂可用血府逐瘀汤、桃红四物汤加丹参、牡丹皮等化裁。

　　湿邪阻遏及瘀血阻滞所致的发热临床上可单独出现，更多的是兼夹见于正虚不足所致的发热之中。

　　例7：陈某，男，61岁，1992年5月12日初诊。

　　发热8个月。患发热已8个月，初病时体温仅在37~37.5℃，经做多种检查，均未发现发热的明显原因，服用中西药治疗，病情无缓解，发热程度有增加趋势。现症见发热，头晕而胀痛，精神差，胸闷，纳食不香，大便烂，日解一次。查体温38.2℃，舌质淡红，舌苔白腻，脉弦。证属痰湿阻滞。治宜化痰利湿，方用二陈汤合三仁汤化裁。处方：陈皮6g，半夏10g，炒薏苡仁25g，炒豆蔻10g，藿香10g，紫苏10g，柴胡10g，香薷10g，通草3g，茯苓15g，苍术10g，甘草5g。5剂，水煎服，每日1剂。

　　5月17日二诊：服药后体温下降，其他症状明显好转。

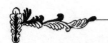

查体温 37.3℃，舌质淡，舌苔白腻，脉弦虚。病情虽好转，但证候渐显脾虚象，治宜兼顾健脾。以上方去豆蔻、紫苏、苍术，加党参 13g，白术 10g。7 剂，水煎服，每日 1 剂。服药后体温正常，其他症状消失，继以六君子汤化裁调理半月。随访半年，病情无复发。

按：本例实际上证候是以脾虚为主，但初诊时却表现为痰湿阻滞为重。林老权衡标本缓急，还是治以化湿为先。方中除二陈、豆蔻、苍术等燥湿之外，还选择了藿香、柴胡、香薷等芳香祛湿解热之品，并用茯苓、通草之渗利，特别是通草，使湿邪去有出路。当湿邪渐去，脾虚渐显时，又及时健益脾气，扶正祛邪，使病情逐渐缓解。

外感发热

由于肺属上焦，其功能为主气，主宣发肃降，外合皮毛，决定了肺系疾病多由外邪侵袭而致。而外感六淫诸病，又多与肺系相关。林老在辨治外感及肺系疾病时，从肺脏的这些特性出发，借鉴叶天士温病学说中有关病邪卫气营血传变的理论，制定了"给出路，阻去路"的基本治疗原则。"给出路，阻去路"的含义：一是强调祛邪，对感受外邪而致病者，应根据其不同的证候制订祛邪的治法；二是注意防范病邪的传变，以阻止疾病进一步发展。"给出路，阻去路"应是同时进行，不可分而治之。"给出路，阻去路"主要是针对与外邪相关的疾病而言。由于外感常常是肺系一些慢性病证复发和加重的原因，故这些疾病也存在"给出路，阻去

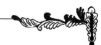

路"的问题。"给出路，阻去路"仅仅是一个原则，在具体病证的辨治时，需要针对不同的证候施治。兹以外感发热为例，对林老这一原则的具体运用作一介绍。

卫分及卫气同病证

温热之邪侵犯肌表，卫为邪郁而不能布达于外，而致外感发热；或卫分证未罢，温热病邪又内传脏腑，正盛邪实，阳热亢盛而致外感发热。卫分证症见发热重而恶寒轻，咳嗽，咽喉红肿疼痛，口干微渴，舌边尖红，脉浮数。卫气同病则见身热烦渴，咳嗽，痰稠色黄，头胀身重，舌质红，苔黄，脉滑数。治以辛凉解表，宣肺泄热为主，卫气同病者加以泻热攻下。方用林老自拟清解退热方，其药物组成有：柴胡、青蒿、金银花、连翘、桑白皮、地骨皮、牡丹皮、桔梗、前胡、紫苏、甘草等。方中柴胡、青蒿、金银花、连翘等解表清热，透邪于外；桑白皮、地骨皮、牡丹皮等清解内热，阻截病邪之内传；桔梗、前胡等宣通肺气，以利于风热病邪的祛除。本病的证候特点是表证仍在，治疗时应慎用大寒大苦之品，以免冰伏病邪。若证已入营血，不宜用该方治疗。

例1：邓某，男，16岁，1991年12月11日初诊。

发热7天伴咳嗽。病前一天受凉后，12月4日上午开始发病，发病之初即见发热，恶风寒，伴咽喉疼痛，咳嗽，咳痰，体温在38~39℃。曾用青霉素及中药治疗，症状未见好转，体温日渐升高。现症见发热重，恶寒少，咽痛，咳嗽，痰少，口干引饮，无汗出，无骨节疼痛。诊见面色潮红，肌肤灼热，体温39.2℃，舌质红，舌苔黄白相间，脉滑数。血常规：WBC 1.2×10^9/L，N 0.82，L 0.18。X线胸部正位片：

两肺纹理增多增粗，心膈未见异常。中医诊断为外感发热，证属外感风热，邪郁肺卫。西医诊断为急性支气管炎。治当清透风热，解毒宣肺。方以清解退热方化裁。处方：柴胡10g，青蒿10g，金银花15g，连翘15g，桑白皮17g，地骨皮17g，牡丹皮10g，紫苏叶8g，桔梗10g，甘草5g。3剂，水煎服，每日1剂。

1991年12月14日二诊：诉服药后发热渐退，现体温正常，仍咳嗽，有痰，咽喉不适。血常规正常。舌质尖红，舌苔白，脉弦。邪热已去，肺气未宣，治宜疏散风邪，宣利肺气为主，以上方加减，再治疗3天后病愈。

按：患者虽发病数日，从其发热、微恶风寒等症状分析，热邪仍在表卫，治疗还有解表透热的指征。林老治疗此类外感发热，除了疏解表邪之外，还注意清气分热邪，甚至用凉血的药物。一方面发散风热之邪于表卫之外，另一方面设防于气分血分之内，以阻止病邪向内传变。但又注意慎用大寒大凉之品，以免热邪冰伏于内不易透出。方中柴胡辛凉，既可疏散表卫风热之邪，又可透半表半里之热，青蒿虽苦寒，但芳香而透散，清热而不伤阴，且又长于解血分、阴分之热，二药配伍，是给热邪以出路之要药。金银花、连翘清热解毒，地骨皮、桑白皮清泻肺中之火，再加上牡丹皮凉血清热，共同阻止病邪传变。桔梗、前胡开肺卫之气，以助热解于外。甘草调和诸药。二诊时，患者热退身凉而肺气未宣，故用疏风解表，宣利肺气的药物治疗，以收全功。

例2：麻某，男，5岁6个月，1992年12月5日初诊。

发热15天。于15天前因受凉后出现发热，体温在38～39℃，病后服中西药物治疗，症状未见减轻，于1周前

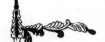

住某医院治疗至今，发热仍未退，现发热以午后为甚。病后无明显咽痛，无咳嗽及关节疼痛。诊见肌肤灼热，无汗，体温38.9℃，舌质偏红，舌苔白，脉数。血常规、抗"O"、肥达氏反应、X线胸片等均属正常。中医诊为外感发热，证属外感风邪，卫气同病。西医拟诊为上呼吸道感染。治法：祛风解表，清热解毒。方药：清解退热方化裁。青蒿7g，金银花10g，连翘10g，桑白皮13g，地骨皮13g，牡丹皮10g，龙利叶7g，桔梗8g，薄荷5g（后下），紫花地丁10g，蒲公英10g，玄参10g，牛蒡子6g，甘草5g。3剂，水煎服，每日1剂。药后病愈。

按：外感风邪，病邪客于肌肤，与正气相搏，故见发热之症。患儿虽未诉恶寒，又有午后热甚病邪入阴分之象，但从舌象脉象分析，病邪仍在卫气之间。从清解退热方的组成看，该方药物宜于卫分发热，而清气分实热之力不足，故根据病情增加了紫花地丁、蒲公英等清热解毒药。林老在运用该方时的常用加减法还有：壮热不恶寒，舌红苔黄，脉洪数，证属阳明气分热甚者，合白虎汤。夹湿者酌加藿香、佩兰、续断、救必应、鬼羽箭等。头痛属表证者，酌加蔓荆子、白芷、藁本等。咽痛明显者，加龙利叶、木蝴蝶、牛蒡子、射干等。见咳嗽者，先宜清热，再图止咳。

邪热壅肺证

本证由风热之邪入里，热壅肺经气分所致。症见身热汗出，烦渴，咳嗽，或胸闷胸痛，痰黏不爽，舌红，苔黄，脉数；或喘促不宁，痰涎壅盛，潮热便秘，舌苔黄厚黏腻，脉象滑数。本病多为外感热邪所致，且热已入里，壅盛于内，不得宣泄。治疗以清泄邪热为主，方用麻杏石甘汤加金银

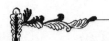

花、连翘、桑白皮、地骨皮、牡丹皮、芦根等。与卫分及卫气同病证治疗方法比较，用药重点虽有不同，但也是"阻去路，给出路"之意。

例3：邓某，女，56岁，1992年4月11日初诊。

发热、咳嗽1周。1周前因受凉后出现发热，咳嗽，病后3天到医院诊治，曾用青霉素治疗，症状好转不明显，今延中医治疗。症见发热，午后为甚，无恶寒，咳嗽，有痰，痰黏稠而黄，口干，纳减，大便结，小便黄而短。体温39.3℃，舌质红，舌苔黄，脉数。血常规：Hb 100g/L，RBC 3.88×10^{12}/L，WBC 1.3×10^{9}/L，N 0.86，L 0.14。X线胸部正位片：右中下肺炎。中医诊为外感发热，证属邪热壅肺。西医诊为肺炎。治法：清热解毒，化痰宣肺。方药：麻杏石甘汤合五味消毒饮加减。处方：麻黄7g，石膏30g（先煎），杏仁10g，蒲公英25g，金银花15g，紫花地丁20g（先煎），青天葵15g，野菊花15g，芦根20g，桔梗10g，甘草5g。3剂，水煎服，每日1剂。

1992年4月14日二诊：服上药后发热已退，仍咳嗽，有痰。热邪渐退，改用麻杏石甘汤合外感止咳方化裁为治。处方：麻黄7g，杏仁10g，石膏20g，青天葵10g，桑叶10g，苏叶8g，前胡10g，枇杷叶10g，桔梗10g，浙贝母12g，枳壳7g，甘草5g。7剂，水煎服，每日1剂。

服药后症状消失，复查血常规正常，X线胸片示原炎症已基本吸收。

按：本例乃外邪侵袭，入里化热，邪热炽盛，灼液为痰，壅塞肺气，肺失宣降而病。午后壮热而无恶寒，为热邪已入里。咳嗽，大便结，小便黄而短，舌质红，舌苔黄，脉数，为热邪闭郁于肺，病在气分之候。此类病证热虽在里，

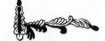

但治疗仍需引邪于外。当病邪在内时，如有引邪外出的可能，仍要"给出路"，从这一意义上说，给邪以出路，就是阻邪之去路。就本例而言，除五味消毒饮及石膏等清热解毒之外，麻黄是一味"给出路"的重要药物。麻黄具发汗、平喘、利尿三大功效，其配石膏，则温热之性减，利小便之力显，又有发汗之功，可使汗孔开而热随汗去。加芦根则清热利尿作用更强。一从汗解，一从小便而去，以此"给出路"。方中五味消毒饮以青天葵代天葵子，乃因青天葵既清热利肺，又兼养阴生津之功，较宜邪热郁肺伤阴的证候。外感止咳方是林老自拟的治疗外感咳嗽的方剂，药物组成有桑叶、前胡、枳壳、桔梗、枇杷叶、杏仁、甘草等，适用于外感风邪，症无发热的咳嗽。

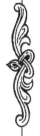

例4：闭某，男，2岁，1955年12月5日就诊。

高热、气喘8天，神志昏迷数小时。患儿于8日前因受凉得病，出现发热，体温39~40℃，气喘，痰多，数小时前突然出现神志昏迷。诊见神昏，体温40℃，喘促，鼻翼煽动，喘声如拉锯，口唇发绀，肌肤灼热而无汗，指纹紫色而粗，射甲透关，舌质红，舌苔黄厚，脉浮细数。诊为风寒入里化热，热壅于肺，郁闭清窍。治宜宣泄郁热，通窍清肺。处方：麻黄5g，杏仁4g，甘草2g，生石膏20g（先煎），黄连1g，蛇胆陈皮末0.7g（冲服）。水煎服，每日1剂，2剂。

1955年12月7日二诊：服药后神清，热退，喘平，仍有痰，咳嗽。病已向愈，不任重剂，拟辛凉轻剂为治。处方：桑叶5g，前胡5g，桔梗5g，紫苏梗5g，枳壳3g，川贝母5g，白薇5g，天花粉6g，枇杷叶3g，甘草2g。水煎服，每日1剂，3剂痊愈。

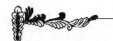

按：麻杏石甘汤出自《伤寒论》，原系治疗热喘的方剂。其中麻黄、石膏二味视患者热盛或风寒盛而调整其用量。本例属风寒盛而化热，虽神志昏迷而脉浮有根，仍有解表于外的希望，故方用麻杏石甘汤加味治疗，且石膏、麻黄用量较重。黄连味苦性寒，入手少阴心经，病已高热神昏，故用黄连以泻心经之热。蛇胆味甘苦而性寒，制成蛇胆陈皮末后，能通泄走窜而开心窍，并可泻火、除痰、祛湿。诸药相伍，合成宣肺热、泻痰火、通心窍、清肺热之剂。二剂时病情已缓解，改用辛凉轻剂，以防其反复，而巩固疗效。

湿郁证

本证多由湿热之邪由口鼻或皮毛侵入，归于脾胃，阻于中，逆于上，侵于下而致。湿郁之证有多种证候，但常见的为湿遏卫分证及湿阻气分证。前者症见发热恶寒，身热不扬，头痛如裹，口渴而不饮水，胸膈痞闷，脘腹胀满，身体重痛，恶心呕吐，大便不爽或溏泻，小便短赤，汗出，舌苔灰白或黄腻，脉濡滑或数。后者则无恶寒，身热烦渴较重。治疗均宜清利三焦湿热。邪在卫分者，用藿香正气散加减，以疏解表湿之邪。邪在气分者，方用三仁汤化裁，以分利三焦湿热。两个证候在治疗时可酌加柴胡、青蒿、金银花、连翘等。

例5：罗某，女，32岁，1992年2月26日初诊。

发热17天。2周多前开始出现发热，体温在38~39℃之间，病后住医院治疗，经用抗炎、退热药物及支持疗法治疗，至今发热未退。现发热而身热不爽，时有恶寒，午后热甚，头痛身累，胸脘胀闷，纳差。体温38.3℃，舌质偏红，舌苔白腻，脉数。查血常规、肥达氏反应、抗"O"、血沉

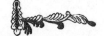

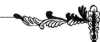

及 X 线胸片均未见异常。中医诊为外感发热，证属湿邪郁阻，三焦不利。西医诊为发热，原因待查。治宜疏解三焦，清利湿热。方用三仁汤为主化裁。处方：柴胡 10g，青蒿 10g，杏仁 10g，薏苡仁 20g，白豆蔻 10g，半夏 10g，厚朴 7g，苍术 10g，滑石 15g，藿香 10g，紫苏叶 8g，甘草 5g。5 剂，水煎服，每日 1 剂。

1992 年 3 月 1 日二诊：发热已退，仍腹胀闷，纳差，乏力，头晕。查体温正常，舌质淡红，舌苔白，脉弦。湿邪虽大退，还需调理，方用平胃散加味。处方：苍术 10g，陈皮 5g，厚朴 7g，木香 7g（后下），神曲 10g，茯苓 15g，紫苏叶 8g，甘草 5g。3 剂，水煎服，每日 1 剂。服药后症状消失。

按：三仁汤虽为分利三焦湿热之方，但观方中药物，利湿行滞之品较多而清热之力不足，临证时林老常常根据证候不同酌加清热药物。如本例湿邪阻滞三焦，特别是中焦湿滞明显，但又见时有恶寒，表明湿邪尚未完全入里，故组方要兼顾到清疏之需，柴胡、青蒿、藿香、紫苏叶等即为此类配伍。

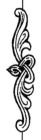

营血证

本证可因邪在气分不解，邪热传入营分、血分而成。也有初发直中而病的。症见身热夜甚，躁扰不宁，甚或神昏谵语，口不甚渴或不渴，斑疹显露，色泽紫黑，舌质绛红而无苔，脉细数；也有壮热口渴，神昏烦躁，斑疹显露，舌质绛红而证为气营两燔者。如为病邪逐渐内传而致营血证候，除见营血热证外，多兼夹有津伤阴耗之象。治以凉血散血，清热解毒，或兼以养阴生津。方用犀角地黄汤、清营汤、清宫

汤等加减。

例6：梁某，男，47岁，1942年8月16日初诊。

发热4天。患者于4天前因劳累及受雨淋而出现发热，寒战，病后虽经治疗，病情无好转而日见加重。诊见壮热，神志模糊，烦躁，口渴引饮，肌肤灼热无汗，微咳无痰。舌质深红而绛，舌苔干黄，脉数尚有力。诊为风温，热虽已入营血，但仍为气营两燔之证，且热闭心包。治当清营透热，清心开窍。处方：①清营汤加减：犀角（水牛角代）4g（先煎），生地黄15g，丹参15g，金银花15g，连翘15g，玄参15g，浙贝母15g，黄连5g，甘草5g。2剂，水煎服，每日1剂。②安宫牛黄丸，每次1丸，每日2次，汤剂送服。③鲜芦根煎水代茶。④稀米粥，间断服用。患者服药2天后发热逐渐减轻，神清。再予原方治疗，安宫牛黄丸改为每日1丸，至第5天发热消失，诸症缓解，但觉神疲乏力，纳呆，又改用益气养阴生津之法为主调治十余天，病愈。

按：从患者神昏烦躁、舌质绛红来看，其热已入营血，但壮热、舌苔干黄又为气分证候，故林老诊为气营两燔之证。治疗不仅是单纯的清热泄热，也注意到扶正以保护脾胃之气。方用清营汤加安宫牛黄丸清营透热转气，开窍醒神，以鲜芦根清热生津护液。同时鼓励间断进食米粥，养护中州，保护胃气。林老认为，此类患者病情凶险，治疗的时机把握得好，则病情向愈尚可希冀。若已见发斑者，治疗将更加棘手。

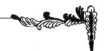

感　冒

外感风邪夹湿证

感冒一病由外感风邪而成，然广西属亚热带气候，湿气偏盛，因而风邪犯表时多夹湿邪。症见头昏重或胀痛，鼻塞流涕，恶风，咽部痛痒不适，身体酸重或疼痛，胸闷，恶心，舌苔白，脉浮或濡。若证候偏于风热，可见身热，恶寒，汗泄不畅，咳嗽，痰黏或黄，咽燥，或咽喉红肿疼痛，口渴不欲饮等，舌苔微黄，边尖红，脉浮数。外感风邪夹湿者，治宜疏风祛湿解表，方剂可用桑菊饮或羌活胜湿汤化裁。常用药物有桑叶、紫苏叶、菊花、桔梗、前胡、防风、荆芥、薄荷、葱白、蔓荆子、羌活、续断、救必应、鬼箭羽等。如证属风热夹湿，其发热明显者，按外感发热辨治，无明显发热者，则常合银翘散以辛凉解表。治疗感冒忌用大苦大寒之品。

气虚感冒

本证常见于中老年体虚感冒患者，一些年老体虚妇人之感冒更常见此证。本证常由于卫气不固，外感风邪后因气虚而托运无力，使邪不易解。其临床症状除见前述之外感风邪的表现外，还可见身楚倦怠，乏力，病情反复发作，欲解而未愈，舌质淡，舌苔白或薄白，脉浮无力，或仅为虚脉或脉沉细无力等。治宜益气解表。方用参苏饮或人参败毒散化

裁，常用药有党参、大枣、桑叶、菊花、羌活、紫苏叶、前胡、薄荷、葱白、桔梗、甘草等。合并血虚者，则加当归、大枣。治疗正虚感冒，应注意扶正与祛邪的轻重缓急。

例：陈某，女，60岁，1991年4月17日初诊。

头痛，鼻塞，肢体酸痛2月余。1991年2月中旬因劳累过度而发病，病见头痛头晕，鼻塞流涕，肢体及项背酸疼，咽喉疼痛等，曾服用多种中西药物治疗，病情未见好转。现症见头痛头晕，鼻塞流涕，全身酸楚疼痛，无发热，微恶风寒。诊见面色少华，舌质淡，舌苔白，脉虚而缓。中医诊断：感冒，证属气虚及外感风邪夹湿。西医诊为上呼吸道感染。治法：益气解表，疏风祛湿。方药：参苏饮化裁。处方：党参17g，大枣15g，炙甘草6g，桑叶10g，紫苏叶8g，续断10g，救必应10g，鬼箭羽10g，蔓荆子10g，桔梗10g，前胡10g，鲜葱白20g。3剂，水煎服，每日1剂。

1991年4月20日二诊：服药后症状大减，唯咽喉疼痛，舌脉同前。药已对证，仍守前法调理。于前方去大枣、炙甘草、续断、鲜葱白，加诃子10g，改党参为10g，再服3剂后病愈。

按：其证候为气虚外感风邪夹湿。素体虚弱则易感外邪，湿邪阻遏则病情缠绵。头痛、头晕、鼻塞流涕为风邪上犯之征，身体酸痛为湿邪阻遏之象，舌淡脉虚足见其正气不足。气虚则卫表失固不任风邪，加之湿气重着难解，故非寻常感冒药物所能治愈。林老在治疗时，注意了在扶助正气的基础上解表祛邪。方用党参、大枣、炙甘草以益气固表，桑叶、紫苏叶、蔓荆子等发散风邪。川续断本为壮腰健肾的药物，但《本经》云其"主伤寒"。林老也体会它有很好的祛风散湿功效，最宜于感冒夹湿者使用。鬼箭羽、救必应清热

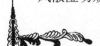

解毒祛湿，是广西民间治疗痧证之常用药物。桔梗、前胡宣肺气，葱白通鼻窍。

咳　嗽

　　林老认为外感咳嗽的病因就是外感风邪。其基本病机是风邪上受，侵袭肺系，使肺气壅遏不畅。主要症见咳嗽频作，可伴鼻塞或喷嚏，咽喉痒或痛等，苔薄白，脉多浮缓。外感咳嗽，除主要病因为外感风邪外，还有偏于风热、风燥及夹痰之不同。如风热之邪袭肺所致肺气壅遏不畅，其临床表现除外感风邪的症状外，还有咯痰不爽，痰黏稠或稠黄，咳时汗出，鼻流黄涕，舌质偏红或尖红，舌苔薄黄，脉浮数或浮滑等。如为风燥之证，多因于秋季感受风燥之邪，症状特征为咳嗽无痰，咽干声嘶。外感风邪夹痰者多为咳嗽日久，其外感之风邪未去而痰湿又生，症状特征为咳嗽痰多，胸闷而胀，舌苔腻，脉弦。

　　由于外感咳嗽主要是外感风邪，郁闭肺气，使肺气失于宣降所致，故林老认为治疗咳嗽应宣肃肺气，发散风邪，兼止咳化痰。基本方为桑叶、苏梗、前胡、杏仁、枇杷叶、枳壳、鲜芒果树叶、甘草。方中桑叶、桔梗疏风宣肺；紫苏梗肃降肺气；前胡、枳壳开宣肺气，化痰行滞；杏仁、枇杷叶、鲜芒果树叶止咳化痰。偏于风热者，酌加金银花、连翘、青天葵。偏于风燥者，可合玄麦甘桔汤及沙参、鲜梨等。夹痰者，可加贝母、二陈汤等。久咳入夜尤甚者，加紫菀、款冬花。

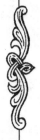

至于内伤咳嗽，虽由脏腑疾病所引起，但其病机也是肺气失于宣肃。因此内伤咳嗽，可在此方基础上，根据脏腑病证化裁治疗。治疗咳嗽，用药不宜过于苦寒。

例：覃某，女，54 岁，1991 年 12 月 6 日就诊。

咳嗽 3 月余。自述于 3 个多月前患"感冒"后出现咳嗽，几个月来服用中西药物治疗，至今未愈。现咳嗽频作，夜间较甚，痰少而黏，不易咳出，胸部胀闷。X 线胸部照片，可见两肺纹理粗乱，提示为支气管疾患。诊见舌质偏红，舌苔白，脉弦软。此因外感过后，风邪未去，郁闭肺系所致，治疗仍须疏风止咳，宣利肺气。处方：桑叶 10g，紫苏梗 8g，前胡 10g，枳壳 7g，桔梗 10g，薤白 10g，杏仁 10g，浙贝母 10g，芒果叶 15g，鲜梨 30g，甘草 5g。5 剂，水煎服，每日 1 剂。服药后咳嗽大减，胸闷胀消失，但仍有咽喉不适，于上方去薤白，加龙利叶 10g，8 剂而病愈。

按：外感风热或风寒过后，表证已去，遗留咳嗽未除，多属于风邪未得外解，郁闭于肺，肺气不降所致，治疗时应予疏散风邪，宣肃肺气为主。本例即属此类情况。林老在用药时，注意疏散风邪与宣利肺气结合，宣肺与肃利互用，宽胸理气与止咳化痰相辅，同时慎用寒凉之品，以免病邪郁伏不解。方中桑叶疏散风邪，与宣肺之桔梗和下气的紫苏梗相互为用。枳壳、薤白理气宽胸，配以前胡、杏仁、浙贝母等止咳化痰之品，效果更佳。芒果叶止咳化痰，是治疗咳嗽之要药。患者舌质偏红，是咳嗽日久，肺有郁热之象，故用鲜梨以清热生津，润肺化痰。甘草调和诸药，亦不可少。

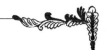

哮证、喘证

哮证、喘证的基本病机是肺失宣降，气机上逆，痰湿阻滞，病久者又多夹瘀。治疗首当降肺气，平喘逆，化痰湿。因此方用三子养亲汤以降逆平喘，并常在辨证的基础上加地龙、艾叶。若证属寒痰者，多加干姜、五味子。夹瘀者多加当归、丹参、红花、桃仁等。有咳嗽者，可合治疗咳嗽基本方。本病的病位，有在肺为主、在心为主、在肾为主之不同。其正气虚弱者，治疗时要酌情给予益肺、养心、固肾。

例1：白某，男，40岁，1991年9月27日初诊。

气喘反复发作3年余，加重约半月。患者于3年多前开始出现气喘、咳嗽、咳痰，症状反复发作，时重时轻，且于气候寒冷时症状明显。十多天前因天气转冷气喘又作，伴咳嗽，咳痰，近3天气喘甚，不能平卧，到医院诊治，服用平喘、止咳、化痰、抗炎等药物治疗，症状缓解不多。病后无发热。诊见面色暗红少华，舌质暗红，舌苔腻，脉弦细虚而数。中医诊为喘证，证属肺气阴两虚夹痰湿瘀血。西医诊为慢性支气管炎并肺部感染。治疗先宜化痰活血，平喘止咳为主，加味三子养亲汤化裁。处方：紫苏子7g，炒莱菔子7g，白芥子7g，前胡10g，陈皮5g，半夏10g，干姜7g，艾叶10g，五味子7g，当归7g，白芍15g，地龙7g。12剂，水煎服，每日1剂。

1991年10月8日二诊：气喘及咳嗽、咯痰大减。舌质暗红，舌苔腻，脉细无力。治疗改养阴益气，化痰活血为

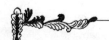

主。处方：党参 15g，麦冬 10g，紫苏子 7g，炒莱菔子 7g，白芥子 7g，前胡 10g，陈皮 5g，半夏 10g，干姜 7g，艾叶 10g，当归 7g，白芍 15g，地龙 7g。10 剂，水煎服，每日 1 剂。服药后喘咳缓解，守上方再服 10 剂。5 个月后随访，症状未复发。

例 2：梁某，男，58 岁，1991 年 8 月 2 日初诊。

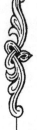

气喘反复发作 20 年，加重 15 天。患者于 20 年前开始出现气喘，症状反复发作，逐渐加重。初病时多于冬季发病，近几年发作频繁，无规律性。此次于半月前因感冒后气喘发作，用西药抗炎、平喘、解痉等方法治疗，症状好转不明显。现症见气喘，不能平卧，夜间为甚，痰白黏而少，无发热，无明显咳嗽。诊见面色暗红少泽，舌质暗红偏淡，舌苔白，脉虚数。X 线胸部正位片示两肺纹理粗乱。中医诊为哮喘，证属寒痰内积，瘀血夹杂，肺气不足。西医诊断：支气管哮喘。治法：温化寒痰，活血通络，降逆平喘。方用三子养亲汤加味。处方：紫苏子 7g，炒莱菔子 7g，白芥子 7g，前胡 10g，陈皮 5g，半夏 10g，干姜 7g，五味子 7g，艾叶 10g，桔梗 10g，枳壳 7g，地龙 7g。3 剂，水煎服，每日 1 剂。

1991 年 8 月 8 日二诊：服上药后气喘减轻，痰白稀多。舌脉同前。于上方加沉香 6g（后下），再服 5 剂，服药后症状基本缓解。守法增加益气之品，调治月余。1 年后随访，无明显气喘发作。

例 3：熊某，男，3 岁，1992 年 9 月 12 日初诊。

哮喘 2 年 3 个月。患儿于出生后 9 个月起开始出现哮喘，症状时重时轻而无止时，多方医治，未能有效控制病情。近 1 周来哮喘明显，伴咳嗽，痰多而黏稠，无发热和恶寒。舌

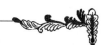

质偏红，舌苔白黄而腻，脉数。X 线胸片示两肺纹理较粗乱。中医诊断为哮喘，证属风邪郁闭，痰瘀壅肺，其证偏热。西医诊断为支气管哮喘。治法：疏风散邪，化痰活血，平喘止咳。方用三子养亲汤合外感止咳方化裁。处方：紫苏子 5g，炒莱菔子 5g，白芥子 5g，前胡 7g，桔梗 7g，枳壳 7g，薤白 6g，麻黄 4g，地龙 7g，鲜芒果树叶 10g，鲜梨 30g，甘草 4g。4 剂，水煎服，每日 1 剂。

1992 年 9 月 16 日二诊：哮喘缓解，咳嗽及咳痰减少。舌脉同前。治疗宜改用疏风止咳化痰为主。处方：桑叶 7g，紫苏梗 5g，前胡 7g，枳壳 4g，桔梗 7g，杏仁 7g，旋覆花 5g（包煎），鲜芒果树叶 10g，鲜梨 30g，甘草 5g。7 剂，水煎服，每日 1 剂。服药后症状缓解。

按：以上三个病案虽均为哮喘，但证候各不相同，例 1 为肺气闭郁于内，不能司其宣肃之职而病。从其脉症分析，属肺气阴两虚夹痰湿瘀血。治疗时根据其证候标本缓急，采取了先化痰活血平喘，再图益肺之气阴的方法。例 2 病久肺气不足，宿痰内积，并夹瘀血，适遇外感，引动宿痰而病发作。其气喘，不能平卧，夜间为甚，为痰瘀阻肺，肺气上逆之象。舌质暗红而淡，舌苔白，脉虚数，乃气虚、寒痰、瘀血夹杂的表现。治疗原则为先治标，后固本。例 3 则根于外感，因于风邪侵袭，郁于肺系之中而未能外达，久之则化痰生热致瘀，使其病更甚。治疗以疏解闭郁之邪为基本原则之一，并以化痰活血平喘。林老认为，久病多瘀病机也适用于哮喘的辨证，所以活血化瘀的治疗方法也是其治疗哮喘的基本原则之一。干姜、艾叶是叶桂治疗哮喘的经验。林老认为加五味子用于温化寒痰有较好的作用。

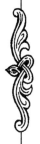

鼻　渊

　　患者多为平素体虚，肺气虚弱，卫表不固，其感受六淫之邪，特别是风邪侵袭并留着难去，病邪郁于肺之门户，蒙蔽肺窍而致鼻渊。此病以反复鼻塞、流涕及头痛等为主要临床表现。本病的证候常为本虚标实，其本虚之证以肺气虚为多见，常见涕清色白，量多，臭味少而腥气重，舌质淡，舌苔白或薄白，脉多虚而无力。标实之证以外感风邪或风热及湿热壅滞的证候多见。外感风邪者，可见鼻塞流涕，涕清或浊，头胀而痛，或见鼻衄，或恶风寒，身楚，舌质淡红，舌苔白，脉浮。若为风热，舌质尖红或舌质红，舌苔薄黄，脉见浮数。湿热壅滞者，可见鼻塞，头晕而痛，涕出黄稠而量多，或鼻衄，或口苦咽干，舌质红，舌苔黄或黄腻，脉弦或弦数。无论证候如何，林老治疗总以益气固表，祛邪通窍为基本治法。方用玉屏风散合四妙勇安汤及四妙散化裁。常用药物有黄芪、防风、白术、金银花、玄参、黄芩、辛夷、苍耳子、远志、石菖蒲、丹参、蔓荆子、海带等。

　　例1：阮某，男，66岁，1992年3月7日初诊。

　　反复鼻塞，流涕，鼻腔出血3年余。于3年前一次"感冒"后，鼻塞、流涕等症状未愈，并时见鼻腔出血，伴头痛。曾服用多种中西药物治疗，病状时显时消，未能痊愈。现症见鼻塞，流涕黏稠如脓样，头痛以右侧明显，鼻衄，无发热。舌质偏红，舌苔白，脉弦。中医诊为鼻渊，证属肺卫气虚，湿热壅滞为患。西医诊断为慢性鼻炎。治宜益气固表，清热利湿通窍。方用玉屏风散合四妙勇安汤及四妙散化裁。处方：黄芪15g，防风10g，白术8g，金银花15g，玄参10g，黄芩10g，辛夷10g，苍耳子10g，远志7g，石菖蒲15g，丹参15g，蔓荆子10g，海带30g。7剂，水煎服，每日1剂。

　　1992年3月14日二诊：服上药后症状减轻，现鼻塞稍通，流涕变稀，头痛缓解。拟守方再进7剂。此后以此方为主，临证化裁，连续治疗1个月后，症状基本消失。改用四君子汤加味调理半月余，随访半年，病情未见复发。

　　按：卫表气虚不固，则易受病邪侵袭并留着难去，病邪郁于肺之门户，蒙蔽肺窍而病。鼻塞，流涕黏稠如脓样，舌质红，为湿邪郁闭肺窍，并化热之征。头痛乃湿热上扰清空所致。然究其根源，乃是肺气失于固摄。首诊治疗时采取扶正与祛邪同施之法，用玉屏风散加上若干清利湿热及通窍活血之品。其中海带咸寒，具有清热软坚，化痰利水之功，是鼻渊证属湿热时治疗的良药。二诊时病情已有好转，但正气仍需巩固，故以四君子汤为主调理。

咽　痛

　　咽痛虽为平常之症，如久之迁延不愈，治疗亦颇棘手。林老认为若咽痛病久不愈，则多可伤津耗阴损气，又易引风、痰等病邪来犯，故其证候也多属虚实夹杂。常以阴津不足或气阴两虚为其正虚，风邪或风痰为患是其邪实。临床表现以咽痛为主要症状。阴津不足者，多见咽干而痛，或伴干

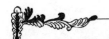

咳、声音嘶哑，舌质淡红或偏红，或舌质红舌体瘦小，舌苔少而干，脉多弦细。气阴两虚者，可见咽痛隐作，时显时缓，伴神疲乏力，咳嗽无力，舌质淡红，舌苔白，脉多弦细无力。外感风邪者，咽痛而痒，或伴鼻塞流涕，恶风身楚，舌苔白或薄白，脉浮。痰湿或风痰为患者，咽痛而痰多，或其痰黏稠，咳而不利，或咽痒，甚则恶心胸闷，身累而困，舌质淡红，舌苔白腻，脉弦或滑。治疗总以扶正祛邪为要。扶正重在养阴生津益气，祛邪重在疏风化痰利湿。病久者往往邪已入络，需适当予活血通络之品。因咽喉乃肺之通道，用药宜轻宣，或补或泻，以通为顺。林老治疗慢性咽痛常以玄麦甘桔汤合生脉散化裁，常用药物有玄参、麦冬、桔梗、党参、太子参、五味子、僵蚕、白薇、乌梅、赤芍、丝瓜络、川贝母、天竺黄、甘草等。

例：黄某，女，43岁，1991年3月29日初诊。

咽痛3年。于3年前开始出现咽痛，病后多方医治，症状时有减轻，但不久后又病复原样，在几家医院检查，均诊断为慢性咽炎。现症为咽部干涩而痛，早上有稠痰。病后无发热、恶寒。舌质淡红而暗，舌苔白，脉细软。咽喉部检查见咽部充血及淋巴滤泡增生明显。中医诊断为咽痛，证属肺气阴不足，宣降失常，风痰为患，且病已入络。西医诊断为慢性咽炎。治宜养阴益气，祛痰宣肺利咽，化瘀通络。方用玄麦甘桔汤合生脉散化裁。处方：玄参15g，麦冬10g，桔梗10g，党参15g，五味子7g，僵蚕10g，白薇10g，乌梅7g，赤芍15g，丝瓜络10g，川贝母10g，天竺黄10g，甘草5g。7剂，水煎服，每日1剂。

1991年4月5日二诊：咽痛明显减轻，咳痰减少。舌脉同前。药已对证，宜守方为治，上方7剂。此后以上方为

主，随症化裁，治疗1个月，症状缓解，咽部充血及淋巴滤泡增生基本消失。

按：本例显然因为咽痛久而未愈，累及气阴，加上反复为风邪所侵，炼津为痰，又阻碍血络，使气血运行不畅。方中玄麦甘桔汤及生脉散益气生津，育阴扶正外，僵蚕、白薇、川贝母、天竺黄、赤芍、丝瓜络等为祛风化痰，活血通络药物，是林老在治疗慢性咽炎时经常使用的组合。林老认为在这几味药中，僵蚕、白薇长于祛风，是利咽的要药。贝母、天竺黄重在化痰散结，与僵蚕、白薇配伍在治疗慢性咽炎的风痰及痰湿或痰热证候时均很好用。赤芍、丝瓜络则偏于活血通络。对并有瘀血证的也可酌用桃仁、红花等药。

失　音

失音这一病证也多属正虚邪实。主要是外感风邪，邪郁于肺系，肺气失于宣畅，会厌不利，则音不能出。临床上有偏于风寒、风热，或寒郁化热，或热壅伤津者，临证时当辨之。邪实之证，还有因气血行涩、外邪郁阻或久病生痰致瘀的。其虚主要是肺之气阴不足，气阴两虚，一则使卫外不固，易为外邪侵袭，二则使咽喉失于濡润，且无力鼓动声道。若情志过激，则可致声道郁闭；或用声过度，损伤气道，则津气被伤。正气不足，病久不愈，还常使得咽喉受痰瘀之害。咽喉乃肺之门户与通道，其阻塞而气机不通，而致失音。本病证的主要症状为语声嘶哑，甚则不能发出声音。证为风邪为患者，可见外感风邪表证或风寒风热之证。其中

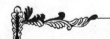

咽痒、脉浮为风邪作祟之征。肺之气阴不足者，常见声嘶而气短，伴神疲乏力，舌质淡红，舌苔白，脉多弦细无力。若见舌质暗红，是为血瘀。舌苔腻者，则为痰湿。治疗总以益气养阴宣肺，疏风宣窍，活血软坚化痰为要。方用玄麦甘桔汤合生脉散加味。常用药物有玄参、麦冬、桔梗、党参、太子参、黄芪、僵蚕、白薇、乌梅、赤芍、青天葵、竹蜂、丝瓜络、浙贝母、甘草等。如外感风邪者，可合桑菊饮加减。外感风热者，可合银翘散加减。热毒为盛者，可合五味消毒饮加减。伴咽痛者，亦可参照咽痛辨治。

例：明某，女，25 岁，1991 年 9 月 17 日初诊。

声音嘶哑 3 个月。于 3 个月前出现声音嘶哑，症状日渐加重，曾到几家医院耳鼻喉科检查，均诊断为声带小结节，服西药治疗至今，病情未见明显好转。现仍是声音嘶哑，咽喉干，饮水不多，舌质暗红，舌苔白，脉弦虚。中医诊断：失音，证属气阴两虚，以阴津亏损为主，并痰瘀互结。西医诊断：声带小结节。治宜养阴生津，益气宣肺，活血软坚化痰。方用玄麦甘桔汤加味。处方：玄参 15g，麦冬 10g，太子参 10g，黄芪 10g，桔梗 10g，僵蚕 10g，白薇 10g，乌梅 7g，赤芍 15g，竹蜂 15g，丝瓜络 10g，浙贝母 10g，甘草 5g。7 剂，水煎服，每日 1 剂。

1991 年 9 月 24 日二诊：服药后前述之症状稍有减轻。药已对症，再以原方服用 7 剂。此后用上方为主，随症化裁，服药 1 周后，症状明显减轻，1 个月后，症状消失，经某医院耳鼻喉科复查，声带小结节已经消失。半年后随访，未见复发。

按：玄麦甘桔汤的主要功效是养阴生津，此方也有利咽的作用，但不强。若加生脉散及黄芪等，也只是增加了益气

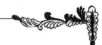

养阴之力。从咽喉的功能特点来看，是以通为用的，所以治疗失音及其他慢性咽喉病证，除扶正之外，宣通利窍是关键，利咽、化痰、祛瘀、通络、软坚散结等，都是宣通利窍的治法。上方桔梗、僵蚕、白薇、乌梅、赤芍、竹蜂、丝瓜络、浙贝母等药，就包括了这些治法内容。其中桔梗、白薇利咽化痰，僵蚕、竹蜂、蝉蜕等祛风宣窍，赤芍、丝瓜络活血通络，乌梅酸甘化阴，贝母化痰利气，都是软坚散结之品。

眼　病

　　林老不仅长于内科疾病的治疗，对眼科疾病辨治理论也有许多自己的见解，在治疗方面有丰富的经验。兹就林老对眼科疾病辨治的临证经验介绍如下。

眼病特点及治疗原则

　　中医对眼的生理病理有自己独特的认识，并已形成较完整的理论体系。林老认为其中两点应予强调。其一，眼为肝之外窍。肝之精气上输于目而能视，然而眼非肝之精气所独养，五脏六腑之精气皆上注于目。正如《灵枢·大惑论》所说："五脏六腑之精气，皆上注于目而为之精"。故眼病属精气虚者，可能是肝的不足，也可能为其他脏腑的不足。从临床来看，眼病属虚者，以肝、肾、脾不足居多。其二，目为上窍，非轻清之气而不能达。眼睛虽为脏腑精气所养，但因其位置与功能的特殊，决定它只能接受脏腑轻清之气的滋

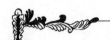

养。目之神明，是脏腑轻清阳气上达的表现。就此而言，如何使脏腑清轻阳气上达目窍，既是眼睛功能得以正常发挥的保证，也是治疗眼病的关键所在。因此，林老认为眼睛在病理状态下，除脏腑气血不足之因存在外，更多的则是脏腑之精气不能上达眼睛所致，即所谓精不达目。精不达目，非精气不足，乃"玄府不通"。据此，林老提出了"通玄府"的治疗原则，并把这作为治疗眼病的一个重要方法在临床上加以运用。

玄府一词源于《内经》，一般指汗孔。如《素问·水热穴论》说："所谓玄府者，汗空也。"金代刘河间将玄府之意推而广之，认为玄府是气出入升降的道路和门户，云："然玄府者，无物不有，人之脏腑皮毛、肌肉筋膜、骨髓爪牙，至于世之万物，尽皆有之，乃气出入升降之道路门户也。"并把运用的重点落在眼病上。然而刘河间乃攻邪派人物，所阐发的多为火热病机，其用药常为寒凉之物。林老认为，河间的玄府学说为眼病的辨证论治提供了重要方法，但只以火热病机论之又过局限。目为上窍，它不仅以轻清之阳气为己所用，而且以通为贵。若目窍气机升降出入之道以玄府喻之，则在病变时影响的因素可以说是多方面的。林老把这些因素归纳为两大类，一类是外感六淫，其中又以风热、风寒及火热邪气为多见，另一类是脏腑气机失调。脏腑气血失调又分为气机虚弱和气机郁滞。气机虚弱以肝、肾、脾脏虚损为多，气机郁滞即气滞、血瘀、痰湿。不论是何种病因，其病理结果都是目窍气机阻滞，玄府不通，导致目睛不明。

根据眼病的病因及发病机理特点，林老认为辨治眼病关键在于通玄府。通玄府为一基本原则，它有几个含义。一个含义是依眼病的证候不同，通玄府又各有不同的内容。一

般来说，玄府因邪气闭塞不通者为实证，治宜祛邪为主，其中又有因于外感病邪或内伤气滞、血瘀、痰湿者，要注意区分。因脏腑虚弱，玄府涸涩，无以上供目用者为虚证，治宜补益脏腑。另一个含义是目居上首，头为诸阳聚汇之处，且目非清轻之气不能达之，用药宜轻扬、宜升发、宜宣散。还有一个含义是治疗眼病要善于使用引经、通经药物。《灵枢·邪气脏腑病形》说："十二经脉，三百六十五络……其精阳气上走于目而为睛。"这就是说，要根据眼病部位的不同，有针对性地使用引导之药或通经之药。

眼病治疗

外感风邪

症见两目红肿，疼痛，流泪，瘙痒，痉挛，麻痹，翳膜等，或伴有恶风，头痛，身痛，脉浮，舌苔薄白。临床上眼科外感风邪的证候是常见的，说其为外感风邪，指的是在症状表现上仅仅为感受风邪之表证，无明显的寒热及痰湿倾向。治法为发散风邪，用林老经验方：麻黄、细辛、蔓荆子、藁本、防风、川芎、白芷、羌活、菊花、红花、柴胡、升麻、木贼、石菖蒲等。此方为八味大发散加味而成，其药物组成以辛温解表为主，兼以活血、胜湿。根据眼的生理特点，林老认为，在治疗外感病证时应以辛温发散为基本方法。所以眼科祛风方即是治疗眼病外感风邪的主方，也是治疗眼病外感证候的代表方，体现了通玄府原则在治疗外感眼病方面的应用。临证时可结合具体证候，如风寒、风热、风湿、风痰等的不同化裁运用。其中风热证去麻黄、细辛、川芎、白芷，酌加桑叶、浮萍、薄荷、桔梗等。风寒证去菊花、柴胡、蔓荆子等，酌加荆芥、葱白、苍耳子等。风湿证

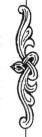

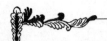

酌加藿香、紫苏等。风痰证酌加僵蚕、钩藤等。病毒感染性眼病、过敏性眼病及某些细菌感染性眼病常见外感风邪诸证。

例1：杨某，女，21岁，1991年8月7日就诊。

两眼红肿疼痛3天。于3天前开始出现两眼红肿、疼痛、流泪，伴有发热。病后在某医院眼科检查，诊为流行性出血性结膜炎，用抗生素及眼药水治疗，症状无好转。查体：体温37.6℃，两眼胞睑红肿明显，白睛赤红，眵泪胶黏量多，舌质红，舌苔白，脉弦。中医诊为天行赤眼，证属外感风热，郁闭玄府。西医诊为流行性出血性结膜炎。治法：疏散风热，通畅玄府。方用八味大发散化裁，处方：麻黄5g，细辛5g，蔓荆子10g，羌活7g，红花5g，决明子20g，菊花10g，黄芩10g，金银花15g，木贼7g，车前子7g，甘草4g。3剂，水煎服，每日1剂。嘱忌辛辣煎炸食物及烟酒。服药后病愈。

按：本例为外感风热之邪，郁闭上窍，玄府不通而病。其证虽为风邪作祟，但偏于风热。治疗当疏风散热解郁。八味大发散虽以温药为多，但在眼病证属偏热的，亦可适当运用。若尽遣寒凉之品，则恐郁邪于内，热虽去而玄府难通。林老的经验是在八味大发散的基础上化裁，以大队疏风解热药物伍一些辛温发散之品，可达到祛邪而解郁的目的。如热证明显，也可用四味大发散伍疏风解热药物治疗。在清热时注意使用以清上焦热及清肝明目的药物，如黄芩、金银花、板蓝根、木贼、决明子、菊花等。

例2：黄某，男，56岁，1992年4月25日就诊。

两眼胀痛十余天。于十余天前出现两眼胀痛，无红肿，无流泪及发热，病后外用眼药水及内服药物治疗，症状无好

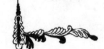

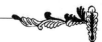

转，现症如前。诊见两眼白睛稍赤红，舌质偏红，舌苔白，脉弦细。中医诊为暴风客热，玄府郁闭。西医诊断：眼痛，原因待查。治法：通玄府，解郁闭。方用八味大发散加减：麻黄6g，羌活10g，防风10g，蔓荆子10g，白芷10g，全蝎7g，红花7g，赤芍10g，菊花10g，石斛17g。7剂，水煎服，每日1剂。嘱其忌辛辣食物及烟酒。药后病愈。

按：与例1比较，两例均为风热之证，但前者为病毒感染，治疗上应在辨证的基础上充分考虑清热解毒之品的运用。本例虽为风热证候，却是以风邪郁闭经脉为主，且有化热伤阴之象，临床表现以疼痛为主。故治法和用药思路有所不同，治疗除了发散风邪外，还注重清热育阴、活血通经熄风药物的运用，如全蝎、菊花、石斛等。

热毒内蕴

症见目胀胞肿，胞轮红赤，鬶如凝脂，热泪如汤，头痛如裂等，伴发热，口渴，便结，溲黄，舌质红，舌苔黄，脉数。治宜清热泻火，可用泻心汤加味。常用药物有黄连、黄芩、黄柏、大黄、金银花、连翘、生地黄、牡丹皮等。热毒内蕴为实热证，临床上又有心火、肝火、肺火、胃火、肾火之分，可据证候的不同化裁。心火盛者可用黄连、栀子、淡竹叶。肝火盛者可用龙胆草、夏枯草。肺火盛者可用黄芩、地骨皮、桑白皮。胃火盛者可用石膏、知母。清热解毒泻火仅解决了热毒的治疗，对于眼病实热证的治疗如一味清热泻火则毒邪易冰伏于内，反不利于病情恢复，因此要兼用一些发散通经的药物以通玄府，如菊花、木贼、柴胡、红花、大黄及少量麻黄、细辛，或酌用八味大发散、四味大发散等化裁。热毒内蕴多见于眼科各种化脓性、非化脓性炎症疾病及急性青光眼等。

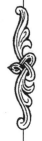

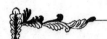

例3：林某，男，48岁，干部，1987年5月21日就诊。

两眼突发性发红、灼热、涩痛、流泪不已2天，西医诊为流行性病毒性结膜炎。诊见两目白睛满布赤丝，舌质边尖红，舌苔薄黄，脉弦。中医辨证：外感风热，邪火内盛。治以疏散风热，清热解毒。处方：麻黄6g，细辛5g，蔓荆子10g，菊花10g，红花5g，金银花10g，连翘10g，蒲公英10g，紫花地丁20g。水煎服，每日1剂。药后病愈。

按：本例显为风热上受，火毒内蕴所致，故方用四味大发散化裁以疏散风热邪气，并以五味消毒饮清热解毒。红花在大量清热药物中，起活血凉血及"引药入经"之作用。全方重视证候的处理，又注意到外感性眼病的特点，是林老治疗眼病的"通玄府"原则在外感性眼病运用的体现。

例4：熊某，男，43岁，1992年3月6日初诊。

右眼畏光，流泪，疼痛，异物感，反复发作近1年。于约1年前右眼开始出现畏光，流泪，疼痛，异物感等症状，病后在某医院眼科就诊，按右眼单纯疱疹病毒性角膜炎治疗，曾有好转，但至今已复发3次。于5天前又出现前述症状，伴头痛，口干，大便燥结，溲黄赤等症。舌质红，苔黄干，脉洪数。眼科检查：右眼视力0.06，眼睑水肿（＋＋＋），混合性充血（＋＋），角膜约4mm×5mm盘状浸润，前1/3实质层水肿、浸润，边界不清，红汞不着色，瞳孔小，房水尚清。左眼正常。中医诊断为聚星障，证属肝胃蕴热。西医诊为右眼单纯疱疹病毒性角膜炎。治宜清解郁热，解毒蠲翳，方用白虎汤合四味大发散化裁。处方：石膏40g（先煎），知母10g，板蓝根20g，金银花15g，蒲公英15g，黄连3g，藁本10g，蔓荆子10g，细辛2g，甘草5g。15剂，水煎服，每日1剂。

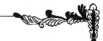

1992 年 3 月 21 日二诊：药后右眼症状及头痛、口干、便结溲黄等症好转，舌质边红少津，舌苔白，脉弦虚。实热大退而气阴亦伤，在前方基础上加减，酌用养阴益气之品。处方：石膏 20g（先煎），知母 10g，金银花 10g，蒲公英 10g，太子参 15g，石斛 15g，沙参 10g，藁本 10g，蔓荆子 10g，红花 5g，甘草 5g。20 剂，水煎服，每日 1 剂。

后以此方为主随症加减，到 5 月 5 日眼科复查，右眼角膜实质层水肿基本消退，房水清，视力 0.3。嘱间断服用 3 月 21 日方。随访 1 年，病情未见复发。

按：单纯疱疹病毒性角膜炎是一种反复发作的疾病，本例实热证候是明确的，治疗也似无特别之处。然以前病情虽有缓解，但不久后又复发，林老认为是清热不彻底之故。热郁于内，适遇某些诱因引之则病发，治疗的关键是清邪务必尽。具体到本例来讲，在实热证候大体缓解之后，一方面继续用清热药物维持治疗，另一方面视其气阴受损的情况给予养阴益气之药。持续治疗一段时间，清除其余邪，扶助其正气，是以疗效得到巩固。长久用清热药，有伤正气，特别是耗损脾胃气机的可能，所以类似病证的治疗要随时观察病情变化，灵活处理。

脾胃虚弱

症见两目昏花，视物偏盲、变形，视瞻昏渺，头晕目眩，眼睑下垂，神球自胀等，伴见神疲乏力，面色无华，自汗，纳呆便溏，舌质淡，舌苔薄白或白腻，脉沉细无力等。脾胃虚弱对于眼病的影响主要有两方面，一是脾虚气弱，中气不足，无力以行胃中水谷精微之气上注于目。二是脾胃失运，水湿内生，阻滞玄府，上蒙清窍。然脾气唯升是用，故不论健脾益气，或健脾化湿，都以升为贵。因此治疗宜健脾

益气，升阳化湿。方用补中益气汤化裁。如党参、黄芪、白术、当归、陈皮、柴胡、升麻、苍术、红花、石菖蒲等。方中药物组成，除健脾益气升阳外，并可疏肝，养血活血，化湿。该方对于眼科诸疾，证属脾虚者，十分合适。林老常以该方为主，运用于一些以脾虚为主要证候的眼病，特别是视网膜病变及眼睑病变的治疗。

　　补中益气汤方出《脾胃论》，其功效主要在于补益脾胃，升提阳气。该方在临床各科疾病的治疗应用范围较广。东垣曾言，脾胃不足则阴火内生，并又反乘于脾胃，"脾胃即为阴火所乘，谷气闭而下流，即清阳不升，九窍为之不利"。又说"夫五脏六腑之精气，皆禀受于脾，上贯于目……故脾虚则精气皆失所司，不能归明于目矣"。视网膜中医称之为视衣，是水谷精气滋养的主要部位之一。眼睑中医称为眼胞，乃脾胃为主，其功能正常发挥有赖于脾胃的气机的鼓动。如脾胃虚弱，清阳不升，阴火上扰，或瘀痰阻滞，脉道不通，可致视衣及眼胞功能损害，常是目失精明、眼胞下垂的重要原因。林老认为，补中益汤作为健脾益气升阳之方，在治疗眼病中的作用主要有三方面。一是健脾益气，以养精明。脾胃气虚之证，以补中益气汤为治，不但健运脾胃，而且升举脾胃清阳之气，此非其他补气剂所能比。二是补中升阳，甘温除热。因于脾虚，清阳不升，致阴火内生，上扰目窍。补脾胃之元气，以泻阴火，正是东垣立补中益气汤之意。三是升提阳气，鼓动血行，引药上达目窍。如一些瘀痰证候患者，气虚证候虽不为主证，亦可借补中益气汤益气升举之力，不但健脾，且助祛瘀化痰之品上行，而能最大限度地发挥药效。

　　例5：陆某，男，32岁，1991年1月16日初诊。

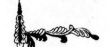

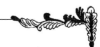

　　右眼视物不清半年。患者半年前曾被足球猛击右太阳穴处，当时无外伤，次日右眼视力开始下降，于2天后失明。病后10天经某医院眼科检查，诊断为右眼视网膜脱离，给予手术治疗，术后复查，视网膜复位尚好，但视力无明显好转。又服用中西药物治疗至今，视力仍无改善。现症见：右眼视物不清、变形，眼前黑影游动如蚊蝇飞舞。舌质淡红而偏暗，舌苔白厚，脉缓。眼科检查：视力左1.0，右0.03。右眼节前（－），玻璃体轻度混浊，视乳头（－），黄斑部颜色变淡，稍浊，中心凹点反光不清，无渗出，周围视网膜有少许大小不等的致密灰白色条带及膜片平附于上，视野无缺损。其他体检无异常。西医诊断为右眼视网膜脱离术后，黄斑部恢复不良，视网膜纤维组织增生，玻璃体混浊。中医诊为视瞻昏渺，证属脾虚气弱，瘀痰阻遏，气机不升以致目窍失用。治疗须健脾益气，鼓动阳气，兼活血祛痰，以利于行血化湿及活血祛痰药物上达病所。方用补中益气汤加味：黄芪20g，党参15g，白术10g，当归10g，陈皮6g，柴胡10g，升麻7g，三七粉5g（冲服），红花7g，苍术10g，浙贝母10g，神曲10g，玄参10g，甘草5g。水煎服，每日1剂，连服30剂。

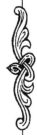

　　1991年2月16日复诊：视物不清有改善，仍觉眼前黑影飞舞及视物变形，大便干结，舌质淡红，舌苔白，脉细弦。右眼视力0.1，黄斑部淡浊略退，中心凹点反光增强，视网膜纤维组织增生无发展，仍有玻璃体混浊。治疗于前法加滋养肝肾之品，上方加枸杞子10g，黑芝麻20g。

　　以此方为基础，再治疗4个月，到1991年6月20日，右眼视力恢复到0.5，视物变形及眼前黑花飞舞明显减轻。黄斑部中心凹反光较好，视网膜纤维组织增生减少约1/3，玻璃体混浊减轻。仍以 2 月 16 日方（三七减至 1.5g）调治月余，半年后随访，右眼视力稳定。

按：视网膜脱离以手术治疗较多，但有部分患者术后虽然视网膜解剖复位，而其视力恢复不理想。林老认为这与脾气不升，瘀血未清及郁而生痰有关。而瘀血阻络，痰湿蒙蔽，又使清阳不升，以致目窍失养而不能明。本例即为此种情况。瘀血与痰湿，异物而同源，非行阳气而不能祛之。目居上首，非清阳之气而不能达。故在治疗上并不是一味活血化痰，而是以补中益气汤为主治疗，鼓动升发阳气，阳气行则血液行而瘀血散，津液行而痰湿化。况益气升阳之品又载三七、红花、苍术、浙贝等攻逐痰瘀。配玄参既可防该方燥利伤阴，又兼软坚化痰之效。后一方加枸杞子、黑芝麻，意在清养肝肾，巩固其本。寓利于养，养利结合，是本例治疗的特点。

例 6：杜某，男，40 岁，1991 年 5 月 8 日初诊。

患者于 8 年前发病，病初即见右眼视力下降，经某医院检查，诊断为中心性浆液性视网膜脉络膜炎。几年来用多种中西药物治疗，病情未见好转，右眼视力进行性减退。现觉右眼视物模糊，眼前似有纱幕遮挡，伴乏力倦怠、心烦、睡眠不佳、口干不欲水等症，舌质淡红，舌苔白，脉弦细，重取无力。眼科检查：视力左眼 1.2，右眼 0.01。右眼节前无异常。黄斑部可见一约 1/4PD 大小的黄色渗出灶，稍隆起，在此渗出灶周围有半圆形出血及视网膜轻度水肿，中心凹点反光消失。眼底荧光造影显示病灶内有新生血管形成。其他体检未见异常。西医诊断：中心性渗出性视网膜脉络膜炎。中医诊为视瞻昏渺，辨证属气阴两虚，阴火上扰，玄府蔽塞，脉道瘀滞。治宜益气养阴，以消阴火，兼祛瘀血。方

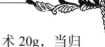

选补中益气汤加味：黄芪 20g，党参 15g，白术 20g，当归 10g，柴胡 10g，升麻 6g，陈皮 4g，炙甘草 5g，桑椹子 15g，女贞子 10g，枸杞子 10g，知母 8g，红花 7g。15 剂，水煎服，每日 1 剂。

药后视力稍有改善，倦怠、心烦、睡眠不佳、口干等症缓解。舌质淡红，苔白，脉细无力。药已中病，不更前法。上方去知母，加黑芝麻 20g，蝉蜕 5g，连服 2 个月。

1991 年 7 月 25 日再诊时，右眼视力已恢复到 0.8，眼底病变亦明显减轻。随访到 1992 年 4 月，未见病情复发。

按：中心性渗出性视网膜脉络膜炎西医认为以视网膜小血管畸形为病变基础。该病病程长，预后差。中医常按云雾移睛、视瞻昏渺及视惑等论治。根据内眼组织与六经相属学说，此为视衣病变，多属肝肾两经合病。然从本例脉症分析，实为肝脾气阴两虚，且以脾气虚弱，阴火相乘为主。故在治疗时以补中益气汤加养阴之品，借参、芪、术益气健脾以升清阳，女贞子、桑椹、枸杞子、知母等滋养阴液，当归、红花养血通络利窍，柴胡、升麻疏理气机，从而达到制阴火，通玄府的目的。后一方以黑芝麻易知母，增强养肝益肾之力；加蝉蜕行肝经之气，更有利于清阳精气上达于目。

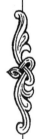

例 7：何某，男，56 岁，1991 年 6 月 19 日初诊。

患高血压病 10 年，双眼失明半年。患者有 10 多年高血压病史，4 个多月前因头痛，呕吐，双眼突然失明而到某医院住院治疗，按高血压脑病处理后，头痛、呕吐症状缓解，血压趋于平稳，但双眼视力改善不明显。现症见双目视物模糊不明，伴头晕，耳鸣，纳呆，乏力，动则气紧。舌质淡暗，舌苔白，脉弦虚。眼科检查：视力左眼指数 /26cm，右眼指数 /30cm。双眼节前无异常。视网膜管径不均匀地狭窄，

动静脉管径比例为 1：2~1：3，可见动静脉交叉压迫现象。视网膜广泛性轻度水肿，可见多处新鲜及陈旧出血灶，以陈旧出血灶为主，大小为 1/5~1/8PD 不等，且多集中于视乳头及黄斑附近。视乳头混浊，稍水肿，边缘模糊。黄斑无樱桃红样改变，中心凹点反光不清。血压 175/100mmHg。心脏无明显异常，肾功能正常，神经系统未见阳性体征。西医诊断：原发性高血压病，动脉硬化，高血压并动脉硬化性视网膜病变。中医诊为暴盲，辨证属气虚血瘀，眼脉不通。治宜补气升阳，活血化瘀。方用补中益气汤合补阳还五汤化裁：黄芪 50g，党参 20g，白术 10g，当归 10g，柴胡 10g，升麻 6g，陈皮 4g，炙甘草 5g，赤芍 20g，地龙 10g，川芎 5g，红花 7g，桃仁 7g。水煎服，每日 1 剂。

以此方为基础，临证稍作出入，继续治疗。在治疗 1 个月后，头晕、耳鸣、纳呆、乏力等症状明显改善，视力开始好转，血压基本正常。1991 年 9 月 20 日复查，视力右眼 0.4，左眼 0.3。仍坚持以原方为主治疗，改为隔日 1 剂。到 1991 年 12 月 14 日再查，双眼视力均为 1.0，视网膜水肿及出血灶消失，视乳头正常，黄斑部中心凹点反光较好。血压 155/95mmHg。随访半年，视力稳定。

按：本例视网膜病变，是因于机体阳气虚弱，无力行血，以致血脉瘀滞，目络不通，精气不能上达而睛明失用。从治疗角度而言，只有结合改善全身气虚血瘀证候，才有可能恢复视网膜的正常功能。所以林老根据患者的脉症，采用了补中益气汤与补阳还五汤合方。后者常用于治疗高血压及脑血管病的气虚血瘀证，与前者配伍，具有益气升阳，祛瘀活络通窍之功。治疗的结果，不但使血压恢复基本正常而平稳，也促进了视网膜水肿及出血灶的吸收。再则坚持治疗，

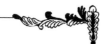

效不更方，也是获效的原因之一。

例8：吴某，女，39岁，1991年1月26日初诊。

右眼视物不清，眼前有蚊虫飞舞影近2年。于约2年前出现右眼视力下降，眼前如有蚊虫飞舞，病后右眼曾一度失明，曾按"视神经乳头炎""玻璃体混浊"服用西药治疗，病情有所好转，右眼视力增至0.3，蚊虫飞舞症状亦减轻。但以后继续治疗，病情无进一步缓解。现觉右眼视物模糊不清，眼前有蚊虫飞舞影，伴头晕乏力。诊见精神不佳，舌质淡偏暗，舌苔白厚，脉弦细。中医诊为暴盲，云雾移睛，证属肝脾气阴两虚夹瘀痰。西医诊断：视神经乳头炎，玻璃体水肿。治法：益气养阴，活血化痰。方以补中益气汤加味：黄芪20g，党参15g，当归7g，白术10g，柴胡10g，升麻7g，陈皮4g，炙甘草6g，枸杞子15g，玄参10g，红花7g，苍术10g，黑芝麻20g。7剂，水煎服，每日1剂。

患者连续服用上方两个月后，右眼视物不清及眼前蚊虫飞舞症状明显好转，复查视力升至0.8。到1992年2月访，病情无反复。

按：本例因脾虚气弱，肝阴不足所致，总为气阴不足之证。气虚则中阳不展，清阳不升，无力以养目。阴液亏损则上窍之气血更亏。气阴不足则无力以鼓动血液津液，使血液运行滞涩而瘀，津液停滞而成痰湿。治疗除补脾外，还要益肝。林老认为，在眼科病中见气阴两虚证候，多应以益气为主，其中的道理还是玄府之气以升为要这一条，所以本例补脾益气是主要的，故用补中益气汤加枸杞子、黑芝麻等。黑芝麻一药，味甘性平，补肝肾，益中气，养五脏，又有养血祛风的作用。林老常用之于肝脾两虚证候的治疗，对眼病中因病久而出现阴血不足或肝肾两虚，虚热不明显的证候也经常使用。

例9：李某，男，49岁，1991年10月16日初诊。

两眼眼睑下垂1年余。于1年多前无明显诱因出现两侧眼睛的眼睑下垂，症状逐渐加重，精神紧张时尤为明显，曾服用中西药物治疗，病情无好转。已在某医院住院近3个月，做内分泌功能、电解质、心、肝、肾功能等检查均无异常，按"功能性眼肌痉挛"治疗，症状无减轻。现症见两眼睑下垂，几乎不能睁眼，伴口甘而干，余无异常。诊见精神不佳，面色少华，两目眼睑下垂，几乎遮盖眼睛，舌质淡红，舌苔白厚，脉虚。中医诊为上胞下垂，证为中气不足，肝经拘急，脑神失安。西医：眼睑下垂，性质待查。治法宜补中益气，柔肝安脑。方以补中益气汤合甘麦大枣汤加减，处方：黄芪20g，党参15g，当归7g，白术10g，柴胡10g，升麻7g，陈皮4g，炙甘草6g，大枣15g，小麦30g。7剂，水煎服，每日1剂。

1991年10月23日二诊：眼睑下垂稍有改善，口甘而干症症状明显减轻。舌脉同前。治宜加强柔肝，并佐活血通络，以通利肝之经脉。上方加白芍30g，全蝎7g。7剂，水煎服，每日1剂。

1991年10月30日三诊：眼睑下垂明显改善，口甘而干状消失。舌质淡红，舌苔白，脉虚弦。药已对证，不更前法，守10月23日方，7剂。服药后症状基本缓解。

按：眼睑中医称作眼胞，为脾所主。眼睑下垂而口甘少津、舌淡脉虚，为脾气虚之象。脾虚中气不升，则不能行水谷精微于头面，故生此症。然而本病加重又与精神有关，目系又连于脑而属肝，故还与肝经拘急，脑神失安有关。治疗宜健脾益气以升阳，养肝缓急以安神。补中益气汤健脾益气升阳不必赘言，甘麦大枣汤则是林老常用于治疗肝经拘急之方。该方虽组成简单，但确有甘缓养肝，益其阴体，生其阳用的功效而无滋腻之虞，只要是肝经拘急或肝失条达因于肝体亏损者都可遣用。且其中浮小麦健脾益肝，升阳解郁，正宜于眼病选用。

肝肾不足

症见视瞻昏渺，干涩昏花，萤星满目，云雾移睛，飞蚊视幻，视物变形，翳膜遮目，或青盲、夜盲、暴盲等，伴头昏耳鸣，腰酸膝软，失眠多梦，脉弦细或沉细等。治宜补益肝肾，方用六味地黄丸或一贯煎加减。常用药物有山茱萸、地黄、山药、枸杞子、当归、茯苓、泽泻、牡丹皮等。肝肾不足有气血阴阳亏损之别。属气虚者宜益气主为，可加党参、黄芪、白术、续断、杜仲、桑寄生等。血虚者可兼养血，加何首乌，或合用四物汤等。阴虚者重在滋阴，宜加二至丸、龟甲、龟胶等。阳虚者偏重补阳，可加巴戟天、淫羊藿、锁阳、肉苁蓉；阳虚寒甚还宜用熟附子、肉桂等。在补益肝肾时，还须注意对活血通络药物如红花、决明子、谷精草、菊花等的酌情使用，以对补益之品进行升提引导。如果说脾胃虚弱证治疗多为补气，那么肝肾不足则可理解为偏于养血。故林老常说，在眼病的治疗中，须补气者多益脾胃，应养血者多补肝肾。肝肾不足常见于各种慢性眼病。

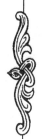

例10：吴某，男，42岁，1991年10月18日初诊。

右眼视物不清5年。患者于5年前开始出现右眼视力逐渐下降，病后在某医院检查，诊断为右眼中心性浆液性视网膜脉络膜炎，曾用多种中西药物治疗，病情未见好转，右眼视力呈进行性减退。现在症见右眼视物模糊，眼前似有黑色纱幕遮挡，伴头晕，烦躁，多梦，腰膝无力。诊见舌体偏

小，舌质红而苔少，脉弦细。眼科检查：视力左眼 1.2，右眼 0.01。右眼节前无异常。黄斑部可见一约 1/5PD 大小的黄色渗出灶，稍隆起，在此渗出灶周围有半圆形出血，视网膜轻度水肿，中心凹点反光消失。右眼眼底荧光造影显示渗出灶底部有新生血管形成。中医诊断：视瞻昏渺，证属肝肾阴虚，虚火上扰，脉道瘀滞。西医诊断：中心性渗出性视网膜脉络膜炎。治宜滋养肝肾，清虚热，祛瘀血。方用杞菊地黄丸化裁：枸杞子 15g，菊花 10g，山茱萸 15g，生地黄 15g，茯苓 15g，泽泻 10g，牡丹皮 15g，女贞子 10g，知母 8g，黄柏 7g，牛膝 10g，三七 2g（冲服）。20 剂，水煎服，每日 1 剂。

1991 年 11 月 7 日二诊：服药后视力稍见改善，头晕、烦躁、多梦、腰膝无力等症状明显好转。舌脉同前。上方去黄柏，知母改为 5g，加升麻 7g，蝉蜕 5g。每日 1 剂，60 剂。

1992 年 1 月 8 日三诊：眼科检查：右眼视力为 0.5，眼底病变明显改善。其他症状基本缓解。舌质淡红，脉细。仍以前法调治。上方改三七为 1g，30 剂。服药后病情稳定，到 1993 年 2 月随访，未见病情复发。

按：此例为肝肾阴虚，虚火内生，虚火上扰，玄府蔽塞，脉道瘀滞而病，其阴虚夹瘀的证候较为明显。第一方重在滋养肝肾兼祛瘀血，但该方偏于养阴清热，药物向下为主，而升举之力不足。故第二方在阴虚及虚火现象好转后，在治疗原则不变的情况下，稍减清热之知、柏，增加了升麻、蝉蜕以升提精气，使肝肾阴精恢复后得以贯注于目。此外活血化瘀的药物仅用了牛膝、三七，十分有针对性。

例 11：黄某，男，35 岁，1993 年 2 月 6 日初诊。

左眼视物模糊 2 月余。于 2 个多月前开始出现左眼视力

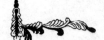

下降，视物变形。1993年1月在某医院眼科就医，查视力左眼0.01，右眼1.2，经眼底检查和眼底荧光造影，诊断为左眼中心性浆液性视网膜脉络膜炎，服西药治疗近1个月，病情无好转。现症见视物模糊，眼前似有黑色纱幕遮挡，视物变小，伴头晕，心中烦热，口苦。诊见舌质边红，舌苔白，脉细无力。中医诊断：视瞻昏渺，证为肝血虚及肝郁脾虚。西医诊断：中心性浆液性视网膜脉络膜炎。先宜养血疏肝，解郁除烦。方用一贯煎合丹栀逍遥散化裁，处方：当归7g，枸杞子10g，生地黄15g，牡丹皮15g，栀子10g，柴胡10g，白芍15g，白术10g，茯苓15g，石决明20g（先煎），决明子20g，红花7g，菊花10g，密蒙花10g，炙甘草5g。7剂，水煎服，每日1剂。

1993年2月13日二诊：口苦、心中烦热等症状缓解，头晕不明显，左眼视物稍有改善。舌质淡红，苔白，脉弦软。上方去牡丹皮、栀子，7剂。

1993年2月19日三诊：视力继续有好转，余无异常。舌象同前，脉弦细。肝火已消，肝气已疏，肝肾之精血未复。拟左归饮加味：山茱萸10g，山药15g，熟地黄15g，枸杞子15g，茯苓15g，炙甘草5g，菊花19g，红花7g，决明子20g，珍珠粉0.5g（冲服）。20剂，水煎服，每日1剂。

1993年3月10日四诊：左眼视力已恢复到0.4，眼前黑影基本消失，但早上视力差些，仍有视物变小现象。舌质淡红偏暗，脉虚。证属气虚夹瘀，治疗宜改用益气之法，方用补中益气汤加味，并加用活血之药。①黄芪20g，党参15g，当归7g，白术10g，柴胡10g，升麻7g，陈皮4g，炙甘草6g，决明子20g，红花7g，珍珠粉1g（冲服）。20剂，水煎服，每日1剂。②5%葡萄糖生理盐水500mL加丹参注射液

20mL，静脉滴注，每日 1 次，1 周后改为隔日 1 次，共使用 3 周。3 月 31 日眼科复查：左眼视力为 0.8，眼底检查正常。

按：本例的主证为肝之阴血不足，阴虚肝体失养则肝失疏泄，故肝气郁结。肝之气郁及虚火消灼津液，并乘侮脾土而见脾虚，更使肝血不能上输于目，脾胃水谷精微之气失于养睛，而目为之失明。其虚火上炎于目，使目中之精气更伤。治疗时考虑到肝血不足是其主要矛盾，所以采取先养肝血而后理脾虚的方法，养肝之阴血以护肝体，兼用疏解之物。到三诊时肝虚之证基本缓解，脾虚的表现已显突出，故治疗转为健脾益气为主。

例 12：罗某，男，36 岁，1991 年 10 月 4 日初诊。

左眼视物模糊 2 年余。患者于 2 年多前发病，当时左眼视物模糊，物体变小，眼前似有纱幕遮挡及蚊虫飞舞，曾在几家医院检查，均诊断为中心性浆液性视网膜脉络膜炎、玻璃体混浊，经多方治疗，病情无明显好转，左眼视力一直为 0.1。诊见面色无华，舌质淡暗，舌苔白，脉沉细迟而无力。中医诊断：视瞻昏渺，云雾移睛，证候属肝肾阴阳两虚夹瘀血。西医：中心性浆液性视网膜脉络膜炎，玻璃体混浊。治法：温养肝肾，活血化瘀。方用金匮肾气丸化裁：熟附子 7g，巴戟天 15g，山茱萸 10g，山药 15g，熟地黄 15g，枸杞子 15g，茯苓 15g，牡丹皮 10g，泽泻 10g，菊花 19g，红花 7g，三七粉 1.5g（冲服）。15 剂，水煎服，每日 1 剂。

1991 年 10 月 19 日二诊：服药后视物不清现象稍有改善，视物变形好转。舌质淡暗，舌苔白，脉沉细无力。药已中的，治法不更。于前方去熟附子，30 剂，水煎服，每日 1 剂。

因患者要离邕回家，不能定期来诊治，故嘱其如服药

后无不良反应，则坚持长期服药。1992 年 3 月 15 日再次来诊时述，服上药月余后症状明显好转，现视物较为清楚，物体变形、纱幕遮眼及蚊虫飞舞亦大为减轻，视力提高到 0.6。嘱其继续服用前方。1 年后来信说病情稳定。

按：本例除眼疾之外，其他症状不多。从其舌脉象分析，肝肾阴阳两虚确实存在，且表现为阳虚之阴寒内盛较为显著。阳虚之证在眼病中并不多见。本例阳虚之证一是因其体质使然，二是以往的治疗久用养阴药物，复伤阳气。虽见阳虚证候，但其阴精不足亦存在。就治疗而言，应补阴阳，益肝肾，填精气，故以金匮肾气丸化裁治之，既温阳益肾，又养阴育精，实际上是在温补阳气的同时补阴以资阳。林老认为，眼病少见虚寒证候，如确为阳虚阴寒者，多为各种原因导致阴损及阳所致，所以治疗也应当阴阳双补。在补阳时应酌选温补药物为主治疗，如巴戟天、淫羊藿、锁阳、肉苁蓉等，慎用附子、肉桂等大温大燥之品。本例在治疗稍有好转后即停用附子，以巴戟天为主温补肾阳就是此意。选用巴戟天，乃因该药温而不热，补肾助阳，质地柔润，更兼具补肾明目，健脾暖胃，升阳而通玄府，既益命门，又养元阴之功。在眼病的治疗中，比较适宜于阳虚而又见阴精不足的证候。

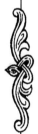

例 13：高某，女，42 岁，1976 年 2 月 28 日初诊。

左眼涩痛，视物不清约 1 年半。患者诉 1974 年 9 月起左眼无明显诱因而充血，干涩、疼痛，怕风，眼痛甚时连及眉棱，视物不清。病情反复发作，时重时轻，视力逐渐下降。此次来邕经西医检查，诊断为慢性葡萄膜炎。左眼视力 0.3。舌质红，少律，舌苔薄白，脉弦软细数。证属肝阴不足，肝用过急兼夹瘀血。治疗先宜养肝缓急为主。处方：浮

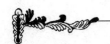

小麦 30g，大枣 15g，甘草 6g，沙参 15g，麦冬 15g，玄参 10g，白芍 15g，防风 6g，蝉蜕 4g，生蒲黄 4g。4 剂，水煎服，每日 1 剂。

1976 年 3 月 4 日二诊：药后诸症减轻。查舌质偏红，脉弦细软。肝阴渐复，瘀血未消。处方：浮小麦 30g，大枣 15g，甘草 6g，当归 9g，熟地黄 14g，红花 5g，赤芍 15g，羌活 9g，茺蔚子 9g，防风 6g。3 剂，水煎服，每日 1 剂。

1976 年 3 月 7 日三诊：症状继续减轻，眼病基本消失，充血大减，唯视力恢复不明显。舌质正红，脉弦细而虚。宜增用补养之品，前方加枸杞子、党参各 10g。因患者离邑回家，嘱其长期间断服用此方。

1976 年 7 月 11 日四诊：患者来信说，回家后间断服药，现左眼涩痛、充血均消失，视力恢复到 0.8，但看书报仍觉刺眼。继续守前法调理。处方：浮小麦 30g，大枣 10g，甘草 6g，枸杞子 13g，蝉蜕 4g，金钗石斛 12g，蔓荆子 10g，防风 6g，红花 7g，菊花 10g，当归 4g。水煎服，每周 2～3 剂。1976 年 11 月 7 日患者来信说，左眼基本恢复正常，视力 1.2。

按：根据患者脉症，本例辨为肝阴不足，肝用过急。《内经》云："肝苦急，急食甘以缓之。"《难经》又说："损其肝者缓其中"。故选甘麦大枣汤柔肝养肝。遣玄参、麦冬、沙参等是清金抑木之法。二诊时肝阴渐复，瘀血未消，故而重用活血之药。三诊之后，转入调理阶段，用药不宜峻急，是以在处方中加党参、枸杞子、金钗石斛等药，便于长期服用而不耗伤气阴。至于防风、蝉蜕、蔓荆子、羌活等药，均为引药上行，畅通玄府所设。

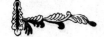

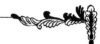

瘀血痰湿

瘀血与痰湿为两种不同的病理状态，其临床表现不尽相同，但又共是内在之病邪。瘀血证候症见各种眼病之急慢性充血，局部肿胀，陈旧性渗出或出血，舌质暗，脉涩或弦等。治宜活血化瘀，常用血府逐瘀汤为主治疗。大多数眼病都存在或兼有瘀血证候，因此活血化瘀治法在眼科疾病中的运用特别广泛。除瘀血证候外，活血药物还作为引经药用于眼病的治疗。桃红四物汤、血府逐瘀汤、通窍活血汤等都是常用的方剂。根据瘀血证候的不同，活血化瘀的药物选择有所区别，常用凉血活血药：赤芍、丹参、牡丹皮、毛冬青等；养血活血药：红花、归尾、川芎、丹参、鸡血藤、牛膝等；止血活血药：三七、蒲黄等；止痛活血药：延胡索、郁金、香附及三七、蒲黄等；祛瘀活血药：桃仁、红花、三棱、莪术等；逐瘀活血药：水蛭、土鳖虫、穿山甲等。上述几类药，林老在临证时以前五类运用较多。如作为引经药，则红花、川芎、丹参使用较多。

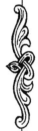

痰湿证候症见胞生痰核，睑生粟疮，鸡冠蚬肉，头痛，偏视，云雾移睛，视瞻昏渺等，或兼眩晕、咳嗽等，舌苔腻，脉弦。治宜化痰祛湿，方用二陈汤加味。常用药物有陈皮、半夏、茯苓、苍术、胆南星、白附子、桔梗、竹茹、竹沥、贝母、葶苈子、桑白皮等。痰湿证若为脾虚所致者，治疗应以健脾化湿为主。此外痰湿证又有寒痰、热痰、风痰、痰结之分，治疗时用药应有所偏重。痰湿证可见于玻璃体混浊、黄斑水肿、眼内外囊肿等病，或为兼证见一些眼病中。

例14：王某，男，45岁，工人，1976年2月18日初诊。

右眼视物模糊2年余。患者诉2年多前因水泥误入右眼而出现视物不清，西医诊断为外伤性角膜炎，屡治不愈。现

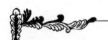

症：右眼视物模糊，视力 0.02，日出则右太阳穴处胀痛。查右眼黑睛已起薄翳，内眦胬肉攀睛已入乌珠，舌质暗红，满舌黄干苔，脉细弱。证属瘀血内停，且湿热与阴虚交结。拟分步而治，先以活血祛瘀，养血散翳为主。处方：当归 9g，赤芍 9g，熟地黄 12g，川芎 2g，红花 6g，桃仁 10g，三七末 0.5g（冲服），金钗石斛 15g，蝉蜕 4g，防风 6g，木贼 6g，夜明砂 9g，菊花 10g。水煎服，每日 1 剂。

以此方为基础化裁治疗近 5 个月。根据病情变化，及舌脉情况，从第 2 个月起兼用清热利湿的治法，开始合以四妙散，第 3 个月停用四妙散，第 4 个月加黄连、龙胆，第 6 个月去黄连、龙胆，加二至丸，转入调理。在治疗 1 个月后症状开始减轻。到 1976 年 7 月 7 日，右眼薄翳及胬肉均消失，头痛缓解，视力恢复到 0.8。

按：黑睛翳羽与胬肉攀睛，治疗贵在升清发散，活血祛瘀，其玄府通则目能明。然而本例除瘀血之外，还有阴虚与湿热交结的情况，治疗上较为棘手。欲用发散，却不利于养阴；若加补阴，则湿热更甚。林老在治疗时，始终坚持升清发散与活血祛瘀并举的原则，遣以大量此类药物，如蝉蜕、防风、桑叶、菊花、红花、石斛、夜明砂等，以解决玄府不通这一主要矛盾；对其他矛盾则采取分阶段解决的方针，首先用桃红四物汤活血化瘀又兼补肝之血，通过补血达到养阴的目的，既避免了一些养阴药物滋腻碍湿，又兼有活血作用。在明复的基础上，用四妙散清热化湿，后又以黄连、龙胆之品，达四妙散未尽之效。

例 15：张某，男，41 岁，1992 年 3 月 16 日初诊。

左眼失明 6 个月。患者于半年前被足球猛击中左太阳穴处，当时两眼并无不适，至第 3 日左眼视力开始下降，并

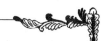

于 2 天后失明。病后在经某医院眼科检查，诊断为左眼视网膜脱离，给予手术治疗，术后复查，视网膜复位较好，但视力并无明显改善。此后又服用中西药物治疗至今，视力仍无好转。现症见左眼视物不清、变形，眼前黑影游动如蚊蝇飞舞。眼科检查：视力右 1.0，左 0.03。左眼节前明显异常，玻璃体稍混浊，视乳头无异常，黄斑部颜色变淡，稍浊，中心凹点反光不清，无渗出，周围视网膜可见不少大小不等的致密灰白色条带及膜片平附于上，视野无缺损。舌质暗红，舌苔白，脉弦。中医诊断为暴盲，证属瘀血阻络。西医诊为右眼视网膜脱离术后，黄斑部恢复不良，视网膜纤维组织增生，玻璃体混浊。治法：活血化痰，升清化浊。方用血府逐瘀汤化裁。当归 10g，川芎 7g，生地黄 15g，赤芍 15g，桃仁 10g，柴胡 7g，桔梗 10g，三七 2g（冲服），红花 7g，蒲黄 10，薏仁 10g，苍术 7g，甘草 5g。30 剂，水煎服，每日 1 剂。

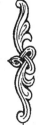

1992 年 4 月 16 日二诊：视物不清有所改善，仍觉眼前黑影飞舞及视物变形，大便偏干。舌质暗红，舌苔白，脉细弦。眼科检查：左眼视力 0.1，黄斑部淡浊稍退，中心凹点反光增强，视膜网纤维组织增生无发展，仍有玻璃体混浊。治疗宜加滋养肝肾之品，以补阴精，上方去苍术，加黑芝麻 20g。10 剂。

此后以上方为基础，临证酌情化裁，患者每月从外地来邕复诊一次，再治疗 4 个月。到 1992 年 8 月 20 日再诊时，左眼视力已恢复到 0.5，视物变形及眼前黑花飞舞明显减轻。眼科检查示黄斑部中心凹反光较好，视网膜纤维组织增生减少约 1/3，玻璃体混浊减轻。仍以 4 月 16 日方（三七改为 1.5g），嘱其长期服用。到 1993 年 6 月信访，病情稳定，左

眼视力为 0.6。

按：本例为典型的瘀血证候，但其本质却是肝脏阴血不足，故治疗时以活血化瘀为主，辅用养肝明目之品。血府逐瘀汤是治疗瘀血证的代表方剂，运用时还要根据眼病特点酌情变化。林老认为，在治疗眼病瘀血证使用该方时，须注意三个问题：一是瘀血证候有血瘀、出血、瘀结、血热、血虚等的不同，用药要有针对性。二是眼科瘀血证常合并其他证候，如脏腑气血阴阳不足，或痰湿等，应结合不同的证候进行辨治。三是注意血府逐瘀汤药物运用的升降出入的关系，该方的升降可从柴胡、桔梗、牛膝三药的运用进行调节。从眼科角度看，用药宜升宜清，故一般常用柴胡、桔梗，而牛膝的运用则较慎重。四是对"柴胡劫肝阴"的看法。此要从两面看，柴胡疏肝升阳，在肝脏阴血不足时过用确实有复伤阴血之虞，但柴胡又是引经通玄府之要药，所以使用该药应根据证候权衡。以本例为例，虽有肝阴不足存在，柴胡的使用除药量较轻外，其置于大队养血益阴药物之中，只有引药归经之益，而少伤阴血之害。

例 16：钱某，男，59 岁，1994 年 5 月 13 日初诊。

两目失明 2 月。患者有 8 年余高血压病史，2 个月前突然出现头痛及两目失明，在某医院住院治疗，按高血压脑病处理后，头痛症状基本缓解，血压趋于平稳，但双眼视力改善不明显。现症见双目视物不清，时觉头晕及头部轻微刺痛。诊见面色暗红少华，血压 170/95mmHg，舌质偏暗，舌苔白，脉弦虚。眼科检查：双眼节前无异常。视网膜血管狭窄，动静脉管径比例为 1：2～1：3，可见动静脉交叉压迫现象，视网膜轻度水肿，可见多处新鲜及陈旧出血灶，以陈旧出血灶为主，大小 1/4～1/7PD 不等，于视乳头附近较多，

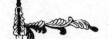

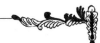

视乳头混浊，稍水肿，边缘模糊，黄斑无樱桃红样改变，中心凹点反光不清。中医诊断为暴盲，证属血瘀阻滞，眼脉不通。西医诊断：原发性高血压病，动脉硬化，高血压并动脉硬化性视网膜病变。治宜活血化瘀为主。方用血府逐瘀汤合补阳还五汤化裁为治。处方：黄芪 30g，当归 10g，陈皮 4g，柴胡 10g，赤芍 20g，地龙 10g，川芎 5g，红花 7g，桃仁 7g，三七末 2g（冲服），珍珠母 30g（先煎），甘草 5g。10 剂，水煎服，每日 1 剂。

1994 年 5 月 22 日二诊：视物不清有所改善，头晕、耳鸣、纳呆、乏力、气短等症基本缓解，近几天睡眠不好。舌质暗红，脉细弦。治疗宜加养阴之品，前方加女贞子 15g，枸杞子 10g。10 剂。

1994 年 6 月 1 日三诊：视力继续好转，稍感头晕。舌质暗红，脉弦虚。以上方加太子参 15g，山茱萸 10g，每日 1 剂，连服 2 个月。

1994 年 8 月 2 日四诊：视力右眼 0.4，左眼 0.3。舌质暗红，舌苔白，脉弦细。改用血府逐瘀汤合六味地黄丸化裁：当归 10g，赤芍 20g，生地黄 15g，川芎 5g，地龙 10g，红花 7g，桃仁 7g，山茱萸 15g，怀山药 15g，牡丹皮 10g，茯苓 17g，三七末 2g（冲服），珍珠母 30g（先煎）。水煎服，隔日 1 剂。

1994 年 12 月 14 日五诊：血压 150/90mmHg，双眼视力均为 1.0，视网膜水肿及出血灶消失，视乳头正常，黄斑部中心凹点反光较好。舌质偏红，脉虚弦。仍守上方继续调治。随访半年，视力稳定。

按：患者暴盲，为瘀血阻滞眼之脉络所致。虽然究其根源，是阴液久伤，耗及阳气，使阳气失于鼓动之力，但当前

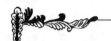
之证以瘀血为重，故着重祛瘀。观其舌暗淡脉虚，知其证以气虚为本，故既要祛瘀，又益气，遣血府逐瘀汤合补阳还五汤甚为合适。本例与例7的证候有相似之处，两者都为瘀血，但例7以气虚之象为重，故宜益气活血，本例以瘀血为重，故用祛瘀为先，证候有所差异，治疗的侧重也不同。实际上，两例用方均含有益气升阳即补中益气汤意，这也是林老治疗眼病升阳气、通玄府思维的体现。

例17：农某，男，26岁，1992年9月26日初诊。

左眼外伤后失明1个月。1个月前劳动时一细木条飞入左眼内，伤后即到某医院眼科住院，经手术治疗后视力仍未恢复。术后诊断为左眼球贯通伤，玻璃体积血。现左眼仍失明，眼球隐作疼痛。舌质边红，舌苔黄，脉弦。中医诊为真睛破损，证为肝经瘀血夹湿热。西医诊断：左眼外伤术后，玻璃体积血。治法：疏肝活血，清热化湿。方用丹栀逍遥散加味。处方：牡丹皮15g，栀子10g，柴胡10g，当归7g，白芍15g，白术10g，茯苓15g，甘草5g，石决明20g（先煎），苏木15g，红花7g，黄连2g，三七末3g（冲服）。10剂，水煎服，每日1剂。

1992年10月7日二诊：左眼颞侧视物较好，鼻侧仍视物不清。在眼科复查，左眼颞侧视野已经恢复，视力1.0，鼻侧视野仍差，眼底玻璃体积血已消散大部分。舌质边偏红，脉弦。守上方20剂。药后左眼视物已基本恢复正常。

按：本例为左眼伤后虽经手术治疗，仍有瘀血内积而未能消散，使玄府闭阻。眼为肝经所主，现舌红苔黄，脉弦，说明肝经有湿热。故其病属肝经瘀血夹湿热之证。治疗借用丹栀逍遥散清解肝经郁热及疏肝养血凉血之功，加苏木、红花、三七等祛瘀活血。其中苏木林老仅在外伤性瘀血证中使

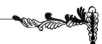

用。三七则是活血止血散瘀之要药，瘀血证候林老多用之。石决明为潜肝阳，清肝火药物，与它同类的还有珍珠母、瓦楞子等，为林老治疗肝经虚火证常用药物。本例虽无明显阴虚阳亢之象，但肝经湿热，极易伤阴，故用之以防相火妄动。黄连与栀子为清肝经湿热所用，但黄连用量不宜太大，以免过伤阳气。

　　例18：廖某，男，36岁，农民，1982年7月17日初诊。

　　右眼视物模糊、变形5个月。自1982年2月起右眼出现视物模糊、变形等症，西医诊断为中心性浆液性视网膜脉络膜病变，经治疗几个月未见好转。现右眼视力0.4，眼前有一雾状阴影，视物变小。诊得舌质暗红，舌苔白滑而厚，脉弱。中医诊为视瞻昏渺，证属湿滞血瘀，玄府不通。法当活血祛湿、清通玄府，兼以养肝明目。处方：苍术10g，茯苓15g，赤芍10g，当归7g，防风5g，蝉蜕5g，菊花10g，谷精草10g，枸杞子10g，蕤仁15g，夜明砂10g。15剂，水煎服，每日1剂。

　　1982年8月1日二诊：右眼视力已恢复到1.0，眼前阴影基本消失，视物变形症状大减。舌质正红，舌苔滑，脉弦弱。守前方加密蒙花10g，6剂。药后病愈。

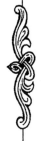

　　按：眼底病变日久者多为虚证。本例脏腑不足也是存在的，但久治而未愈，并非医者未进补，而可能是没有注意到其他证候共存。从患者的脉症分析，除肝阴血不足之外，痰湿与瘀血阻滞，使玄府闭塞不通，显然是治疗前的主要病理状况。所以林老在治疗时以祛湿活血为主，养肝明目与升清阳、通玄府同时并举。方中苍术、茯苓等祛痰湿；赤芍、当归、夜明砂活血散瘀；防风、蝉蜕、菊花、谷精草等升阳明目；枸杞子、蕤仁、当归等养肝之阴血。本例的治疗过程也

可说明在眼病久治不愈时，虽见**虚证**，但不一定是治疗应解决的主要矛盾，医者须根据具体表现作合适的处理。

血　证

例1：咯血

易某，女，14岁，1980年9月8日初诊。

咳嗽、咯血2天。患者于2天前出现咳嗽、咯血，咯血色鲜红，每次5~10mL不等，每日咯血数次。舌红，苔薄黄，脉浮滑数。于1978年曾有类似病史，在某医院诊为"支气管炎并黏膜出血"。月经正常。诊为燥伤肺络之咯血。治宜清润肺气，凉血止血。处方：薄荷5g（后下），白薇10g，桑叶10g，青天葵10g，竹茹7g，三七末3g（冲服），前胡10g，川贝母10g，茜草根10g，白茅根17g，枇杷叶10g，甘草5g。水煎服，每日1剂，连服8剂。

1980年9月15日二诊：咯血已止，仍有小咳，舌红，苔黄，脉浮。按前方出入为治。处方：白薇10g，桑叶10g，青天葵10g，竹茹7g，三七末2g（冲服），桑白皮7g，地骨皮10g，滑石10g，枇杷叶10g，牡丹皮10g，生地黄15g，白茅根17g，甘草5g。水煎服，每日1剂，连服3剂。

1980年9月18日三诊：症状进一步好转，舌红苔黄，脉浮而虚。前方去滑石、杷叶，加太子参15g。3剂痊愈。

按：患者素体阴虚肺燥，加之时值秋季，感受燥气，故咯血色鲜红，脉浮滑数，舌红，苔黄。选用辛凉解表的薄荷、前胡、桑叶、枇杷叶润而不燥，以解表邪；青天葵清

热，润肺，散瘀，解毒；白薇苦咸而寒，清热凉血，专治阴虚内热，肺热咳血；佐以三七、茜草根止血活血，川贝润肺散结等；竹茹则有凉血止血之功。用药以清热凉血润肺为主，适当佐以止血祛瘀，获良效。

例2：咯血

刘某，女，12岁，1978年9月14日初诊。

咯血10天。患儿在10天前因咯血住院，经中西治疗未见好而邀中医会诊。时见一至二日咯血1次，每次咯血约70mL，色鲜红，无咳嗽，口干不欲饮，精神尚好，纳食正常，无胸痛潮热，面色黄中带潮红，舌红而带暗，薄白微黄而干，脉浮虚数。辨为肺有郁热，灼伤阳络之咯血。宜凉血止血，佐以益气养阴为治。方用犀角地黄汤加减。处方：犀角5g（先煎1小时），生地黄13g，白芍10g，牡丹皮7g，川贝母10g，蜜炙桑叶10g，三七末3g（冲服），红参3g（另炖），茜草根10g，白茅根17g，甘草3g。水煎服，每日1剂，服5剂。

1978年10月17日二诊：咯血已止，但痰中偶见血丝，色暗，舌红而暗瘀，脉浮虚数。前方加竹茹5g，生石决明20g（先煎），水煎服，每日1剂。

1978年10月21日三诊：咯血及痰中血丝均无，舌质红润，脉虚数，精神及眠食均佳。宜益气清热宁血，佐以消瘀。处方：生地黄15g，地骨皮15g，桑白皮10g，桑叶10g，白茅根15g，红参4g（另炖，冲服），竹茹7g，生阿胶5g（烊化），三七末3g（冲服），百合15g，甘草3g。水煎服，每日1剂。

1978年10月28日四诊：精神好，眠食均佳，舌正红，薄黄苔，脉浮虚数。仍宜益气清热宁血。处方：红参4g（另

炖），生阿胶 5g（烊化），百合 15g，白及 10g，茯苓 15g，炙甘草 5g，怀山药 15g，桑叶 10g，白茅根 15g，生地黄 15g，牡丹皮 7g，地骨皮 10g。水煎服，每日 1 剂，3 剂后痊愈出院。2 个月后随访，未见复发。

按：《灵枢·百病始生》有"卒然多饮食则肠满，起居不节，用力过度，则络脉伤，阳络伤则血外溢，血外溢则衄血"之说。本例发病时，适值深秋久旱不雨，气候干燥，又兼常食香炒油炸，燥热内伤脉络，故脉浮虚数，舌红而暗，苔黄白而干，面色潮红。"上燥治气（肺）"，故从肺胃着眼，给予犀角地黄汤加人参、甘草，以益气、养阴、凉血，使热去阴复，气固血宁，稍佐止血祛瘀的三七、茜草根以治标，以白茅根凉润，桑叶、川贝润肺化痰，标本同治，故效。

例 3：紫斑

吴某，女，6 岁，1980 年 1 月 10 日初诊。

发现皮肤紫斑 2 个月。现在症见全身紫斑，两腿为多，神态困倦。舌质淡红，脉虚细数。查血小板为 $6 \times 10^9/L$。西医诊断为血小板减少性紫癜。中医诊断为紫斑，证系血虚内热，迫及营血，从肌肉外发所致。治宜滋阴清热，补血止血和营。处方：生地黄 17g，大枣 17g，生阿胶 7g（烊化），仙鹤草 10g，枸杞子 10g，党参 15g，黄精 13g，墨旱莲 10g。清水煎服，每日 1 剂。连服 15 剂，紫斑消失，血小板已增到 $17 \times 10^9/L$，暂告病愈。

按：中医所说的紫斑，系指发于肌肤表面的片状斑块言，多为外感热病，热盛阳明，迫及营血所致。现代医学血小板减少性紫癜，与其症状相似，但阳明蕴热发斑，身有发热，血小板减少性紫癜，没发热。两者同而不同。本证是血虚内热所造成，故用大量的补血止血药，兼清热滋阴而

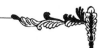

获效。

例4：血尿

周某，女，48岁，1981年11月29日初诊。

血尿数天。患者解肉眼血尿已数日，伴小腹胀坠，检查尿常规，镜下满布红细胞。诊得舌质淡红，脉虚沉细。诊为尿血，证属气虚下陷。治宜升举中气，止血祛瘀。方用补中益气汤化裁。处方：党参20g，白术6g，黄芪20g，升麻10g，柴胡5g，大枣15g，阿胶10g（烊化），陈皮5g，三七末3g（冲服），当归5g，炙甘草5g。水煎服，每日1剂，连服3剂。服药后血尿止，小肚胀坠消失，检查尿常规正常。1982年5月随访，未见复发。

按：尿血，尿道痛者为血淋，不痛者为溺血。夫血随气行，气行则血行，气止则血止，气虚则血脱。本例脉虚沉细，舌淡红，显系气血两虚而以气虚为主。在治疗上取补中益气汤以升补中气，使气不下陷，可使溺血止而小肚胀坠消除。辅以阿胶珠止血补血，三七末止血消瘀，故能收效迅速。

例5：血滑

高某，男，15岁，1974年3月13日初诊。

尿血、解黑便、鼻衄及皮肤紫斑近3年。近3年来经常出现尿血，解黑便、鼻衄及皮肤紫斑，经多家医院检查诊断为血友病。出血时常难止血，每隔一段时间需输全血治疗，症状才可暂时缓解。近来常有血尿，大便常黑，鼻衄血，碰伤后的皮肤常起瘀血包块，难消，口干而不渴，纳差。舌质淡，舌边尖略红，薄干黄白苔，脉细弦数。中医诊为血证（滑血），证为血虚有热，血燥不宁。治宜补血、凉血、宁血。处方：白芍10g，墨旱莲20g，女贞子10g，牡丹皮

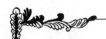
10g，桑叶 10g，生地黄 13g，山茱萸 10g，怀山药 17g，太子参 17g，槐米炭 7g，花生衣 30g（晒干，研末冲服）。清水煎服，10 剂，每日 1 剂。

1974 年 3 月 23 日二诊：10 天前曾输血治疗。近几天来身上无出血斑，口鼻不出血，但时有血尿，眠食尚可。舌质红，中根部黄白苔，舌边有瘀斑，脉弦，重按无力，处方：红参 7g，山茱萸 10g，怀山药 17g，丹参 17g，生阿胶 10g（烊化），麦冬 10g，大枣 13g，生地黄 13g，槐米炭 10g，北沙参 10g，银耳 7g（另炖），炙甘草 5g。清水煎服，每天 1 剂。

1974 年 4 月 15 日三诊：血尿已无，腰酸痛。舌淡苔黄，脉弦无力。处方：党参 17g，熟地黄 13g，山茱萸 10g，怀山药 17g，枸杞子 10g，丹参 17g，生阿胶 10g（烊化），麦冬 10g，大枣 13g，槐米炭 10g，北沙参 10g，炙甘草 6g，银耳 7g（另炖）。清水煎服，30 剂，每日 1 剂。

1974 年 5 月 15 日四诊：各种出血症状均明显缓解，面色萎黄，神态困倦。舌红少苔，脉来弦软。拟宁血补血为治。处方：鱼鳔胶珠 10g，生地黄 17g，党参 17g，怀山药 17g，银耳 7g（另炖），大枣 15g，枸杞子 13g，生阿胶 10g（烊化）。清水煎服，10 剂，每日 1 剂。

自此以后，以本方为基本，或加麦冬、五味子，或加女贞子、墨旱莲，或加桑椹、白芍、熟地黄，谨守养血宁血的原则，一直服药 4 年左右，直至 1978 年 1 月才完全停药。到 1981 年随访，已无出血表现多时，并于 3 年前参加了工作。

按：血友病是西医病名，与中医血滑证有相似之处。在病因方面，张景岳说："血滑不止者，或因病久而滑，或因

年衰而滑，或因气虚而滑，或因误用攻击，以致气陷而滑。凡动血之初，多由于火。"在治疗方面，血家最忌动气，因气有余，便是火。而动血之初，多由于火，所以治疗血证，最忌动气。故本证取凉血、养血、宁血为治则。临床各症皆缓解以后，表现失血后的脉症，改用宁血、补血及滋补等法。蛤粉炒鱼鳔胶（即鱼鳔胶珠），味甘，性平，无毒，有补肾阴，益精气，滋养筋脉，止血，散瘀，消肿的作用。阿胶滋阴补血、止血。银耳滋阴润肺、止血。党参、怀山药、大枣有补中益气，建立中宫的作用。枸杞子味甘性平，治肝肾阴亏，《重庆堂随笔》谓其"专补心血"。王士雄谓其"补精神气血诸不足也"。上述各味构成基本方，然后根据各个时期的不同情况，灵活加减，慢慢收功。

例6：吐血

温某，男，68岁，1955年6月12日初诊。

患者于今日上午突然吐血盈碗，自觉温温欲吐，胸痛，头目晕眩。原有高血压病史。诊得舌质红，舌苔薄黄，脉弦而数。考虑乃虚火上冲，损伤阳络所致，治宜滋阴潜阳，平肝熄风，清热止血，方用羚羊角汤加减。处方：羚羊角5g（磨水冲服），菊花13g，钩藤15g（后下），龟甲30g（先前），生石决明30g（先煎），白芍15g（煲水煎药），竹茹10g，白茅根15g。1剂。

1955年6月13日二诊：服前方1剂，吐血已止。舌质红，舌苔薄黄，脉弦数，仍宜滋阴潜阳，方用六味地黄汤加味。处方：山茱萸10g，枸杞子13g，怀山药15g，生地黄20g，牡丹皮10g，泽泻10g，茯苓17g，石决明30g（先煎），龟甲30g（先煎），钩藤15g（后下），菊花13g。10剂，水煎服，每日1剂，药后痊愈。

按：老年肝脏阴虚，肝阳气火上升，损伤阳络，"阳络伤则血外溢"，阳明胃络损伤而导致胃出血。夫阳明为多气多血之经，而冲脉丽于阳明，冲为血海，肝阳、冲脉、胃气失制上冲，遂致血涌而不可止，故此吐血与冲脉、肝阳有关。羚羊角汤有平肝熄风，清热镇惊的作用；加白茅根、竹茹，以清热凉血，降逆止血；去柴胡、薄荷、蝉蜕、夏枯草以免升阳而助肝之升，菊花、钩藤用以平肝降压；羚羊角、生石决明、龟甲味均咸寒，滋阴潜降。全方的组成，似乎没有止血药，其实滋阴潜阳，平肝熄风而血自止。二诊时血止胸舒，热势稍缓，改用六味地黄汤加味，不失滋阴潜降，降血压为治。

例7：便血

黄某，男，33岁，1992年7月22日初诊。

解黑便2天。患者于前天早上发现大便为黑色，油亮稀烂如柏油样。2天里解此样大便6次，总量约1000毫升。伴头晕眼花，乏力心悸，出虚汗等症。昨天曾到医院诊治，因惧怕打针治疗，故今天转中医医治。病前3个月有胃脘痛病史，但未做过相应检查。诊见面色苍白，精神不佳，舌质淡，舌苔白腻，脉虚细数。血常规：血红蛋白81g/L，红细胞3.02×10^{12}/L。大便隐血（＋＋＋＋）。中医诊断为便血，证属脾胃虚弱，脾失统血。西医诊断为上消化道出血。治宜健脾和胃，活血止血。方用异功散加味，处方：党参15g，白术10g，茯苓15g，陈皮3g，炙甘草7g，百合30g，乌药7g，白芍10g，三七末3g（冲服）。3剂，水煎服，每日1剂。

上药服用3剂后，大便颜色转黄，成形。复查大便隐血为阴性。继续守方治疗1周，在此期间2次查大便隐血均为阴性。

按：便血的基本病理变化是血液不循常道，溢于血脉之外。出血之病证，既有出血，也有瘀血，治疗出血也应同时消瘀。不论是么原因引起的出血病证，林氏都善用三七来治疗，其谓三七一药，既可止血，善消瘀，还可养血，其性比较平和，不动血，不耗气，不伤阴，是治疗出血病证的要药。导致便血的病因很多，证候各异。治疗出血除止血之外，辨别其不同的证候以治之。本例即为脾胃虚弱，使脾气失于统血，故治疗以益气健脾为主。方中用药如前述一样，坚持了宁血而不动血的原则。

胸　　痛

　　例1：杨某，男，40岁，1975年6月12日初诊。

　　右胸胁疼痛2年。患者近2年来经常右胸胁疼痛，近月来加重，夜痛时间较长，疼痛程度较甚，大小便正常，胸胁无异常发现，一日有几次缓解。曾到医院就诊，拟诊断为肋间神经痛。诊见舌质偏红，舌苔黄白相兼，脉弦。中医诊为胸痛，证属肝气郁结，肝脉拘急所致。拟柔肝缓中，通络止痛为治。方用甘麦大枣汤加味。处方：小麦30g，大枣15g，甘草7g，香附10g，紫苏细梗10g。清水煎服，每日1剂，共10剂。服药后症状消失。至1976年随访未复发。

　　按：肝的经脉"上贯膈，布胁肋"。本例从脉症分析是由于肝气郁抑，化火生风，以致胁肋间肝脉拘急痉挛而发生疼痛，有时肝气得舒故缓解。《素问·脏气法时论》说："肝苦急，急食甘以缓之"，《难经·十四难》说："损其肝者，

缓其中"，故采用甘麦大枣汤以柔肝缓肝，紫苏细梗以通脉络，香附以行气止痛，获得较好的疗效。

例2：容某，男，50岁，1954年11月10日初诊。

经常胸痛约4年。患者系木工，近4年来常觉胸部窒塞痹痛，短气不足以息。近几天来，症状加重，自觉胸有如大石头压着，窒塞痹痛较甚，短气不足以息。诊得舌质淡红，舌苔白厚滑，脉象寸部微细，尺部弦迟。诊为胸痛，证属阴寒上逆于阳位。治宜温阳、通阳散结、豁痰下气。处方：瓜蒌壳10g，薤白10g，桂枝10g，熟附子10g（先煎），白酒半斤，清水1斤同煎服。2剂，每日1剂。

1954年11月12日二诊：药后胸部舒畅，已无疼痛。舌质淡，苔白，脉仍沉细迟。拟以六君子汤合吴茱萸汤加附子温阳补中，巩固疗效。处方：党参17g，白术15g，茯苓17g，炙甘草5g，半夏10g，生姜10g，熟附子10g（先煎），吴茱萸7g，大枣7枚，陈皮7g。6剂，每日1剂。

按：患者系木工，经常用凿，是否胸中久劳积瘀，尚难否定。但根据脉症，阳微阴弦，舌淡苔白，胸中窒塞如石压，显系下焦阴寒，上乘阳位所致。采用瓜蒌薤白白酒汤以通阳散结，加附子、桂枝以振奋胸阳，两剂见效。第二诊脉仍沉细迟，舌淡苔白，采用六君以补益中气，升清降浊，吴茱汤祛胸中之寒，不使寒气上逆，而且附子、吴茱萸亦能温下焦阳气而祛寒湿。立方主要目的在于温复阳气而又补益中气，除逆祛寒而又蠲除痰浊。可见本例之证与劳伤积瘀无关。

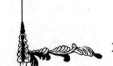

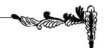

消　渴

杨某，女，52岁，1991年3月25日初诊。

多饮，多食，多尿，消瘦半年。患者于半年前开始发病，出现多饮，多食，多尿，体重进行性减轻，曾服用一些中西药物治疗，疗效不明显。现症除以上所述外，还伴口苦，口干，眼屎多，痰多等。诊见舌质淡红而干，舌体瘦，舌苔白，脉细虚。空腹血糖11.6mmol/L。尿糖（＋＋＋）。中医诊断为消渴，证属气阴两虚，以阴虚为主。西医诊断为2型糖尿病。治宜养阴益气，方用参芪地黄丸化裁。处方：红参3g，黄芪15g，山茱萸15g，茯苓15g，沙参15g，枸杞子15g，天花粉20g，玉竹20g，川贝母5g，麦冬15g，五味子5g。3剂，水煎服，每日1剂。

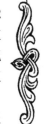

服用上药后，前述症状有所减轻，即守方继续治疗，服药半个月后复查血糖为6.1mmol/L，尿糖为（±）。治疗1个月后症状基本消失，血糖、尿糖均正常。

按：中医认识消渴病，多分为上、中、下三消。林老认为，消渴无论偏重于什么部位，都是气阴不足。阴阳虚损的证候，又是其中重证。一般消渴病证，以气阴不足者居多。气虚则无力承运津液，阴虚则津液无化生之源，所以，林氏治疗消渴，常从养阴益气入手，其主要药方是黄芪地黄丸加减。该方参、芪、六味等益气养阴，固肾健脾，沙参、玄参、枸杞养阴益血生津。本方可加石斛，如能用金钗石斛更好。若是证候偏于肺胃不足，亦可用四参杞子汤，阴阳两虚者，多以肾气丸治之。

腹　痛

例1：李某，女，32岁，1991年7月20日初诊。

腹痛8年。于1983年出现腹痛，疼痛以脐下隐痛和阵发性拘急疼痛为主，大便烂，日解1~3次，带有黏液，做纤维结肠镜检查，诊断为慢性结肠炎。经治疗后，大便有所好转，腹痛未减轻。现腹痛情况如前，大便偏烂，日解1次，无明显黏液。查面色暗而少华，精神不佳，舌质暗红，舌苔黄白相兼，脉弦软。中医诊断：腹痛（肝木乘土，湿热下蕴）。西医诊断：慢性结肠炎? 治法：清热燥湿，行气缓急，兼活血化瘀。方用金铃子散合芍药甘草汤，左金丸等方化裁。处方：白芍30g，炙甘草7g，川楝子10g，延胡索10g，木香7g（后下），黄连3g，吴茱萸4g，红花7g，柴胡10g，贯众10g，地榆10g。6剂，水煎服，每日1剂。

1991年7月27日二诊：上药服后症状明显减轻，查舌质偏红仍暗，舌苔黄白相兼，脉弦软。证候偏于热，于上方加丹参30g，15剂。服药后症状消失，半年后再访，病证未见复发。

按：林老认为治疗腹痛的方法，一是行气通腑，二是缓急止痛，非此不足以畅行胃肠之气机。在用药时，注意根据证候的寒热虚实不同，分别给予温中、清热、补虚、泻实。本例之证为肝木乘于脾土，湿热蕴于大肠，肠腑之气机不通，而为腹中疼痛之症。所用方药，体现了行气导滞，缓急

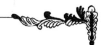

宽中的基本治疗原则。

例2：郑某，男，45岁。

右下腹疼痛3年。患者因工作缘故，常用脐旁回盲部顶棍棒搅肥皂水，几年来均如此操作，以致右下腹回盲部疼痛。近半年来虽已更换工作，症状无缓解。诊得舌正红，苔薄白，脉平。辨为瘀血内积之腹痛。治宜活血化瘀，行滞止痛。处方：防风7g，当归10g，羌活7g，生地黄13g，续断12g，酒炒甘草5g，肉苁蓉17g，牛膝10g。以三大碗水，煎取大半碗，加米酒五两入内，再煮二三沸，顿服之，再将药渣敷患处。每日1剂。服用十多剂后疼痛消失。

腰　痛

例1：曾某，男，56岁，1938年9月初诊。

腰痛2周。近2周来腰脊疼痛，自尾骶至大椎夹脊两旁酸痛明显，大小便正常，能食，服止痛药症状不减轻。舌淡红，苔薄白，脉浮缓。诊为营气痹阻，肾气痹着，外感风邪所致。治宜调营气，通肾痹。处方：黄芪15g，桂枝10g，白芍10g，生姜10g，炙甘草10g，大枣5枚，淡豆豉10g。水煎服，每日1剂，2剂痊愈。

按：人体经络上下左右相互联系，生理上相互为用，病理上相互影响。本例虽无桂枝汤证，但脉浮缓，而症状又出于太阳经及督脉之间，因此治从太阳经。考太阳经后溪穴通督脉，足太阳经申脉穴通于阳跷脉，督脉的第三条与足太阳起于目内眦……挟脊抵腰中，入循膂，络肾，而阳跷脉从足

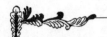

外跟下的足太阳经入络于肾。经络相通，外感风邪，内伤营气，可以造成营卫迟滞，肾气痹阻，因而出现太阳经及督脉循行部位症状。故采用桂枝汤加淡豆豉、黄芪以通营卫，醒肾气，通络脉。

例2：刘某，男，47岁，1954年10月5日就诊。

腰痛2年余。患者自1952年起，一直患腰痛，经多家医院检查，确诊为腰椎肥大，因腰痛及肥胖高大，需两人扶持行走。诊得舌淡胖，苔滑腻，脉沉缓。中医诊为腰痛，证属脾虚湿重，肾府受困。宜健脾祛湿，壮腰活络为治。处方：白术17g，茯苓20g，陈皮5g，生薏苡仁20g，狗脊10g，续断10g，桑寄生20g，威灵仙10g。清水煎服，每日1剂，连服6剂。

1954年10月12日二诊：脉症如前，稍觉轻松。处方：生白术50g，生薏苡仁65g。清水煎服，每日1剂，3剂。

1954年10月15日三诊：行走已不需人扶持。自称服药1剂，解下稀大便半桶，翌早一身轻松，现在腰已不痛。诊得脉舌如前，仍照前方给5剂，每日1剂。

1954年10月20日四诊：脉来沉细软，舌淡红。处方：肾气丸加车前子5g，牛膝5g，以善其后。

按：因工作关系眠干睡湿，日夜操劳，以致积劳成疾，造成脾湿困肾阳，故以大剂白术、薏苡仁健脾利湿。薏苡仁最善利水，不致损耗真阴之气，见湿盛在下身者，最宜用之，视病之轻重，准用药之多寡，则阴阳不伤而湿易去，故凡遇水湿之证，可用薏苡仁一二两为君，而佐以健脾祛湿之味，未有不奏效的。本例以生白术健脾祛湿，利腰间瘀血，是从《辨证奇闻》中"宽腰汤"化裁而来，恰中病机，故收效迅速。

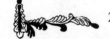

例 3：农某，男，63 岁，1991 年 10 月 4 日初诊。

腰痛 3 年。腰痛已 3 年，每于气候寒冷时疼痛明显，去冬今春以来，腰部疼痛未见消止。现见腰痛，活动受限，早上起床时疼痛最为严重，两下肢乏力。诊见面色暗红而无华，腰脊部按压及叩痛明显，舌质淡暗，舌苔白，脉虚。X 线腰椎正侧位片：腰椎骨质增生。中医诊为腰痛，证属肾气衰弱，肾府失养。西医诊断为腰椎退行性病变。治宜壮腰健肾。处方：熟地黄 15g，骨碎补 20g，鹿衔草 20g，淫羊藿 17g，炒莱菔子 10g，苏木 15g，徐长卿 20g，土鳖虫 7g，威灵仙 10g，独活 7g，桑寄生 30g，石斛 20g。3 剂，水煎服，每日 1 剂。

以此方为基础，随症稍作出入，连续治疗 1 个多月后症状消失。随访 1 年，腰痛无再次发作。

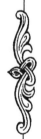

按：肾主骨而生髓。《内经》中云："腰者，肾之府也，转摇不能，肾将惫矣。"又说："感于寒……腰椎痛。"还认为腰痛由于"湿气下临，肾气上从"。因此腰痛与肾脏虚损，寒湿内注有关。除此之外，腰痛还多与瘀血有关联。本例年老体衰，肾气欠充，腰府失其脏气所养，以致骨质衰退，从而出现腰痛之病证。所用方药，是上述病机在治疗上的反映。方中的药物，基本上是集补肾壮腰、活血化湿祛寒之品为一体。其中石斛，在方内作用并非养阴，而是活血通经脉的药物。此方主要对于腰椎骨质增生及慢性腰扭伤的治疗作用较好。急性腰扭伤，则应酌去补肾药物，增加活血之品。对于两侧腰肌酸胀疼痛者，要注意加以祛湿，如用白术、薏苡仁等。

瘰　疬

刘某，男，41岁，1992年7月29日初诊。

颈部肿痛1月余。患者于数月前被诊为鼻咽癌，经手术和术后放疗治疗，现肿瘤基本被控制。放疗于1个月前结束。放疗结束后，颈部右前上方出现一肿物，发现肿物后做局部活组织检查，未找到癌细胞。经服药治疗，肿物非但未消，反而逐渐增大，局部疼痛，颈部活动不适。诊见右颌下可见一6cm×8cm大小的肿物，该肿物质中等硬，可活动，触痛明显。舌质暗淡红，舌苔白，脉虚细。肿物活组织检查：淋巴组织炎症。中医诊断为瘰疬，证属气阴两虚，痰气瘀毒互结。西医诊断为鼻咽癌放疗后，颈部淋巴结炎症。治宜益气养血，化痰祛瘀行滞。方用消瘰丸合四妙勇安汤加味。处方：玄参20g，浙贝母10g，牡蛎30g（先煎），黄芪20g，金银花15g，当归9g，甘草5g，猫爪草20g，生地黄15g，蒲公英20g，红花7g。3剂，水煎服，每日1剂。服用上药后症状减轻，即守方治疗，半个月后颈部肿物消失。

按：瘰疬病证主要由于痰、气、瘀壅结颈前，病多日久不愈而耗阴伤气，形成局部邪实，脏腑虚损的证候。治疗本病，宜以化痰软坚，解郁开结为主，用消瘰丸加四妙勇安汤化裁治疗颇合病机。该方在消瘰丸的基础上，加强了祛痰软坚之力，并辅以活血祛瘀及疏肝解郁的药物。脏腑亏损以阴虚为多，加味消瘰丸中虽已具养阴之品，但阴虚明显者，还可酌加生地黄、麦冬、石斛、牡丹皮等。除阴虚之外，亦有见脾虚、气血或气阴两虚、湿热、实热、热毒等证候的，临证时不可不辨。本例由气阴两伤，痰湿结聚，气机郁滞，血液瘀阻，痰、气、瘀互结，夹毒邪聚于颈部而病，故治宜益气养血，化痰祛瘀行滞。

阳　痿

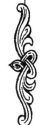

例1：陈某，男，30岁，1974年3月15日初诊。

患者小便滴沥5年，阳事不举3年。患者小便滴沥已5年，时觉小腹痛。近3年来，阳事不举，结婚近4年未生育，眠食正常。到医院就诊，诊断为前列腺炎并性功能衰退。诊得舌淡红，苔黄白厚，脉缓而弱。病为阳痿，辨证为脾肾阳虚，兼夹湿浊。治宜温肾利湿，分利湿浊。处方：川萆薢15g，乌药7g，益智仁10g，石菖蒲5g，茯苓20g，菟丝子10g，淫羊藿10g，莲子15g，枸杞子15g，车前子7g，覆盆子10g。水煎服，每日1剂，30剂。

1974年4月15日二诊：小便滴沥及小腹时痛均减轻。药已中病，照前方加党参17g，白术15g。清水煎服，每日1剂，30剂。

1974年5月15日三诊：各症均已痊愈，拟济生肾气丸加减以巩固疗效。处方：山茱萸10g，熟地黄15g，怀山药16g，牡丹皮10g，茯苓20g，泽泻10g，熟附子8g，肉桂8g，车前子7g，砂仁8g，麦冬10g。水煎服，每日1剂，20剂。

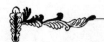

用药后夫妻生活正常，后嘱长期服用此方，于 1975 年 8 月其妻子生一女孩。

按：《素问·痿论》曰："思想无穷，所愿不得，意淫于外，入房太甚，宗筋弛纵，发为筋痿，及为白淫，故曰：生于使内也。"询问本例病者有手淫习惯，又复因家中不幸，忧虑无穷，初发为遗精，渐发为阳事不举，小便淋沥。现舌脉见关尺脉浮而缓，舌质淡红，是脾肾阳虚，故阳事不举；苔黄白厚，小便淋沥，又为内夹湿浊。两者互为因果，恶性循环，以致病多年来未愈。采用萆薢分清饮加味，补脾肾，分别清浊，故能获得较好疗效。

例 2：唐某，男，25 岁，1991 年 11 月 29 日初诊。

阳痿、遗精近 5 年。患者 20 岁左右时因劳神太过，开始遗精，遗精以梦遗为多，每周 3~5 次，渐至阳事不举，伴头晕、心悸、睡眠差、梦多，白天工作和学习均无精力。几年来多方治疗，症状不见明显好转。诊见精神不振，面色少华，舌质尖偏红，舌苔白，脉细虚。诊断为阳痿，证属心肾阴虚，心肾不交。治宜育阴养心，交通心肾，涩精止遗，甘麦大枣汤加味。处方：小麦 30g，大枣 15g，甘草 5g，百合 20g，合欢花 10g，黄连 1.5g，远志 3g，石菖蒲 7g，酸枣仁 15g，芡实 20g，金樱子 10g，楮实 17g，龙骨 20g（先煎）。10 剂，水煎服，每日 1 剂。

上方服用 10 剂后，遗精明显好转。守方再治疗 1 周，遗精次数已从治疗前的每周 3~5 次，减少为治疗后的每 2 周 1~2 次，阳痿也明显好转，睡眠较佳，精神较好，头晕消失。守方回当地继续调理，2 个月后来复诊，说病情稳定。又属长期服用六味地黄丸，1 年后访，阳痿及遗精均已基本消失。

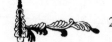

例3：潘某，男，45岁，1992年9月2日初诊。

阳痿1年余。从1年多前开始出现阳痿，病情逐渐加重，在发病后约2个月已失去性生活能力。1年多来服用中西药及用物理方法治疗，病情均无明显好转。现除阳痿之外，还伴有头晕、耳鸣、失眠、腰膝软弱乏力等症。诊见精神不振，面色暗而无华，舌质淡红，舌苔白，脉细弦。诊为阳痿，证属肾精气亏损。治宜补肾培元，左归饮加味。处方：枸杞子15g，山茱萸10g，熟地黄15g，山药15g，炙甘草6g，蛇床子10g，车前子10g，五味子7g，菟丝子10g，覆盆子10g，当归7g，天麻10g。3剂，水煎服，每日1剂。

以上方为基础，随症加减，嘱其在治疗期间节制房事，在服药10天后，阳痿开始好转，2个月后，阳痿及其他症状基本消失。

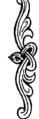

按：上二例，前者为劳神太过，暗耗心阴，虚阳独亢，心火不能下交于肾，使水亏火旺，脑失濡养而病。后者年逾五八，肾精已亏，有所纵欲，精气更虚，肾之精亏气弱，无力以强阳气，故阳痿。无论如何，二者还是以肾亏为本，故林老治疗因于肾脏亏损，真元不足的阳痿病证，强调固本培元。有兼心脾不足者，还须兼顾养心健脾以交通上下。夹湿及湿热者，又要合以利湿或清利湿热之品。天麻治疗阳痿，出自《五十二病方》，临床运用常有效验。部分患者因情志不遂，或大病、劳累后出现阳痿者，待情志改善，怡养身心后，多能恢复。有些阳痿，是长期慢性疾病伴随之症，则应以治疗原发疾病为主。

尿　浊

凌某，男，57 岁，1981 年 9 月 12 日初诊。

发现小便混浊 2 个月。自 1981 年 7 月起，出现原因不明乳糜尿，但无其他不适，曾到几家医院检查，均诊断为乳糜尿，原因待查。诊得舌质淡红，舌体胖，脉虚。辨证属脾肺气阴两虚，兼夹湿热下注。治宜两益气阴，兼清湿热。处方：北沙参 13g，麦冬 13g，怀山药 15g，茯苓 20g，桑寄生 20g，太子参 20g，枇杷叶 10g，桑叶 10g，黄芪 15g，五味子 5g。水煎服，每日 1 剂。忌食肥猪肉及煎炒油腻食物。

1981 年 10 月 13 日二诊：小便已清长，仍偶有浊尿，无其他症状。舌质正红而胖大，脉沉细。治疗仍照前方出入。处方：怀山药 15g，茯苓 20g，党参 20g，黄芪 20g，麦冬 10g，白术 15g，北五味子 6g，北沙参 10g，桑叶 10g，桑寄生 20g。清水煎服，每日 1 剂，10 剂后痊愈。半年后随访未见复发。

按：中医无乳糜尿病名，只有"尿浊"，而尿浊证又有赤白之分。戴思恭《证治要决》说："有小便如常，停久方才淀浊，有小便出如泔。"后者类似乳糜尿。根据本例脉症，林老认为为肺气阴两虚，湿热下流膀胱所致，故治以生脉散为主，辅以黄芪、山药健脾益气，佐以桑叶、杷叶、沙参、麦冬清肃肺气，俾上源清则下源膀胱亦清。忌食肥甘及香炒油腻食物，以免助湿生热。

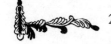

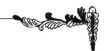

淋　证

例1：庞某，女，46岁，1982年9月25日初诊。

小便淋涩刺痛，尿如米泔水样月余。于1个多月前发病，小便淋涩刺痛，尿如米泔水样。尿检红细胞（＋＋＋＋），白细胞（＋＋），按尿路感染治疗病情未见好转。诊见舌质淡，舌苔白滑，脉虚。中医诊为淋证，辨证为脾虚不运，湿热下注，兼有血瘀。治宜健脾祛湿清热，佐以活血。处方：苍术10g，怀山药15g，土茯苓15g，琥珀末5g（冲服），淡竹叶10g，通草5g，川萆薢15g，白茅根20g，黄柏10g，墨旱莲10g，车前草15g，牛膝7g，甘草8g。水煎服，每日1剂，连服3剂。

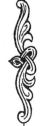

1982年9月28日二诊：自觉尿痛减轻，尿常规检查红细胞（＋＋），白细胞（＋）。舌质淡，苔白滑，脉虚。药已中病，仍照前方出入。处方：怀山药17g，土茯苓20g，炮山甲10g，生薏苡仁20g，苍术10g，黄柏10g，白茅根20g，甘草5g，生藕节3只，墨旱莲10g。水煎服，每日1剂，连服10剂。

1982年10月7日三诊：小便疼痛不明显，尿色转清，舌淡，苔白滑，脉虚。处方：牛膝10g，土茯苓20g，山甲10g，生薏苡仁20g，苍术10g，黄柏10g，墨旱莲10g，生藕节4只，怀山药15g，甘草5g。水煎服，每日1剂，又服3剂。

1982年10月10日四诊：症状缓解，尿常规检查正常。

舌质正红，舌苔白，脉虚。宜巩固疗效，照前方加黄芪20g，水煎服，每日1剂。8剂后痊愈。随访半年，未见复发。

按：根据患者脉症，本例可诊为淋证。张景岳说："淋之为病，小便涩。白浊症有油在溺者，其色白如泔浆，凡肥甘酒酿辛热炙燥之物，用之不当皆能致，此湿热之由内生者也"。又说："溺白症，见如泔如浆者，亦属膀胱水道之热"。本例脾虚不运，不但湿热下注，其气虚亦不能摄血，故见血尿。治疗须两者兼顾，并行不悖。故取苍术健脾阳，怀山养脾阴，苍术、黄柏、山甲、土茯苓、生薏苡仁健脾祛湿，健运中焦以止血；白茅根、墨旱莲、淡竹叶止血凉血，牛膝、山甲通尿道而止涩痛。后加北黄芪以收全功。

例2：梁某，女，44岁，1992年5月30日初诊。

尿频，尿急，尿痛1周。于1周前出现尿频，尿急，尿痛，伴发热和腰痛。服用中西药物治疗，症状无明显好转。查体温37.8℃，面色暗红，舌质淡红，舌苔黄白相兼，脉虚。血常规：血红蛋白106g/L，白细胞12.6×10^9/L，嗜中性粒细胞0.95。尿常规：白细胞（＋＋＋），红细胞（＋），脓球（＋）。中医诊断为淋证，证属湿热下注，肾气不足。西医诊断为急性尿路感染。治宜清热利湿解毒，兼益肾气。方用八正散合四妙勇安汤、四妙散化裁。处方：金银花15g，木通10g，白茅根20g，车前草15g，滑石15g，黄柏10g，牛膝7g，薏苡仁20g，桑寄生30g，续断10g，鹿衔草10g，土茯苓30g。3剂，水煎服，每日1剂。上药连服6剂后，症状大减，复查血、尿常规好转。再守方治疗1周，症状消失，血、尿常规复查正常。

按：淋证一病，无论是何证型，都是与湿热蕴积膀胱气分有关。病初，证以湿热为主，久病，则以本虚标实为多。

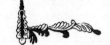

因此林老治疗淋证，以清热利湿为基本方法，常用八正散合四妙勇安汤化裁。该方清热不过于苦寒，祛湿不过于燥利。一些偏于热甚的证候，若增入清热解毒的药物，其清除热邪之功得以加强。一些久病以正虚为本者，配伍补虚之品，其扶正之功亦彰。本例肾气不足，易为病邪侵，湿热之邪下注，蕴积膀胱，故有小便频急涩痛之淋证发生。故用八正散合四妙勇安汤及四妙散化裁为治，扶正祛邪共为之。该方与林老治疗许多疾病的方剂一样，性味比较平和，进可攻邪，退可补虚。这也是其组方特点之一。

癃　闭

林某，男，82岁，1982年2月23日初诊。

尿闭半个月。于半月前开始解不出小便，小腹胀痛，需插导尿管才能排尿，在某医院诊断为前列腺肥大。现不插导尿管，在小便时仅可排少许，故易中医治疗。诊得舌质淡红，右脉微弱，左脉稍弦。辨证为肺气肺阴两虚，无力通调水道，下输膀胱。治宜两益肺气肺阴，佐以宣肺利尿。处方：红参10g（另炖），淡豆豉10g，麦冬13g，茯苓20g，桑白皮10g，银耳5g（另炖）。水煎服，每日1剂，2剂。1剂小便畅通，2剂痊愈。后以上方减量间断服用，随访到1982年10月，未见复发。

按：淡豆豉、牛膝有治小便癃闭的功用。盖淡豆豉既宣发肺气而通利水道，又能醒肾气痹着，且能通络。牛膝通利尿道而活血。但本例病因在于年老肺气肺阴两虚，不能通调

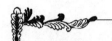

水道，下输膀胱。单用牛膝、淡豆豉不能为力。必得红参、银耳、麦冬峻补肺气肺阴，强心利尿，同时利用淡豆豉宣发肺气、醒肾痹，牛膝通尿道，桑白皮下肺气而利水，茯苓健运中焦而行湿利尿。诸药配合成方则补气而不辛燥，滋阴而不滞腻，遂收相辅相成之效。

中　风

例1：蒙某，男，80岁，1991年6月28日初诊。

右侧肢体活动不利8年。患者于8年前患脑血栓形成，病后虽经治疗好转，但右侧肢体活动障碍一直存在。现症见右侧肢体活动不利，以右腿活动障碍，不能行走为主，伴右腿肿胀且疼痛，右半身麻木。有高血压病史10多年。检查：血压185/95mmHg。右上肢肌力正常，下肢肌力3级，肌张力正常。舌质暗淡，舌苔黄，脉弦虚。中医诊断：中风（中经络）后遗症，证属气阴两虚，痰瘀阻滞。西医诊断：脑血栓形成后遗症，原发性高血压病。治法：益气养阴，活血祛痰通络。方用补阳还五汤合黄精四草汤化裁。处方：黄芪50g，黄精20g，地龙8g，红花7g，桃仁10g，赤芍15g，牛膝10g，当归10g，车前草15g，益母草15g，石斛20g，木瓜10g。7剂，水煎服，每日1剂。

1991年7月5日二诊：服用上药后精神改善，行走较前有力。查舌质淡红，舌苔白，脉弦软。守上方7剂。该方连服半个月后，右下肢肌力基本恢复到5级，能步行前来就诊，右腿肿痛大消。血压正常。再用补阳还五汤合生脉散加

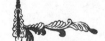

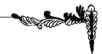

丹参、淫羊藿、巴戟天、钩藤等继续调治。

　　按：本病的病机，以气阴不足，痰瘀阻塞为主。在治疗上，以益气养阴，活血祛痰为主，基本方剂为补阳还五汤。但补益之时，更注意固肾健脾益脑，如合用左归饮、右归饮、补中益气汤等，注意补其元气之亏损（常用红参）。祛邪之时，更注意活血逐痰与通经利窍相结合，常选用三七、石斛、桑枝、胆南星、石菖蒲、远志等药。本例则属气虚血行无力，阴虚筋无所养，气阴两虚又致痰生瘀，致血脉痹阻，经隧不通。故治宜益气养阴，活血祛痰通络。

　　例2：卢某，男，46岁，1977年2月9日就诊。

　　左侧面部麻木、抽搐、疼痛6天。6天前无明显诱因出现左侧面部抽搐、麻木、疼痛，无头痛、头晕、呕吐及肢体瘫痪，左侧鼻唇沟变浅，口角向对侧歪斜，可见左侧面部肌肉抽搐。舌质偏红，舌苔白，脉沉细。中医诊断为中风，中络，证属阴阳失调，邪风中络。西医诊断为面神经麻痹。治宜调和阴阳气血，镇静宁风。方用牵正散合百合地黄汤、甘麦大枣汤及玉屏风散化裁。处方：白附子10g，全蝎7g，僵蚕10g，钩藤10g，小麦30g，大枣15g，甘草5g，百合17g，生地黄15g，黄芪17g，白术10g，防风10g。3剂，水煎服，每日1剂。本方服用3剂后病情大有好转，即守方治疗，再服药10天而病愈。

　　按：本病可与正气不足，经脉空虚，卫外不固，风邪乘虚入中经脉，气血痹阻有关。就本例病机而言，阴阳失调，气血偏盛于一侧而偏衰于另一侧，其偏于虚衰者可发生麻痹抽搐病证。故治宜搜风祛邪，活血通络。方用牵正散合百合地黄汤、甘麦大枣汤及玉屏风散化裁。若气血虚弱，营卫失调者，合桂枝汤或黄芪桂枝五物汤。有兼痰湿者，多加胆南

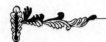

星、远志、石菖蒲等化逐痰湿，通利清窍之品。夹瘀血者，可合桃红四物汤化裁。

癫　痫

黎某，男，28岁，1992年3月10日初诊。

发作性意识障碍、抽搐2年余。2年多前开始出现发作性的意识障碍及肢体抽搐，经多家医院神经科内科检查，均诊断为原发性癫痫。之后服用西药治疗于今。初服药时症状控制良好，但最近3个月来，癫痫发作又加重，现2～3天就有发作，每次多为1～2分钟的意识障碍和小抽搐，有时每天发作2～3次。诊见面色少华，精神不佳，舌质淡红，舌苔白腻，脉弦软。脑电图提示癫痫。中医诊断：癫痫。辨证：痰结血瘀，蒙蔽清窍。治疗先以祛痰化湿，安定神明为主，温胆汤合甘麦大枣汤化裁。小麦30g，大枣15g，甘草5g，陈皮6g，半夏10g，茯苓17g，枳实8g，竹茹15g，钩藤10g，桑叶10g，玄参10g，浙贝母10g，牡蛎30g（先煎），天竺黄10g，胆南星10g。6剂，水煎服，每日1剂。

服药后癫痫未发作。再守方服10剂，后又去桑叶、玄参，加红花、当归、丹参，前后治疗2个月，此间，癫痫仅偶有发作。治疗期间，仍按原量服用西药。

按：癫痫有许多病因，如痰积、血瘀、火郁、惊恐、脑伤及先天因素等。林氏从痰结及瘀血为主辨治，方用温胆汤合甘麦大枣汤为基础加味。其中胆南星、浙贝母、石决明等有祛除积痰的作用；当归、红花等养血通络开窍。该方一方

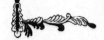

面注重祛痰化瘀，另一方面用甘、麦、大枣，兼顾到益气养血，安神定志，熄脑风扰动。如病者有湿热明显或脏腑亏损之证候者，也可以据此化裁。此外，林老也有用小柴胡汤加牡蛎为主治疗本病的效验，但以本方为多用。

脏　躁

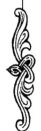

例1：蒙某，男，21岁，学生，1958年10月中旬初诊。

昏睡3天。患者被铁片割伤右脚脚底（涌泉穴附近），流血颇多，因伤口感染化脓，月余始愈合。愈合后患腿腘间筋脉疼痛，入某医院治疗，基本治愈。回校后四五天，突然昏睡，连续三日三夜，每日仅清醒二三次，每次不过10分钟，又复沉沉睡去。清醒时能食，能大小便，能布置生活需要，昏睡时百般叫喊打扰，均无知觉，3天未大便。诊得唇红面赤，头额作热，舌质偏红，舌苔微黄而薄，六脉浮大而略芤。辨证系精血内伤，阴虚脏躁的证候，治宜滋阴润燥，兼提神醒脑。处方：①炙甘草5g，小麦30g，大枣肉17g，生枣仁17g，细茶叶3g，干咸榄4只。水煎服，1剂。②肥皂水灌肠通便。

次日二诊：服第一方后5小时，病者开始清醒，清醒时间每次稍见延长，感觉后脑昏痛，腰部疼痛，已不如日前想睡。舌偏红，苔薄黄，脉虚。照前方加党参10g，百合30g，生地黄17g，清水煎服，每日1剂。4剂痊愈。随访3年，未见复发。

按：本例与《金匮要略》脏躁病的甘麦大枣汤证及百合

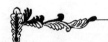

病的百合地黄汤证，都有类似之处，都由于阴伤脏躁所造成。阴伤的原因是多方面的，或由于热病所引起，或由于疮家、衄血家所流的脓血多所引起，或由于七情刺激，五志化火，相火内炽而得。本证系属于后二者。一诊方采用甘麦大枣汤，有养液润燥，柔肝缓中的作用，生枣仁有补肝心血液的作用，生枣仁、咸榄、细茶有提神醒脑的作用。第二方由于清醒后头昏脑痛，显系肝阴虚，木火之气上乘头脑所致，故加党参、百合、地黄提神清脑热并引热气下行。

例2：陈某，男，20岁，1956年11月8日初诊。

昏睡1天。患者突然昏睡，牙关紧闭，一昼夜不清醒。诊见昏睡不醒，腰及手足均有强直现象，两手紧捧两颐，旁人百般叫喊，亦能半开眼睛，表示知道，惟不能说话，可知昏睡中仍稍有知觉。舌淡苔薄白，脉细浮弱。辨为阴损及阳，阴中火衰之脏躁证。治宜滋阴壮阳，用地黄饮子加减。处方：熟地黄17g，巴戟天10g，山茱萸10g，肉苁蓉17g，金钗石斛17g（先煎），石菖蒲13g，麦冬10g，牛膝10g，百合30g，五味子7g。水煎服，每日1剂。

1956年11月12日二诊：上方已服4剂，已转醒，神情转佳，舌脉同前。处方：山茱萸10g，熟地黄15g，怀山药15g，泽泻10g，牡丹皮10g，茯苓10g，牛膝10g，熟附子7g（先煎），百合30g。水煎服，每日1剂，3剂痊愈。随访3年未见复发。

按：突然发病，出现脉细浮弱，舌淡苔白，可见患者平素身体虚弱，加上读书用功过度，兼受精神刺激，以致精耗神劳，真阴不足，发为脏躁证。不用甘麦大枣汤以养液缓肝，而采用地黄饮子加减，是由于脉细浮弱，为阴中之虚火浮越在上，扰乱心神之象。采用地黄饮子加减，一可交通心

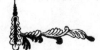

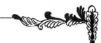

肾，一可壮阴中之阳。去薄荷加牛膝，使上升变为下降，有降虚火的作用。以后变地黄饮子为六味地黄汤加牛膝、熟附子，旨在与前方相似而侧重滋阴壮阳，加百合以益金水而清脑部虚热，均从根本治疗，故取效。

妇科病

产后虚损

例：肖某，女，34岁，1981年7月9日初诊。

失眠、头目眩晕、纳差3个月。自今年4月起出现失眠，头目眩晕，腹胀，嗳气，纳差等症，且症状逐渐加重，曾做多种检查，均未发现异常。月经正常，但来月经时心烦。此前已做人工流产二次，第一次在1980年5月，第二次在1981年2月，两次人流后均未休息即上班。诊得舌质暗红，舌苔白干，脉弦细数。辨证为肝肾阴亏，冲任不足，阴虚阳亢，虚火上扰，且夹痰湿为患。宜养阴潜阳，养液润燥，兼化痰湿为治。以温胆汤、交泰丸、甘麦大枣汤合方加味。处方：陈皮5g，半夏10g，茯苓20g，甘草5g，竹茹5g，枳实6g，川黄连8g，肉桂3g，小麦30g，大枣15g，酸枣仁15g，生牡蛎20g（先煎）。清水煎服，每日1剂，连服16剂。

1981年7月25日三诊：每晚能睡4小时，食欲稍佳。脉细弱数，舌暗红，满舌白苔。照前方加山楂10g，再给10剂。

1981年8月5日四诊：脉右弦左弱，舌质淡，白厚干苔，

每晚能睡 6 小时，烦躁，每晚仍服安眠药 4 片。前方加柏子仁 15g，黑豆 20g，连服 20 剂。

1981 年 8 月 26 日五诊：眠食尚可，已不需服安眠药。脉虚，舌淡，苔黄腻。照前方加减。处方：陈皮 15g，半夏 10g，茯苓 20g，甘草 5g，首乌藤 15g，酸枣仁 15g，桑椹 15g，大枣 15g，小麦 30g。清水煎服，每日 1 剂。1982 年 3 月访问，后方服 20 多剂，痊愈。

按：人工流产二次，身体未复原即工作，致气血不复，形成虚损。脉细弦数，失眠，头目眩晕，有似阴虚阳亢。嗳气，腹胀，纳差，又似脾胃损伤。治疗从两方面照顾，脾虚痰郁，给予温胆汤除痰湿以伸木气，使甲木畅荣而头目不眩晕；交泰丸以交通心肾，安神定志，甘麦大枣汤滋阴液缓中而舒肝急。其余的酸枣仁、桑椹子又有养血安神的作用。全方实仿十味温胆汤以为出入。

外阴白斑

例：李某，女，53 岁，1976 年 2 月 8 日初诊。

发现外阴部白斑已半年。于半年前发现外阴部白斑，患处干燥，奇痒，睡眠时更甚。舌尖红，舌形小，少苔，脉沉细弦无力。诊为血燥生风。盖肝脉环阴器，肝生风，风袭肝经。正如《金匮要略》所谓"邪气中经，则身痒瘾疹"。拟养血润燥熄风为治。处方：①防风 10g，蒺藜 10g，党参 17g，大枣 17g，枸杞子 13g，蝉蜕 7g，炮山甲 10g，甘草 7g，熟地黄 13g。清水煎服，每日 1 剂，连服 3 剂。②煎鸡蛋黄油涂患处，每日 3~4 次。

1976 年 2 月 11 日二诊：痒、燥减轻，药已中病，照前方加牡丹皮 10g，地骨皮 10g，白鲜皮 10g。清水煎服，每

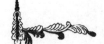

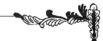

日 1 剂，再服 3 剂。另煎鸡蛋黄油涂患处，如前法。后以此方加减痊愈。

按：本例不能排除外邪局部感染，更不能排除血虚生风内在因素。从经络理论辨证，采取养血、润燥、祛风法而得治愈。鸡蛋黄油外涂有润燥止痒作用。

制鸡蛋黄油方法：取生鸡蛋黄数只，放洗净铁锅内，用文火煎至焦黑时，则每只蛋黄约得 1mL 蛋黄油。

不孕症

例：阎某，女，30 岁，1977 年 5 月 5 日初诊。

结婚 5 年不孕，闭经亦 4 年多，少腹时有满胀而痛，经某医院妇科检查，诊断为双侧输卵管闭塞。诊得舌暗红，脉沉细数。中医辨证为血虚生热，瘀塞不通的不孕症。治宜通经活血行瘀。处方：生地黄 17g，当归身 10g，赤芍 10g，川芎 5g，牛膝 10g，柴胡 5g，川楝子 10g，桃仁 10g，干黄瓜根 10g。水煎服，每日 1 剂，连服 30 剂。

1977 年 6 月 8 日二诊：腹部腹痛不明显，舌脉如前，前方加白芍 15g，再服 20 剂。

1977 年 6 月 29 日三诊：经检查输卵管已通。月经于当月已行，色淡，量少。舌质淡，苔薄白，脉虚。治宜双补气血，药用归芍六君子汤加味。处方：党参 20g，白术 10g，茯苓 15g，炙甘草 5g，陈皮 5g，半夏 10g，当归身 10g，白芍 10g，大枣 13g，干姜 6g，五味子 5g。水煎服，每日 1 剂。调理半月而愈无不适。后怀孕生一男婴。

按：《金匮要略浅注》说："土瓜即王瓜也，主祛热行瘀。"因此本案土瓜即用蔬菜中黄瓜根替代。第一诊处方，即仿土瓜根散之意而变换其药，使各方面皆照顾到，而又不

失其主攻方向。生地黄、当归、赤芍、川芎皆养血活血行血之品；牛膝、川楝子、柴胡通下焦之经络并治少腹满痛；桃仁、土瓜根活血祛瘀、通经。经行既通，又虑气血虚衰继发，复予归芍六君子汤而安。

血崩

例：翁某，女，38 岁，1946 年 10 月 8 日初诊。

阴道流血 3 日。自诉未到月经期而阴道流血已 3 日，血色淡红，量多，小腹微痛。诊见其面色萎黄，舌质淡，白干苔，脉迟大空虚。证属气虚血脱，宜大补中气。处方：炙黄芪 30g，炙党参 30g，炙甘草 10g，当归身 10g，血余炭 10g（布包）。水煎服，每日 1 剂，1 剂后，血止，小腹不痛，继服二三剂后停药。后以饮食调养而痊愈。随访半年，未见类似症状发生。

按：患者系中年妇女，家计操持过度，根据脉症提示，是由伤劳中气，冲任不固所致。血脱宜益气，急则治其标，故用大剂参、芪以固中气，归、芪大补气血，血余炭味苦、性温涩，消瘀止血。徐灵胎说："崩漏者，必用补血大剂，而兼黑色之药。轻剂，不能中病。"确属阅历之言。故一剂血止，二三剂痊愈。

难产

例：林某，女，38 岁，1974 年 7 月 19 日初诊。

患者已怀孕足月，分娩前突然阴道大量流血，经医院检查是部分性前置胎盘，正拟手术治疗，其夫邀林老会诊。患者大渴饮水，舌淡红，苔薄白，脉虚沉细。辨为中气虚弱所致，血脱急宜补气。处方：①朝鲜参 10g，大枣 10 枚，煎

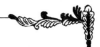

服 1 剂。②莲子 50g（去心），冰糖 30g，共煲水当茶饮以解渴。1 剂后血止，当晚顺产一女婴，母女平安。

按："气帅血行"。气，指中气而言。血脱益气，此"气"亦指中气。独参汤主要是补中气，中气固则能提挈下陷之气血，使不致出血，莲米也有止血作用，两方并进，既能止渴，又能止血，相得益彰。但补中气何以能提挈胎盘移动，使得顺利分娩，母子平安？特录出以资研究。

小产后恶露不止

例：黄某，女，30 岁，1945 年 6 月 10 日初诊。

早产后阴道流血 1 月余。患者体质素弱，怀孕 6 个月时因运动而早产。自后 1 个多月，阴道流血，淋漓不止，血色淡红，小腹时痛。舌质淡，舌苔薄白，脉大而虚数。辨为气虚不摄血，治宜大补中气，兼止血去瘀。处方：朝鲜参 10g，白术 15g，茯苓 15g，炙甘草 7g，陈皮 5g，当归身 10g，白芍 13g，炙黄芪 17g，云南白药 1g（冲服）。水煎服，每日 1 剂，连服 2 剂。

1945 年 6 月 12 日二诊：阴道流血已止，小腹已不痛。舌淡，舌苔白，脉虚。仍守前法，去云南白药，加固摄肾气之药以善其后。处方：党参 17g，白术 15g，茯苓 15g，炙甘草 5g，当归身 10g，白芍 13g，炙黄芪 17g，山茱萸 10g，枸杞子 10g，胡芦巴 10g，覆盆子 10g，菟丝子 10g，陈皮 5g。清水煎服，每日 1 剂，10 剂。后以饮食调养而愈。

按：退思庐《女科证治约旨·新产门》："新产者（本例是产后），恶露不绝，如因气虚不摄者，宜补中益气汤主之。"本例脉大而虚，其似芤脉，数乃虚性亢进，辨为中气大虚及失血后脉象。血脱宜益气，但不宜补中益气汤之升提

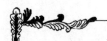

太过，以免因虚性亢进，导致血气暴脱。异功散加炙芪，乃补中气之剂，又免升提太过。归、芍补血而不滞。白药止血而不留瘀。二剂后，血止，小腹不痛，去白药，以免破血伤气，加固摄肾气药使中气有根。但不能徒恃药物以资生气血，当以"饮食消息之"，日常饮食，增加营养，以生气血促其恢复健康。

妊娠高热发狂

例：沈某，女，24 岁，1945 年 9 月初诊。

怀孕 8 个月，发热 1 周，发狂 5 天。患者怀孕已 8 个月，于 1 周前突发高热，西医诊断为疟疾，给服抗疟药（药名不详），服药后于 5 天前开始狂躁不识人，延林老诊治。诊见惊悸狂躁不识人，谵语，体温 39℃，面赤，舌红，苔薄黄，六脉浮弦数。辨证为津血亏损，虚阳上僭，神气浮越。治宜滋阴潜阳，收敛神气。仿柴胡加龙骨牡蛎汤化裁，处方：柴胡 10g，龙骨 20g（先煎），生牡蛎 20g（先煎），茯苓 15g，大枣 15g，党参 20g，金钗石斛 20g（先煎），生石决明 20g（先煎），白芍 13g，酸枣仁 15g，琥珀末 5g（冲服），生铁落 60g（先煎）。水煎服，每日 1 剂。服药 1 剂后神志已经不乱，2 剂神清。后以清补凉方煲莲藕、瘦猪肉调养，直至分娩，母子平安。

按：本例是初次怀孕 8 个月，津血大量养胎，又患疟疾，已是热证，复因用抗疟药，消耗津血，造成狂躁不识人。《素问·评热病论》说："不为汗衰……狂言者，是失志。"汗出病不衰减，汗出则津血干枯，神志无所养，则志失神愦而狂躁。观其高热，脉浮弦数，舌红苔黄等脉症，知为津血亏损，虚阳上僭，神气浮越而失志。故以石斛之清胃

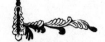

热生津液，以生地黄、白芍之养血清血热，龙骨、牡蛎、石决明、生铁落之咸寒辛凉潜镇以敛神魂，酸枣仁、琥珀养心肝之血而宁神志，党参、大枣养脾阴。诸药合用，共为生津养血，滋阴潜阳，收敛神志之剂。柴胡似乎嫌其升泄，但在所必用，不但疟疾宜用，《伤寒论》热入血室也用柴胡方，且柴胡还能抗惊厥。两剂后，神志已清。为免碍胃伤胎，改用清补凉方（沙参、麦冬、生地黄、玉竹、莲米、百合）煲莲藕、瘦猪肉以善其后。

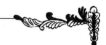

诊余漫话

审因论治与辨病治疗

《素问·五常政大论》说："病在上，取之下。病在下，取在上。"意思是说病证出现在上部，可以从下部来治疗；出现在下部的，可以从上部来治疗。这是中医治病的一种方法。它与《素问·阴阳应象大论》所说"阳病治阴，阴病治阳"的意思基本相同。它提示我们治病必须从整体出发，辨证求因，审因论治，治病必求于本，不要单纯地见病治病，头痛医头，脚痛医脚。《素问·标本病传论》又说："病有标本……治有取标而得者，有取本而得者。"说明中医治病自古有辨证治疗和辨病治疗的。但这绝不是说，辨证是可有可无的，从该篇"先病而后逆者治其本，先逆而后病者治其本，先寒而后生病者治其本，先病而后生寒者治其本……必且调之，乃治其他病"的论述来看，治病求本，辨证施治，

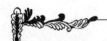

才是中医治疗学中的基本大法，辨病只是辨证的补充。

或云《素问·标本病传论》所言并非指辨病，而指的是标本缓急之意。中医所说的标本，有缓急的意思，也有因果的意思，关键是后者，即现象与本质的关系，这也就是中医强调治病求本的含义。辨证论治，其实质是治病求本，其包含的内容，既有辨证也有辨病。在现代科技不断发展的今天，中医辨证治疗也应该赋予新的内涵，比如中医的病名，多以症状命名，有时几个疾病症状基本相似，有时表面症状又不能反映病情的真实情况，更有疾病过程隐匿，症状不明显之时，这些都是中医病名诊断的局限。在此情况下，结合西医病名进行辨病辨证则比较好。又如中医对于疾病的观察多限于望、闻、问、切，较现代的理化检查来说，在微观方面缺少了解。因此中医需要以现代科技来补充以求发展。

借鉴现代医学的手段并不是说要以其来替代中医。一者，面中医治病最基本特点还是辨证论治，因此离开了辨证论治，也就丢掉了中医的基本方法；二者，一些中医病名，主要是那些以症状群，或者说以病因来命名的病名，如痰饮、湿阻等，在临床上较有特点，是用西医疾病名称不可替代的；三者，在疾病的治疗思想越来越重视个体化治疗，讲究改善症状，提高生活质量的今天，即使是中医以症状命名的病名，也很有临床运用的价值。

中医有没有单纯的辨病治疗？还是有的。这种情况多是在病机与症状相同，或者说与病位相同时，一般采用辨病治疗。如病在上，为上之经脉不通；病在左，为左之经脉阻滞，就没有道理上病治下、左病治右了。此外还有对症治疗的，都属于辨病的范围。因此，辨病是不与辨证相矛盾的，而是统一的，是相互补充的。不应忘记的是，在辨证与辨病

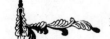

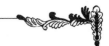

之中，辨证占主导地位。

因此，应当辨证与辨病相结合。辨证，是中医治疗求本的特色所在，是保持和发扬中医传统的基础。辨病，根据具体情况，以中医或西医的病名作为诊断，或二者共存之，应该在辨证的基础上去辨病。

舌脉理论临床运用点滴

舌象脉象理论，是中医诊断的一大特色。但长期以来舌象脉像被披上了一层神秘的面纱，因此大大地影响了它的临床运用，这不但给辨证论治带来困难，也使中医治病的疗效打了折扣。其中的原因可能很多，其中舌象脉象内容太多太细，令人难以适从，是较为主要的原因。以脉象为例，三十种左右的脉象，就是有一些经验的医生，也不易掌握和体会，更不用说初学者了。更有甚者，将舌象脉象作为疾病诊断的标准来运用，则是过于牵强附会。

其实，中医诊断学中舌象脉象，主要作用是辨证的依据，临床上主要用于证的诊断，而不是用于病的诊断。从用药角度上看，指导药物的性味功能的运用多于指导具体疾病用具体药物的使用。从这意义上说，舌象脉象宜"粗"不宜"细"。这个粗，一指内容宜去繁就简，二指临床意义宜从证候来看，从病势上分析。

许多种脉象临证时难以体会，而平、浮、沉、迟、数、细、弦、实、虚、大、小、硬、软及结、代、促等脉则较容易理解。以此来进行八纲辨证较为可靠，辨别痰、湿、瘀血

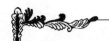
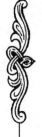

也可行，作为气血、脏腑辨证的依据也较好。又如舌象，以舌质淡、淡红、正红（正常舌质）、偏红、红、深红、绛红及暗、暗红的变化，结合干与润的观察，以及舌苔的有无及薄白、白、黄、黑、厚、腻等，大体上可以作为寒热虚实和痰湿瘀血的判断依据。再根据舌脉的部位作上中下区分，对疾病的大致病位也可有初步印象。在脉象与舌象明确之后，就可大大提高辨证的准确性。

舌象脉象在临床上的运用大致上有三种情况，一是脉症俱全，四诊合参。二是症状不明显，仅凭舌脉为辨证的依据。如许多乙型肝炎病毒携带者为"大三阳""小三阳"的，甚至于慢性肝炎患者肝功能异常无症状者，或慢性肾炎仅尿检异常症状不明显者等。三为舍脉或舍舌。特别是脉象常与体质因素有关时，常不好作为辨证的参考。如女性多血，不少外感病常见不到洪大脉象，表证亦无浮脉，此时应舍脉。又如男性多气，一些内伤病本该出现虚脉的却见不到，也应注意区别。

对舌象脉象的这样归纳和理解，比较原来的舌象脉象，简化了较难体会的内容。由于相互间的差别明显，相对容易观察，减少了因为主观认识上的差距造成判断上的误差，使得诊断的可靠性增加了，治疗的效果也会随之提高。

对舌象脉象的这样运用，并不是否定中医舌脉理论其他内容。但这样运用和理解，已经基本上能够满足临床辨证的需要。至于全面地掌握舌脉理论，要深入地理解和研究，这还需假以时日，不是初入道者所能为之。

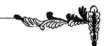

《内经》的学习与运用

《内经》包括《素问》和《灵枢》两个部分，其成书时间，一般认为可能在先秦时代。当时已有人陆续写作，但一直到了汉代，仍有人继续加以补充与修正，关于这一点，在书中看到后世的地名与官名可以得到证实。到了唐代的王冰注释时，还补充了七篇有关运气的论著。因此，《内经》这部书，不是成于某一人之手，亦不是成于某一个时代。它是西周后至西汉前若干学者，总结前人的经验，结合当时的文化，加以理论化、系统化的著作。现在流传的《内经》，当以隋代杨上善编著的《黄帝内经太素》为最早。其次为唐代的王冰所重新编次，加以注释而成的《黄帝内经》。因《太素》曾亡佚于南宋，于是王注《内经》大行于世。这一部书，就是现在最流行的版本了。

《内经》的中心内容，是论述由于四季气候的变化，社会生活条件，以及人们情志变化的影响等因素引起人们发生疾病，并指出人们应当如何防病，如何适应自然环境。

《内经》利用了传统的阴阳学说，说明矛盾对立统一的道理；利用五行学说说明事物相反相成、相互滋生又相互制约的道理，并说明人体生理活动和病理的变化；利用六气盛衰的道理，阐明自然界循环变化的规律，并说明人体内部动态平衡的法则。

《内经》告诉人们，人体与外在环境（六淫）存在着复杂的适应关系，不正常的意识活动（七情）足以损害人体的

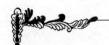

健康。

《内经》指出，疾病不是孤立的，是人与自然不相适应（六淫），体内环境的不统一（气血不和），或物质功能的不平衡（阴阳失调）所致。指出人类适应自然，保持人体内部的和谐，是防病治病的重要条件。

《内经》在阐明人体内在和外在的和谐性、平衡性的前提下，制定了不少治疗原则，如："谨守病机，各行其属，有者求之，无者求之，盛者责之，虚者责之……令其条达，而至和平。"为了维护人体内外环境的协调，《内经》又提出了不少治疗原理，如"因其轻而扬之，因其重而减之，因其衰而彰之"等。

总的来说，《内经》的基本思想，大部分是基于我国古代的朴素的自发性质的辩证法，这在当时历史条件下，是有其积极意义的。

学习《内经》，首先应读懂原文，不但要识得字，而且在某些地方要上下左右印证，才能懂得它的意义。

识字是基本功。《内经》是秦汉时代的书籍，文字古奥，当时的语言、文字和现在有些不同。例如脏腑的"脏"字，《内经》写作"藏"字；"泻"字，《内经》写作"写"字；"能"字，《内经》有些地方作"态"字解，有些地方则作罢字解（罢极之本）；等等。这些字有时关系到生理、病理、治疗，一字一义，关系重大。

其次要读懂原文的意义。例如我们在《中医学基础》里说："肝属风木，喜条达，性疏泄"，是从《素问·五常政大论》"发生之纪，是谓启陈（敷布阳气也），土疏泄（土气因木运而疏达、发泄），苍气达（草木青气发荣）……其令条舒（此气为舒展条达）"这段话翻译出来的。又如"肺主宣

278

发",是来源于《灵枢·决气》"上焦开发,宣五谷味";还有"肺主收敛"是来源于《素问·五常政大论》"坚成之纪,是为收引……其变肃杀凋零"。而"肃降"的"降"字,是《素问·经脉别论》中的"通调水道,下输膀胱"一语的注解。"脾主健运",则是来源于《素问·太阴阳明论》中的"脾与胃,以膜相连耳,而为之行其液"。再者,《素问·阳明脉解》的"四肢者,诸阳之本也",却是《素问·阴阳应象大论》中"清阳实四肢"的注脚。如此种种,都是以理解其字义,并上下左右印证得来的。

　　学习《内经》要懂得参考各家学说。中医学形成发展以来,出现了多种学派,但各家学说都基本上是从《内经》理论发展而来的,参考各家学说,可以理解从《内经》发展出来的学术成就,可以扩大学习的思路。例如张仲景的《伤寒论》,是从《素问·热论》发展而来的。李东垣的《脾胃论》是从《素问·调经论》的"阴虚生内热奈何?岐伯曰:有所劳倦,形气衰少,谷气不盛,上焦不行,下脘不通,胃气盛热,热气熏胸中,故内热。"这一段话发展而来的。同样,张景岳则从"脏腑各因其经而受气于阴阳",认为脾胃为土脏,浇灌四旁,五脏皆有脾胃之气(从《素问·玉机真脏论》中之"五脏者,皆禀气于胃,胃者,五脏之本也。脾气者,不能自至于手太阴,必因于胃气,乃至于手太阴也"而来),脾胃亦有五脏之气,提出了五脏互为相使的学说。叶天士认为胃为阳土,本燥,宜润,润则胃气降而和,提出了滋养胃阴的学说,以补充李东垣之不足。所以谈《内经》,还要善于读各家的学说,以扩大思路,可以收到触类旁通的效果。

　　要正确理解名词术语、基本词汇。名词术语,要多读多

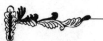

看注解、词典等才能领会其中的含义。例如营、卫、气、血等名词，气又分元气、正气、精气、先天之气等，名目繁多，各有各的概念，不能混淆。基本词汇，长短不一，三五字不等，例如"作强之官""罢极之官""提挈天地"等，如果不理解这些名词术语、基本词汇，不说学习《内经》，就是对于学习中医、学习中医基本理论都是不行的。

学习《内经》，要领会每篇、每一段的内容。《内经》中的每一篇都有其中心内容，每一段也有其主要内容。基本上都是重点论述一个内容、一个基本观点，或对生理，或对病理，或对治法。对生理者，有讲阴阳，有讲脏腑，有讲气血。对病理者，有论病因，有论病机，有论症状。对治法者，或以正治，或以反治。如此等等，各有重点。要深入地领会，抓住其中心内容来学习，比较容易贯通理解和全面领会，不致于有得此失彼之虞。

学习《内经》要善于参考古今各种注解书籍。《内经》成书至今已久远，难免有脱简错字。但《内经》成书以来，又有许多医家对其进行了研究、注解。其中有不少精辟的解释，参考这些注解，参考各家观点，可以大大减轻学习《内经》的难度，有助于领会其中字词的含义。在注解书籍方面，有关针灸经络的可参考《甲乙经》，关于脏腑方面的，可参考《中藏经》，关于病证方面的，可以参考《诸病源候论》。另外，《内经》《太素》可以互相比较。

学习《内经》的目的，是为了指导临床。中医学是一门实践科学，其理论是从实践中来的，运用于实践，又在实践中提高的。《内经》即是从实践中总结而来的，必能在临床实践中得到印证，得到运用。书中文字是深奥的，在理解时既要从文义出发，更重要的是一定要从临床出发，所解之意

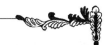

应符合临床实践，一切归于临床，否则只能是望文生义，或做一些文字游戏罢了。以这一观点为基础来探讨《内经》理论，笔者大致上对其分三类来认识。一是文义比较好理解，对临床指导意义也很大，需重点学习与领会并熟记之。二是文意各家的理解差异较大时，要取与临床实际相符的意思来理解。同时需研究其他解释，看有无取纳的必要。三是文意难解，又一时难以联系临床的，则要存疑待解，不要轻易放弃。

总之，《内经》是学习中医的基础，学习它对理解和掌握中医理论有很大的意义。

《内经》解惑九则

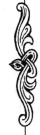

则一

《灵枢·本输》说："肾合膀胱，膀胱者，津液之府也。少阳属肾，肾上连肺，故将两脏。三焦者，中渎之府也，水道出焉，属膀胱，是孤之府也。"过去一些注家把"故将两将"的"将"字作"统率"解，认为肾统率三焦、膀胱两脏的。如张景岳说："肾以水脏而统领水府，理之当然。"也有认为是统领肺和三焦的。笔者认为这里的"将"字，应作"输将""输送"解，"将"字应读平声。《论语》中说："阙党童子将命"，其中的"将"就是作"输送"的意思。从文义上看，"故将两脏"之"两脏"应为肺和三焦，否则"故"字便无来源。如果为统领三焦和膀胱，则肺脏又无着落。因

此前面的解释总觉得不妥当，未能完全反映其意义。《灵枢·经脉》说："肾足少阴之脉……其直者，从肾上贯肝膈，入肺中"，这是"肾上连肺"的经脉。《难经·六十六难》说："脐下肾间动气者，人之生命也，十二经脉之根本也，故名曰原。三焦者，原气之所别使也，主通行三气，经历五脏六腑。"这是肾间动气输送于三焦而行气化。所以后人有"三焦之根根于命门""三焦之气生于肾"的说法。因此，笔者认为"故将两脏"是说肾输送阳气于肺和三焦两脏，是说明了肾、肺和三焦的生理关系，不应排除肺。关于"肾上连肺"的生理关系，前人理解为"金水相生""金与水合"的脏腑相关系。笔者认为更重要的是下焦阳气对上焦阳气的作用。肾阳衰少，不能正常输送到肺，就会失去"上下相合"而导致"上实下虚""肾不纳气"等病理变化。"卫气出在下焦""三焦之根根于命门"，肾阳虚则三焦气化无权，其"开发，宣五谷味，若雾露之溉是为气"的功能就会失常，从而造成肺失宣发，精反为水等病理变化。总之，"以水脏而统领水府"来理解，似觉欠妥，反不如以"输送阳气于肺和三焦两脏"的解释切合于临床实用。

则二

《素问·脉要精微论》说："夫精明五脏者，气之华也。"过去一些注家对此句经文的注解，有以下三种意见：一是"精明见于目，五色见于面"。把"精明五色"四个字，分为目和面色两部分。二是"精明，穴名也，五气之精华，变化于精明之间也"。认为是气色见于睛明穴。三是"五脏之精，见于五色"。把精明当作为五脏的精华、正气的表现。上述这些意见，笔者认为是值得商榷的。"精明"指眼，包括内

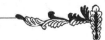

外眦、上下眼睑及眼球。这句话的语义拟作"眼的五色，是五脏精气的表现"。《灵枢·邪气脏腑形》说："十二经脉，三百六十五络，其气血皆上于面而走空窍，其精阳气上注于目而为之睛。"《灵枢·大惑论》说："五脏六腑之精气，皆上注于目而为之睛。精之窠为眼，肾之精为瞳子，筋之精为眼黑，血之精为络，其窠气之精为白眼，肌肉之精为约束，其裹撷筋骨血气而与脉为系。"可见五脏六腑、十二经络的精气皆上注于目，皆与目相通。所以五脏六腑、十二经络的健康与否，就必然反映到目。察目的形态颜色，是望诊中一项主要内容，所谓"一面唯神可恃"，就可见一斑。"精明五色"，不是精明见于目，五色见于面，也不是五色表见于精明穴，更不是精明作为五脏的精华表现。精明就是目。本篇上文说"切脉动静而视精明，察五色，观五脏有余不足，六腑强弱，形之盛衰"，下文又说"夫精明者，所以观万物，别黑白，审短长"，都说明精明就是目。同时原文又说："黑欲如重漆色"，面色有如重漆色的，只有眼睛的乌珠才有晶莹乌亮的重漆色。所以说"精明五色"是指眼的五色。眼的望诊，自古以来，就广泛应用于临床，现在更有所发展。《灵枢·论疾诊尺》说："视人之目窠上微肿如新卧状……风水肤胀也。"《灵枢·五阅五使》说："目者，肝之官也，肝病者眦青。"《素问·评热病论》说："水在腹，必使目下肿也。"《金匮要略》说："尺脉浮，目睛晕黄，衄未止，晕黄去，目睛慧了，知衄今止。"还有巩膜发黄多为肝病或胆病，妇人眼胞黯黑则多为经带病，蛔虫感染可见巩膜有蛔斑，小儿麻疹则目多赤等。望眼之形色诊断，多至不可胜数，在临床上都有一定参考价值。

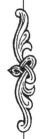

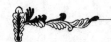

则三

"天癸至"一语出自《素问·上古天真论》，对其中"至"的解释，有多种意见，现推荐王士雄一说："天癸者，谓指肾水本体而言，癸者，水也。肾为水脏，天一生水，故谓肾为天癸。即俞东扶所谓精血之源头也。天癸至，至，调至极也，犹言足也。女子二七，男子二八，肾气始盛，肾水乃足。盖人身五脏属五行，惟肾生最先，肾足最迟，肾衰最早。"笔者认为，相对于各家注解，王解是较佳的。

则四

"阴虚则内热""阴虚生内热""阴虚发热"，此三者在症状、病机上是不同的。

"阴虚则内热"一语，最早见于《素问·疟论》，原文是"阳盛则外热，阴虚则内热，内外皆热，则喘而渴，故欲饮冷也"。这里说的是疟邪相移传变引起的阴阳虚实相并的病理变化。疟邪从阳并于阴则阴实而阳虚，从阴并于阳则阳实而阴虚。阳虚则寒，阴虚则热。阴虚阳实，阴虚则内热，阳实则外热，形成邪实阴虚，内外皆热的病机。在症状上，由于热伤气，气虚则喘，热甚伤津，津伤则渴，故善冷饮以自救。

"阴虚生内热"一语，最早见于《素问·调经论》，原文为"阴虚生内热奈何？岐伯曰：有所劳倦，形气衰少，谷气不盛，上焦不行，下脘不通，胃气热，热气熏胸中，故内热"。这里说的是劳倦伤脾，引起谷气（阴）衰少的病理变化。它的临床症状是上午身热，心烦，口渴不引饮，自汗，时而恶寒，身倦，懒言，动则气喘，乏力，脉大而虚等。

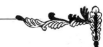

"阴虚发热"，是以《素问·至真要大论》中所言"有病热者，寒之而热……诸寒之而热者，取之阴"为理论根据发展而来的。张景岳指出："诸寒之而热者，谓以寒治热而热反增，作火之有余，乃阴之不足也。不足则阳有余而为热，故当取之于阴，谓不宜治火也。只补阴以配其阳，则阴气复而热自退矣"。临床"阴虚发热"的脉症，多见于午后发热，骨蒸，或五心烦热，消瘦，盗汗，口干，舌红，脉细数等。

则五

《素问·五常政大论》说："谷肉果菜，食养尽之，无使过之，伤其正也"。这是说当某些疾病治疗到了一定阶段，邪少正虚的时候，可用饮食营养来善后，不宜过用毒药来攻邪，以伤正气。《素问·脏气法时论》说："毒药攻邪，五谷为养，五畜为益，五菜为充，气味合而服之，五果为助，以补益精气"。意思是说饮食营养，可以补益精气，有些病不一定要服药。

病例：张某，男，20岁，1940年6月10日初诊。

发热11天。患者病高热已11天，诊时见昏睡不醒，不言语，不呻吟，无鼾声，无痰喘声，色微黄，肢体微热，脉虚细数，舌绛而干，苔黄黑，灌水能咽，数日无大便。诊为热邪久羁，火燔其液，真阴欲竭，邪热未衰而正气已衰。亟宜于清热泻火，兼救气阴，拟黄连阿胶汤加人参为治，处方：黄连5g，黄芩5g，阿胶10g（烊化），白芍10g，花旗参10g（另炖），鸡子黄2枚（后下拌搅）。水煎服，日服2剂。服13剂后，至第7天下午，患者神志渐清，始识呻吟，能言语，知饥饿。后来以清养胃阴、益气生津等方法治愈。

按：7天半内连服鸡子黄26个，生阿胶60g，花旗参

60g，实属耐人寻味。鸡子黄、生阿胶、花旗参都有益气养阴的功能，既起到治疗作用，同时又能营养身体，增强机体的抗病能力。从本例来看，不但在邪少正虚情况下要注意营养，即使在疾病严重的情况下，也要注意营养。中医的注意营养，不是盲目地什么都食，而是十分注意进食既有营养作用又能起到治疗作用的食物、药物。假如本例改鸡子黄汤为鸡汤，虽然也是很有营养，但鸡汤甘温助热，很可能起到相反的作用，这是要讲究的。

则六

"隐曲"一词，在《素问》中凡五见。《中国医学大词典》隐曲条："（一）肢体伸缩处也；（二）隐蔽委曲之事也"。究竟怎样解，各家意见不同，爰述笔者的意见如下：

其一见于《素问·阴阳别论》："二阳之病发心脾，有不得隐曲，女子不月，其传为风消，其传为息贲……"

对此，王冰云："隐曲，谓隐蔽委曲之事"。认为是阳痿。《素问校注语译》结合杨上善的理解作了解释："杨上善说'隐曲，大小便'。肠胃既病，不能排除糟粕，所以易发生便泻之症，此理之易晓者。"《类经》说此为"阳道病也……阳道外衰，故为不得隐曲。"认为是阳痿证。张志聪认为："男子无精，有不为隐曲之事。"亦认为是阳痿。马元台则说："女子有不得隐曲之事，郁之于心，故心不能生……血脉遂枯，月事不能以时下矣。"认为是情志不遂，心情郁抑，不是病。《素问经注节解》则说："隐曲，隐蔽委曲之事也。"认为是性生活。《素问今释》的理解是："隐曲所发生的病变，当指小便不利或大小便之疾。"

上述的理解，对于前一个"隐曲"的解释，当以阳道外

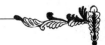

衰，有不得为隐曲之事的阳痿证，是为恰当。《内经》遗篇《本病论》说："忧愁思虑即伤心……饮食劳倦即伤脾。"二阳为病是由于内伤心脾所引起，心脾病乃因忧愁思虑，饮食劳倦所致。二阳即胃与大肠，心脾影响到肠胃消化功能，以致水谷精微衰少，水谷精微衰少则气血生化乏源，反过来又影响心脾的精血衰少。阳明为精血生化之源，阳明主润宗筋，冲脉丽于阳明，故阳明气血衰少，则宗筋失润而为阳痿，冲脉失丽而为不月。

其二亦出于《素问·阴阳别论》："三阴三阳俱搏，心腹满，发尽，不得隐曲。"

各家注解亦不相同。王冰云："隐曲，谓便泻也。"《类经》说："在下则不得隐曲，阴道不利也。"马元台又讲："三阴者，手太阴肺经，足太阴脾经；三阳者，足太阳膀胱经，手太阳小肠经，四经之脉俱搏击于手，异于常候，心腹胀满至于发尽，而不得隐曲，大小便为之不利也。"张志聪则云："阴搏于下也……此言上下阴阳之病。"认为是病机。《素问译释》一书解释为："隐曲，此处指大小便。"又"三阴三阳之脉俱搏，心腹胀满，阴阳之气发泄已尽，大小便不通"。《素问白话解》则说："此段颇难解释，存疑待考。"

理解本句经文，先宜句读。对此各家读法有所不同，有些读为"心腹，满发尽"；有些读为"心腹满，发尽"；有些读为"心腹满发，尽"。笔者同意读为"心腹满，发尽"。某些疾病心腹胀满到严重阶段，可能有二便闭塞，反过来，二便闭塞更可能引起心腹胀满。因此，本条的不得隐曲，解为大小便不通，较为合理。

其三见于《素问·风论》："肾风之状，多汗恶风，面庞然浮肿，脊痛不能正立，其色炲，隐曲不利，诊在肌上，

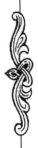

其色黑。"

对此句的理解，王冰认为："肾精，外应交接，今脏被风薄，精气内微，故隐蔽委曲之事，不通利所为也。"是理解为不能性生活。《类经》认为："肾开窍于二阴，故为隐曲不利。"解释为大小便不利。马元台同意王冰的见解。张志聪说："肾主藏精，少阴与阳明会于宗筋，风伤肾气，故隐曲不利。"认为是不能性生活。《素灵类纂》云："肾精衰不能交接，故曰隐曲不利。"理解为不能性生活。《素问白话解》："隐曲当俯仰。肾主骨，骨病则骨痿不能正立，故隐曲（俯仰）动作不流利。"《素问译释》："阴部不通利，意不明，可能指小便或大便不利。"《素问今释》："隐曲不利，此处指小便不利。"

笔者认为，认识这句话的意思，可从《内经》《金匮要略》相关论述及结合临床来分析。《素问·水热穴论》："勇而劳甚则肾汗出，汗出逢于风，内不得入于脏腑，不得越于皮肤，客于玄府，行于皮里，传为胕肿，本之于肾，名曰风水。"《金匮要略·水气篇》："风水，脉浮，身重，汗出恶风寒。"风水在临床症状上，确有尿频、尿急、小便不通利的现象，而肾风的症状与风水相似，在病因病理上，都是风邪在肾，水气外溢所致。水气上升、外溢，故面目浮肿，其症小便多不利。虽然经文里也有月事不来的记载，但在临床上少见，而小便不利则常见。因此，本条的"隐曲不利"，理解为小便不利，较为接近临床实际。

其四出自《素问·至真要大论》："太阳之胜……寒厥入胃，则内生心痛，阴中乃疡，隐曲不利，互引阴股，筋肉拘苛……或为血泄……传为濡泄。"

《类经》对此理解为："太阳之脉络肾属膀胱，故为阴

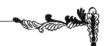

疡，为隐曲不利。"以小便不利解之。《素问白话解》则认为："太阳络肾属膀胱，故阴中生疡而房事不便"。《素问今释》又说："足太阳经脉络肾属膀胱，故为阴部患疮疡而小便不利。"

各注家的意思，多数与《类经》相同。太阳之气胜，即太阳寒水之气胜。寒胜则血脉凝泣，故阴部生疮疡；寒胜则膀胱气化不行，故小便不利；寒胜则筋肉拘急而疼痛；寒胜则气不摄血而便血；寒胜则湿不化而濡泄。一系列病理变化，都可以理解为寒胜所产生。正因有便血、濡泄等症出现，而这个寒又是膀胱经寒水之气，故"隐曲不利"应理解为大小便不利的前后二阴病。

其五见于《素问·至真要大论》："太阴在泉，寒胜则足痿下重，便溲不时，湿客下焦，发而濡泄，及为隐曲之疾。主胜则寒气逆满，食饮不下，甚则为疝。"

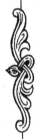

王冰的解释为："隐曲之疾，谓隐蔽委曲之处病也。"理解为前后二阴病。《类经》："甚则为疝，即隐曲之疾。盖前阴者，太阴阳明之所合，而寒湿居之，故为是证"。理解为前阴病。张志聪："隐曲者，乃男女之前阴处，故曰隐曲，谓隐藏委曲之处也。"《素问白话解》："发现濡泄和肿以及俯仰不利的湿盛症状。"《素问经注节解》的理解与《类经》相同。

本条的隐曲之疾，以理解为前阴病为妥。既有濡泄，肿，似乎应有小便不利的症状，但前文有"便溲不时"，不能理解为小便不利。

则七

《素问·六节藏象论》中的"天食人以五气"的"五

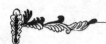

气"，前人有不同的解释。有人认为"五"是指臊、焦、香、腥、腐，有人认为"五气"是指风、暑、湿、燥、寒。主张前者的人较多，主张后者的人较少。但笔者同意后者的看法。

《素问·六节藏象论》全篇论述的是天度与藏象，假人与天地相应的道理，说明人体的生理和病理现象。而"天食人五气，地食人以五味……气和而生，津液相成，神乃自生"这一段更生动而具体地说明人与自然界之非常密切的关系。天与地，包括整个自然界，而自然界是人类生命的环境，人的生命不但依靠水谷来营养，而且更需要空气。古人限于当时的条件，不能具体地说明这些物质，只能以"五气"来笼统地说明这种东西。可见，如果把"天食人以五气"的五气解释为臊、焦、香、腥、腐是不全面的。因为臊、焦、香、腥、腐乃属地的五气。我们看臊、腥、腐三字都是从"肉"的，香为谷之气，焦为火之气。所以吴鹤皋说："五气非徒臊、焦、香、腥、腐而已，此乃地气，非天气也"。徐灵胎说："天食人五气，如风气入肝，暑气入心，湿气入脾，燥气入肺，寒气入肾，以养臊、焦、香、腥、腐之脏气"。再者，天气进入人体的途径和处所，是"天气入鼻，藏于心肺"，它不同五味入口，"藏于肠胃"。所以吴鹤皋又说："风气入肝，暑气入心，湿气入脾，燥气入肺，寒气入肾，当其不亢不害，则能养人，人在气交之中，以鼻受之，而养五脏，是天食人以五气也"。笔者认为只有吴氏、徐氏这样的解释，才合乎在"气合而成形"的前提下需要天地二气（气味）来营养，然后"津液相成，神乃自生"的意义，否则营养人体的只有地气而无天气了。

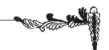

则八

《素问·痿论》说："治痿独取阳明。"约有三层意思：一者是阳明主润宗筋，宗筋主束骨而利机关。阳明为五脏六腑之海，阳明气津充足，才能起到润养宗筋的作用。《痿论》所说的痿证，是由于肺热叶焦所引起的，所谓治痿独取阳明，一般是益胃养阴，补养阳明的气津；二者，《素问·逆调论》说："荣气虚则不仁，卫气虚则不用。"不用就是痿废不用。卫气属阳，主动。卫气来源于下焦，而资养于中焦水谷之精气，开发于上焦之肺气。肺热叶焦，发为痿证，痿的原因在肺。益养胃阴，加阳明之气津，在中焦则胃卫的物质基础充足，在上焦则肺卫有源，在下焦则肝肾精血得到补益，并且在下焦（因为宗筋在下焦）也能润养宗筋，故治痿独取阳明；三者独取阳明，也应包括脾在内。盖痿证在临床上一般分为干和湿两种。干者，枯瘦热烦，当滋养阳明气津；湿者，黄胖痿弱，当取之于脾。

则九

《素问·痹论》说："阴气者，静则神藏，躁则消亡。"《素问·生气通天论》说："阳气者，烦劳则张，精绝。"阴气，指五脏的精气。神，指五脏之神气。心布神，肾藏志，脾藏意，肝藏魂，肺藏魄。五脏属阴，属藏。阴喜恬静，恬静则不消耗阴精，精足而神旺。静则不妄动而神藏。人在日常生活中，"百忧感其心，万事劳其形，有动乎中，必摇其精"。人的情志是容易冲动的。精为气之母，神为阳之灵，精伤则气化者，神亦随之而衰。精、气、神三位一体，不可分离，存则俱存，亡则俱亡。

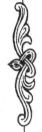

阳气，指五脏的阳气，特别是少阳春生的阳气。阳从阴出，阳刚始生，其气发育万物，万物以荣。如果烦劳太过，就会损伤阴精，造成阴不养阳，则少火变成壮火，向外向上亢张，成为"烦劳则张，精绝"的局面。《重庆堂随笔》说："水清明而火昏浊，此智愚之别。水静而神藏，火躁而消亡，此存亡之殊。故性静则心如止水，情动则心若亡猿，烦扰外驰，存乎中者几希矣。"故上述《内经》两句经文之大意，是告诫人们要不妄作劳，需保养精气，以免发生暴病。

治法杂谈

血脱益气

气和血，是相互资生，相互依存的。气为血帅，气行血亦行，气逆则血上溢，气虚下陷则血下脱，气滞则血瘀；血为气母，血载气以行，血瘀则气滞，血脱则气散。故善治血证的，懂气和血的关系，遇到血证，不一定首先考虑治血，而每每首先考虑治气。其所以然，一则因为气为血帅，气调则血不逆乱；二则因气无形，容易恢复，血有形，不容易产生，气旺然后才能化生血液。益气固血，常运用于血证的吐血、便血、血崩等证，是用补益中气以固血脱的一种治法。脾藏营，脾有统裹血液循脉管运行，不使血液溢出脉管外的功能。脾气虚或下陷，导致气不摄血的出血证。临床表现，多见面白无神，声低息微，四肢无力，脉搏微弱等。在大出血的当时，用人参、大枣，煎浓汤顿服，可获得较好的

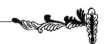

疗效。叶天士说:"血有形,难以骤致,气有形,可以急固,固其气则气自充,气充则血自守。"这段话颇可以说明血脱益气的道理。血脱益气,也常运用于血止瘀消以后。如失血后,导致心脾两虚,出现怔忡、虚烦不得眠、脉虚、舌淡等,用益气养心的归脾汤之类治疗,使阳生阴长,容易恢复健康。

宣肺利水

宣肺利水,就是宣发肃降肺气以通利小便。中医治疗小便不利,一般有三种方法:分利、渗泄、顺气。宣肺利水属于顺气法的内容之一。此三法在临床往往综合利用,不能截然分开。肺为人体内外气体交换的脏器之一,主一身之气,有宣发与肃降的作用。所谓宣发,是指肺气推动,使气血津液得以敷布全身,内而脏腑经络,外而肌肤皮毛,无处不到。《内经》说"上焦开发"也。所谓肃降,就是清肃下降。肺居胸中,肺气以清肃下行为顺,《内经》说"肺苦气上逆"也;宣发与肃降,是相辅相成的。没有正常的宣发,就不能很好地肃降,不能很好地肃降,也必然影响正常的宣发。只有宣发正常,才能气道通畅,水道通调。《素问·经脉别论》说:"饮入于胃,游溢精气,上输于脾,脾气散精,上归于肺,通调水道,下输膀胱。"这就是说,人体所需要的水谷精微物质,要经肺气的宣降,才能滋养润泽全身。其代谢多余的水液,除通过汗液、呼吸、大便等排出一部分外,主要是经过肺气的宣降,水液下归于肾,经过肾的气化作用,另一部分下输膀胱,成为尿液而排出体外。因为肺主宣降,能促进水的代谢,所以又称"肺为水之上源"。由于肺主诸气,为水之上源,与水液的敷布运行关系极大,因此宣肺利水便

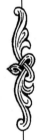

293

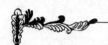
成为治疗小便不利的重要方法之一。

宣肺利水这一治法，早在《金匮要略》已有提示，如："上气喘躁者，属肺胀，欲作风水，发汗则愈……咳而上气，此为肺胀，其人喘，目如脱状，脉浮大者，越婢加半夏汤（麻黄、石膏、半夏、生姜、大枣、甘草）主之。"这是由于外感风寒，内夹水饮，阻遏肺气不能下降，因而形成喘而躁的肺胀证。肺主通调水道，下输膀胱。今肺气闭胀，不能通调水道，很可能发展为小便短少而水湿泛滥的风水证。本证多咳喘，鼻翼扇动，面目轻度浮肿，脉浮大，舌红，苔薄白，用越婢汤宣肺清热利水，加半夏以蠲饮降逆。《中藏经》的五皮饮（桑白皮、陈皮、生姜皮、大腹皮、茯苓皮）治上气喘促，小便不利，身面浮肿的水肿证，也是宣肺、降气、利水、祛湿的方法。《滑伯仁医案》中治疗小便癃闭，选用桔梗、枳壳二味，其目的也是加强对肺气宣降的作用。朱丹溪认为："肺为上焦，膀胱为下焦，上焦闭则下焦塞，如滴水之器，必上窍通而下窍之水出焉。"提出开肺窍以利小便的治法，即"提壶揭盖"法。还有服食燥热药饵太过，消烁肺阴，或久病肺气虚弱，均能导致肺的宣降功能失职，引起小便癃闭。《柳州医话》说："肺气败者，多见两足肿溃，小水全无二证。"可见肺气衰败，高源化绝，亦可引起小便全无，均须从肺来调治。但这里不宜用"宣肺利水"的方法。

治风先治血，血行风自灭

风，包括内风和外风，指的是营卫衰弱，血络空虚，风邪侵入体，以及阴虚阳亢，风阳内动，精衰血少，虚风内动的风证。治血包括补血养血、活血祛瘀、调和营卫等治法。"治风先治血"，是治风证的方法之一。《伤寒论》说："太阳

中风，阳浮而阴弱，阳浮者，热自发，阴弱者，汗自出，啬啬恶寒，淅淅恶风，翕翕发热，鼻鸣干呕者，桂枝汤主之。"又说："太阳病，发热汗出者，宜桂枝汤。"这里指出营阴不足，卫阳不固，风邪侵入，用桂枝汤治疗。桂枝汤是调和营卫，特别是和营的方剂，有"治风先治血"的意义。

《金匮要略》云："寸口脉浮而紧，紧则为寒，浮则为虚，寒虚相搏，邪在皮肤；浮者血虚，脉络空虚，贼风不泻，或左或右，邪气反缓，正气即急，正气引邪，喎僻不遂……"，又有"寸口脉迟而缓，迟则为寒，缓则为虚，营缓则为亡血，卫缓则为中风。风邪中经，则身痒瘾疹；心气不足，邪气入中，则胸满而短气"之说。指出了血虚、营卫虚是中风证的内在因素。该条文虽然论而无方，但附方中的防己地黄汤（防己、桂枝、防风、甘草、生地黄、酒）就具有养血祛风的作用，为"治风先治血，血行风自灭"的治法开了法门。

精血津液亏损，阳气失去涵蓄，就会产生阴虚阳亢的病理变化。阳亢表现为虚热偏盛，热盛则风动。阴虚内热，风阳内动，血虚生风等证就会随各自的不同体质而出现。在治疗方面，《薛己医案》说："中风若因肾虚阴火而肝燥者，宜六味地黄丸（山茱萸、山药、熟地黄、茯苓、牡丹皮、泽泻）生肾水而滋肝血；若因怒动肝火而血燥者，用四物汤（川芎、当归身、熟地黄、白芍）加柴胡、栀子、牡丹皮、茯苓以清肝火、生肝血；若因脾经郁结而耗血者，用归脾、四物二汤以补脾气、生肝血"。风证的病因虽各有不同，但血燥、耗血、肝燥等病理都与血有关，因而都可采取"治血"的方法治疗。《卫生宝鉴》说："风者，动而多变，热则动，宜以静胜，是养血也；宜和，是行营卫，壮筋骨也。"

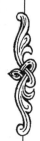

指出了治疗某些风证采用养血、和血的意义。

精血津液亏损到一定程度，就会阴损及阳，肾元不固，虚风内动，脾失健运，聚湿生痰，导致神昏、痉厥、缓慢抽搐等风痰症状。较常见的如小儿慢惊风证，是由于久泻、久痢引起的脾肾两虚，气血大败，脾虚生风，虚风内动的证候。治宜温固脾肾元气，佐以养血益阴，投加味理中地黄汤（熟地黄、当归、山茱萸、枸杞子、白术、炮姜、党参、炙甘草、酸枣仁、肉桂、补骨脂、炙黄芪）治疗，有一定的疗效。

气虚可以导致血行不畅而形成部分血脉瘀塞不通，部分血脉空虚，左（右）实右（左）虚，下虚上实，一遇某种诱因（如饮酒、恼怒等），气血乖违而出现半身不遂、口眼歪斜的中风证候。《医林改错》中的补阳还五汤（黄芪、当归尾、赤芍、地龙、川芎、桃仁、红花）补气通瘀为主，用以治疗气虚血瘀的中风证，疗效颇好。血虚气弱，风邪客于血脉皮毛，血为风动，则身痒而为瘾疹，此为外风，治疗多以养血祛风为主，常用四物汤加味（当归身、生地黄、川芎、赤芍、蝉蜕、荆芥、甘草、金银花、牡丹皮、大枣等）治疗。又有血虚生热生风，当以养血和营为主，佐以风药，常用补心丹加减（生地黄、党参、茯苓、菖蒲、玄参、柏子仁、桔梗、天冬、丹参、酸枣仁、甘草、麦冬、当归身、蝉蜕、荆芥等）治疗。

对于"治风先治血，血行风自灭"这一治法，有些人还认为"治血"是指祛瘀而言。其实在临床运用上，双补气血、养血、调和营卫，都属于治血的范畴，这句话对于治疗风证，应用范围颇广。在临证时前人曾提过一些应用指征。例如《丹溪心法》提出："理血者，无表里之急，血弱，举

发不时者"，就是说中风证必须是营血虚弱，没有表里急证，不时发作的，才是治血的适应症。《医门法律》对中风未入脏腑证，以通营卫为治，补血活血，颇得"治血"处方用药的要旨。关于使用祛风药物，多是在照顾营卫气血等因素基础上穿插使用，很少有一边倒以祛风为主的。同时在药物上，如钩藤、蝉蜕、天麻、僵蚕、全蝎、防风、蒺藜等都具有抗痉厥、镇静的作用，这不同于治疗外感风寒的祛风，这是值得注意的。

引火归原、益火消阴、破阴存阳

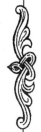

此三者都是对虚火所产生的某些病证的治疗方法。中医中所说的"火"，一股分为虚火和实火。火为阳而水为阴，火性炎上，水性润下，相互制约，相反相成，维持相对的动态平衡，构成人体的正常生理活动。五脏均有火，但火之根源在肾。

肾阳虚所导致的相对阴盛，使肾火不能安其位，虚火上升，临床表现为下寒上热，两足不温，面色浮红，头晕耳鸣，或口舌糜烂，舌质嫩红，脉虚等症。在治疗上使用"引火归原"的方法，补肾中之火，肾之元阳旺盛，同气相投，诱导虚越之火归根。但在补火的过程中，又必须同时佐以养阴药，把养阴寓于温补阳气之中，扶阳以配阴，使阳虚形成相对的阴盛得以平复，从阴引阳，使上浮的虚火，得以归根。如《济生方》的加减肾气丸（熟附子、肉桂、鹿角、沉香、山茱萸、牡丹皮、泽泻、茯苓、山药、五味子）治肾虚亏损，心火自焚，多渴自利，精神恍惚，面赤，心烦等症，就是引火归原的例子。

肾阴肾阳两虚，生化不及，肾气衰疲，产生某些阴证，

如水肿、痰饮、脚气等，在治疗上必须"益火之源，以消阴翳"。如肾气丸（熟附子、桂枝、山茱萸、熟地黄、山药、茯苓、牡丹皮、泽泻）即是典型的例子。《景岳全书》说："善补阳者，必于阴中求阳，则阳得阴助而生化无穷。"肾气丸中的阴药多，阳药少，却能起到益火消阴的作用，正是"阳得阴助而生化无穷"之意。

也有由于误治，或由于素体阳虚，寒邪直中阴经，以致阴寒太盛，格拒阳气于外，形成阳气暴脱之证。临床表现可见四肢厥冷，畏寒倦卧，脉沉微或迟弱，或见身大热而大汗淋漓，脉象浮大无根等表现，必用"破阴存阳"的方法，以回阳救逆，如四逆汤证。《伤寒论》说"吐利汗出，发热恶寒，四肢拘急，手足厥冷者，四逆汤（附子、干姜、炙甘草）主之"。又说："大汗出，热不去，内拘急，四肢痛，又下利，厥逆而恶寒者，四逆汤主之。"这都是属于破阴存阳，回阳救逆的例子。

上述这三种治法，在病机方面，既互有联系，又有区分，因而在具体运用上是同中有异，异中有同的。如肾气丸证与加减肾气丸证，同是肾阳虚，前者是由于阳虚而肾气不化，故需酌加附、桂于滋阴药中，使阳生阴化，肾气生化有源；后者是虚阳上浮，火不归根，必须加大温热药物的分量，并佐以沉降纳摄之品，在同气相投的诱导上，使上浮的虚火归根。二者都是从人体阴阳互根的基础上处理阴阳的偏盛偏衰，其着重点在协调阴阳，补偏救弊，使阳复而邪自退。至于四逆汤的运用，原是破阴存阳，着重点在破阴寒邪气，虽然它也有温复阳气，补偏救弊的作用，但这是寓于破阴之中的，为一边倒的大辛大热方，其中的含义自不相同。

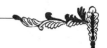

外感之喘治肺，内伤之喘治肾

肺主一身之表，肾主一身之里。肺主气，主皮毛，司呼吸。外感病如风寒束肺，肺气不宣，就会出现喘咳、恶寒、发热等症。如风热伤肺，火热内迫，烁肺伤津，就会出现喘促气粗，甚至鼻翼扇动。二者都是外邪犯肺，"邪气盛则实"，故"在肺为实"。

吸入之气，下归于肾，故又有"肾主纳气"之说。只有在肾气充沛，纳气正常的情况下，才能使肺脏气道通畅，呼吸均匀。如果肾气虚，根本不固，吸入之气不能下归于肾，就会出现呼长吸短、吸气困难的喘息病证，"精气夺则虚"，故"在肾为虚"。

所以又有上喘属肺，下喘属肾，肺喘为实，肾喘为虚之说。

外感之喘，如风寒束肺的喘证，治宜辛温发表，散寒平喘，临床常用三拗汤加味（麻黄、杏仁、甘草、前胡、橘红皮）；如系风热犯肺的喘，宜清热平喘，常用麻杏石甘汤。二者都是治上、治肺、治实邪的，故说"肺喘为实，外感之喘治肺"。

内伤之喘，是指肾虚，下元不固，不能纳气，以致呼长吸短，动则喘甚，气不得续等肾阳衰的喘证。治宜温肾纳气，临床常用肾气丸合生脉散（熟地黄、怀山药、山茱萸、茯苓、牡丹皮、泽泻、熟附子、肉桂、五味子、党参、麦冬）。这是治下、治肾、治虚的，故说"肾喘为虚，内伤之喘治肾"。

温阳利水与通阳利水、温阳降逆与通阳降逆

温阳利水，指温肾阳以利小便；通阳利水，指通太阳腑

气以利小便。温阳降逆，指温肾阳以降浊阴的上逆；通阳降逆，指通太阳利小便以降浊阴的上逆。上述四种治法，都与阳气有关，它们之间既有联系，又有区别，临床上根据疾病证候的情况，可四法合用，也可单用一法。

《素问·生气通天论》说："阳气者，若天与日，失其所，则折寿而不彰"。《类经图翼》说："天之大宝，只此一丸红日，人之大宝，只此一息真阳。"由此可见前人在人体生理活动上对阳气的重视。而阳的根本在肾，五脏之阳气非此不能发。前人特别强调肾之阳气在人体生理活动上的作用。临床上由于阳虚而产生的疾病是多种多样的，但以阴水较为多见（如慢性肾炎）。《素问·汤液醪醴论》在论水肿时说："其有不从毫毛而生，五脏阳以竭也。"意思是说水肿的致病因素，如果不是外邪从皮毛侵入而发生，就是由于五脏阳气的衰竭，不能蒸化水津而产生。指出了水肿病既有由于外感而产生的，也有从阳虚而产生的。

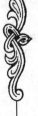

肾主水，主五液。人体五液的代谢，有赖于各有关脏腑共同完成，但主要是肾阳的气化作用。人体津液的敷布全身，糟粕的排泄体外，都有赖于肾阳的气化作用，使之达到升清降浊来完成。如果肾阳气虚，气化不及，就会引起全身水液代谢障碍而成为水肿。

治阳虚水肿，关键在肾，其次在脾和肺，三脏有着密切的联系。盖肾阳恢复则能温暖脾脏和生养肺气。治疗阳虚水肿的方法大致上有温阳利水与通阳利水两种。前者是温复肾阳使气化足而清浊自分，后者是温脾肾通太阳以利小便。如五苓散崇土泄水，通太阳之腑以利小便，不完全在于温脾肾，就是后者之意。上述两种治法在临床运用上，既有区分，又有联系，通常是两种同时运用。若因阳虚升清降浊

无权，导致清阳不升，浊阴不降，清浊不分，形成阳虚阴逆（如慢性肾炎发展到尿毒症，出现全身水肿，恶心呕吐，面色灰黯，胸闷腹胀，不能食，大小便全无，或小便短少，舌质淡胖，脉微细数等），则又要在温阳利水或通阳利水的同时进行温阳降逆或通阳降逆。因为肾阳不复，则清浊不分，故必温复肾阳。而小便不利，则浊阴不降，故又要通利小便。欲通利小便，又必须使肾阳恢复，气化健全。因阳的根本在肾，故总离不开肾。缘少阴与太阳相表里，故温肾与通阳同用，其功则相得益彰。水以肺为高源，故必须在温肾与通阳同时，开肺卫以通水道。而脾有转输上下，堤防水泛之功，所以又要补脾。及至阳虚阴逆，水寒互结，前后不通，又必须温阳夺实。古方真武汤、五苓散合大黄附子汤加减，颇能说明病机。

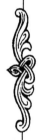

病例：黄某，女，23岁，1976年11月17日初诊。

水肿反复发作2年，加重伴呕吐5天，神志不清半天。患者于2年前因发现下肢水肿，到医院就诊，诊断为慢性肾小球肾炎，经服中西药物治疗后，水肿时现时消，反复发作，病情未能明显好转。半月前住入某医院治疗，又被诊断为慢性肾功能衰竭，于5天前出现频繁呕吐，不能进食，食入即吐，大小便闭塞不通，半天前神志渐不清醒，应家属要求，急延中医会诊。诊见神志不清，呈半昏迷状态，呕吐，眼圈黑，唇色暗淡红，面色、肤色萎黄，全身浮肿，按之凹陷难起，脉两尺沉微，右寸稍见弦细，左弱，舌质暗淡，苔黄白厚腻。脉症合参，辨证为肾阳衰虚，阳虚阴逆的危候。"小大不利者治其标"，治法宜温阳利水与通阳利水、温阳降逆与通阳降逆同时并用，冀求一泄以通其闭。处方：①熟附子17g（先煎），白术13g，生姜13g，白芍10g，茯苓20g，

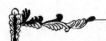

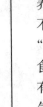

桂枝 10g，泽泻 10g，猪苓 10g，半夏 10g，生大黄 10g（后下），紫苏叶 5g。每日煎服 1 剂。服药前先给患者口含生姜片约 10 分钟，然后分多次将药水徐徐灌服。②熟附子 30g（久煎），生大黄 20g（后下），煎汤保留灌肠。服药 1 剂及灌肠 1 次后，大小便已通。3 剂后（第二天以后不灌肠）大小便畅通，能起坐饮食，危症暂时解除。

甘温除热，阳虚补脾

二者都是脾胃内伤，特别是脾气内伤的治疗方法。但前者多用于脾气下陷，后者多用于脾肺两虚。

脾为人体生理活动上下升降的枢纽，为气血营卫生化的源泉。若脾胃内伤，中气下陷，生化无权，就会现气机紊乱，升降失常的病变。中气下陷，多因疲劳过度，饮食不节，精神刺激等因素内伤脾胃所致。脾主升而胃主降，脾胃健运，则清阳上升，浊阴下降，谷气上输心肺，化生营卫气血，元气充沛，脏腑经络得以濡养而发挥生理功能。如果脾胃不健运，谷气衰少，营卫气血不旺盛，血脉不充，不能滋养元气，一方面导致相火（阴火）不潜藏，另一方面，谷气不升，反清为浊，下流于肾，又会冲激相火而引之妄动，使"阴虚火旺"益甚，虚火不断消耗津血、元气，形成"壮火食气"的局面。此即所谓邪火内伤热中的病变。其临床表现有潮热，手足烦热，或时寒时热，不任风寒，头痛，心烦，气喘，口渴不引饮，脉浮大无力，口淡无味，舌质淡，苔白滑等一派虚热脉症，同时又伴有神困倦怠，食少便溏脾胃阳虚的症状。这种所谓阴虚内热证候的病机特点是清阳不升，脾气下陷。治疗重点是升运脾阳。根据"劳者温之""损者益之""陷者举之""甘先入脾"的原则，宜用甘温补脾，升

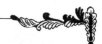

补脾阳的方法治之，此即"甘温除热"之法。由于脾喜燥而恶湿，佐以辛润升发的药物，使"脾升则运""土厚则火气自敛"。

阳虚补脾的治法前人常用于虚劳的阳虚证候，特别肺痨病的气阴两虚、阳虚为主的证候。《金匮要略》中的小建中汤证、黄芪建中汤证发其端，后来不断有所发展，特别绮石氏的《理虚元鉴》论述较为详尽。但其中多以论治疗肺痨。笔者认为此种治法，不限于肺痨一病，因为虚劳病证的范围较广，只要有脾阳虚或脾肺两虚的脉症，就可以运用。笔者常用以治疗不明原因的低烧，疗效较好。

肾中元阳，得之于先天，有激发五脏阳气的作用，但必需后天谷气的滋养，才能生生不已，运行不息。《灵枢·刺节真邪论》说："真气者，所受于天，与谷气并而充身者也"。说明元阳与先后天有着密切的关系。阳气之中，卫护肌表，温暖肌肉的叫卫气，是水谷悍气所生；营养全身的叫营气，是水谷清气所生；支持全身生理活动的叫真气（元气），真气赖谷气以滋养。这些气的来源与化生，都与脾胃有密切关系，故有"气之源头在脾"之说。气虚者必渐至阳虚，脾气虚则上输于心肺者少，可导致肺的气阴两虚。脾为肺母，故补脾有益肺之功，因而肺虚者，每每求助于脾。阳虚补脾，不但益脾阳，且有益于肺之气阴的作用。所以阳虚补脾，其着眼点在于使脾胃之清阳（谷气）上升。清阳之气通过脾气的健运，然后"清阳出上窍，清阳发腠理，清阳实四肢"，然过通后肺气的宣降，才能敷布于全身。这就是"阳虚补脾"的根据。劳倦伤脾，肺气虚损，出现食少、倦怠、潮热、劳嗽、面色苍白、脉虚、舌质淡等表现，治宜补脾益肺。临床上需要注意的是，本证尚未至于命门之火衰

微，如用辛热补火，可能与相火相激而助虚热；其也不同于脾气下陷，若用辛燥升补，则妨碍肺气的宣降；它更不是实火，若用苦寒泻火，则妨碍脾气的运化。"形不足者温之以气""劳者温之"，必甘温益气，补脾益肺，才能促使阳生阴长，脾复健运，营卫气血有源，阴气资生，虚阳可复。

鼻塞治心，耳聋治肺

鼻为肺窍，鼻塞一般多治肺。但鼻与五脏皆有联系，与心的联系更为密切，所以临床上有考虑"鼻塞治心"的必要。《素问·五脏别论》说："五气入鼻，藏于心肺，心肺有病，则鼻为之不利也。"《难经》也说："心主臭，故今鼻知香臭。"《东垣十书》还认为鼻与肺和心的关系，是"体"和"用"的关系。书中说："鼻乃肺之窍，此体也，其闻香臭者，用也。"《证治准绳》又认为鼻属手太阴肺经，又属手少阴心经。《类经》有"心，其系有五，上系连肺，肺下系心"。所谓心系者，一为心上通于肺，二为心由肺叶而下，与肾相通。《灵枢·邪气脏腑病形》说："十二经脉，三百六十五络，其气血皆上于面而走空窍……其宗气上出于鼻而为臭。"宗气是贯心脉而通气息之道的。临床上治疗鼻塞一般以宣达肺气为主，而"鼻塞治心"，则是宣通心阳以达肺窍的一种治法。如桂枝汤治疗外感风寒的鼻流清涕，则是通过调营卫，通心阳，从而达到解除鼻塞作用。所谓通心阳，达肺气，就是在"用"字上着眼。

肾开窍于耳，耳聋耳鸣，一般多治肾。但耳与五脏皆有联系，与肺的联系更为密切，所以临床上也有考虑"耳聋治肺"的必要。《难经》说："肺主声，故令耳闻声。"王冰进一步解释说："手太阴肺之脉，其络会于耳。"《东垣十书》

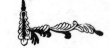

认为耳和肺的关系又为"体"和"用"的关系，书中说："耳之体属肾，用属肺"。《证治准绳》指出："耳属足少阴肾经，属手少阴心经，又属于手太阴肺经。"这些论述，不仅说明耳为肾窍，耳与肾有联系，而且也说明与肺也有密切联系。《灵枢·邪气脏腑病形》说："十二经脉，三百六十五络，其气血皆上于面而走空窍，其别气走于耳而为听。"《灵枢·口问》说："耳者，宗脉之所聚也。"这又进一步说明耳与五脏皆有联系，故邪在脏腑或经脉，或脏腑经脉气血虚，皆可以导致耳聋耳鸣。"耳聋治肺"，是耳聋耳鸣的治法之一，临床应用时，要认真考虑"清阳出上窍""耳目受阳气以聪明"的原因，一般在"用"字上着眼，其具体应用上有补脾益肺、宣发肺气、通心阳、达肺气等。

肝病治法发微

　　讨论肝病的治法，首先要了解肝脏的脏性。关于肝的脏性，《素问·脏气法时论》说："肝苦急，急食甘以缓之……肝欲散，急食辛以散之，用辛补之，酸泻之。"五脏苦欲补泻，乃临证用药第一义。所谓苦欲者，犹言好恶也，即其脏性之所在。违背脏性故苦，顺其脏性故欲。甘味能缓中。《难经》说："损其肝者缓其中"，故甘味能缓肝急。肝木性喜条达而恶郁抑，散之则气机条达，辛能发散，故食辛以散之。顺其性为补，逆其性为泻，肝木喜辛散而恶酸收，因此对于肝脏来说，辛散为补，酸为泻。

　　肝主疏泄，肝脏病变的基本病机为疏泄失常，肝气郁

滞。其治法正如《素问·六元正纪大论》所说："木郁达之"，即疏泄肝气，条达肝气。郁，指五气之抑郁。张景岳说："天地五运之郁，人身有五脏之应，郁则结聚不行，乃至当升不升，当降不降，当化不化，而郁病作。"肝主情志，主五志，而五志又分属于五脏，从这个意义讲，疏泄肝气，既有条达肝气的作用，也可调畅五脏气机。

但条达肝气，并不是完全用疏解行气之药。《难经·十四难》说："损其肝者缓其中。"肝苦急，急食甘以缓之，缓之即缓中也。用味甘之药来调补脾，即是缓中。损其肝者，指肝体，肝脏体阴而用阳，肝体即肝之精血，精血要以水谷为来源，故精血耗，要用甘润补脾胃的药（如甘麦大枣汤），使脾阴胃阴充足，而后肝木乃荣。

《临证指南医案》说："内经治肝，不外以辛理用，以酸治体，以甘缓急。"以辛理用，即《脏气法论》的"肝欲散，急食辛以散之，以辛补之"也。以酸治体，即《素问·阴阳应象大论》的"风生水，木生酸，酸生肝"也。以甘缓之，即《素问·脏气法时论》的"肝苦急，急食甘以缓之"，《难经》的"损其肝者缓其中"也。所以肝病失于疏泄者，应分析其病机，了解其虚实，而后制定补泻之治法。

《金匮要略》说："见肝之病，知肝传脾，当先实脾，四季脾旺不受邪，即勿补之。中工不晓相传，见肝之病，不解实脾，惟治肝也。夫肝之病，补用酸，助用焦苦，益用甘味之药调之。……肝虚则用此法，实则不在用之。"《素问·阴阳应象大论》说："风生木，木生酸，酸生肝"，即补肝之体也（这里不是指精血，而是指肝脏的脏体）。焦苦入心，心属火，为肝木之子。《千金方》说："心旺则气盛于肝""子能令母实"也。甘入脾补脾，缓中补脾缓肝急，以之为调补

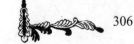

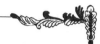

也。由此又可见调补脾胃既可柔肝缓急以补肝，又可防肝病传脾。此外，治心亦能补肝。肝病从健脾益心入手，确实可以调肝益肝。

《医宗必读》有"肝虚则禁其疏泄"一说。肝虚即肝体之不足，临床上又有肝阴虚或肝阳虚，肝血虚或肝气虚等区别。疏泄，指发汗，利大便，亦指疏肝理气。虽治肝有疏解之法，但如肝病证候属虚，则忌疏泄，而应补其体才可利其用。

"肝为风木之脏，因有相火内寄"，相火的根源发自命门，寄于肝、胆、三焦。"体阴用阳，其性刚，主动主升，全赖肾水以涵之"，水生木，水能潜藏相火，雷藏大泽也。"血以濡之"，肝藏血也。"肺金清肃下降之令以平之"，正常的抑制也。"中宫敦阜之土气以培之"，土气旺盛则为敦阜，土厚则木气自荣也。"刚劲之质"，肝为将军之官而主怒也。"得为柔和之体，遂其条达之性，何病之有？"因为得肾水以涵之，血液濡之，肺金清肃下降之令以平之，敦阜之土气以培之，故得为柔和之体也。

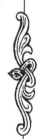

《沈绍九医话》说："柔肝当养胃阴，疏肝当通胃阳。"何为柔？《说文》段注云："凡木曲者可直，直者可曲曰柔。"肝属木，木曰曲直，柔肝即顺其自然生长、顺其曲直之势也。养胃阴以荣肝木，可用大半夏汤之类。胃阳，胃中津液也。《伤寒论》245条说："太过者，为阳绝于里。亡津液，大便因硬也。"236条又说："胃中生热，其阳则绝。"喻昌说："胃中真阳，津液所胎。""疏肝当通胃阳"即滋养津液以及通太阳以利小便之意，使土厚则木气自荣，亦即滋养胃中津液兼利小便之意。在这方面，一贯煎之类可也。

归纳起来，肝病的治疗原则，大体上可分为治用、治体

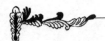

和治阳阴。治用，"肝欲散，急食辛以散之"，畅发肝用的条达、疏泄，亦调整肝脏的功能。治体，肝体属阴，藏血，精血来源于脾胃水谷之精气，其根生于肾水之精气。所谓治体，因视其具体情况，或滋肾阴以生肝体，或补肾阳以温肝体，或补脾胃以荣肝木。在临床上，治肝虚常用治阳明之法，"肝苦急，急食甘以缓之""损其肝者缓其中"等方法随宜选用。因此，滋养胃阴、津液以荣肝木，亦十分重要。又有如《素问·经脉别论》所说："食气入，散精于肝，淫气于筋。"所以脾胃虚弱，饮食减少，肝之化源不足也。肝气之不足，肝气不能条达，方宜补中益气汤、理中汤加减，补脾阳以资健运也。

1. 疏肝理气法

如果肝气自郁于本经，症见两胁胀或痛者，治疗应宜疏肝解郁，方用四逆散加香附、郁金、苏梗、橘叶等。兼寒象者，可加吴茱萸；兼热证者可加牡丹皮、生地黄、山栀子；夹痰者可合以二陈汤。注意这里所说的肝郁，并非阴虚血虚所致的肝郁，而是肝经气滞所致的肝郁。换句话说是肝之用郁而不伸的肝郁。或为外感留邪或寒热痰火为患，在未损害肝脏精血的前提下的肝郁。疏肝和理气，是相辅相成的。在一定条件下，疏肝就可达到理气的目的，理气也可以起到疏肝的作用。上述列举的药物，大都是通的、动的，没有补的、静的，就可以窥见其所谓疏肝的意思。但又都是辛散的。正所谓"肝苦急，急食辛以散之，以辛补之"。因此，这种"肝郁"，实际是治"用"而不治"体"。

2. 柔肝解郁法

如果肝气胀甚，用疏泄之法治疗更甚者当柔肝，方用一贯煎加柏子仁、牛膝等，兼虚热者可加天冬、生地黄。也有

为阳虚生寒的，则宜补肾阳以助之，用金匮肾气丸或当归、枸杞子、川芎、苁蓉、巴戟天、淫羊藿、肉桂、吴茱萸等。"肝虚则禁其疏泄"指的就是这一类情况。疏肝法实际上是实证才使用的。虽然虚证也有肝区胀，但虚证不能用疏肝法，应当用柔肝的方法，使肝得滋养而木自荣华，木气自遂其曲直之势。柔肝方法，即凉润、温润等方法。

3. 缓肝法

肝气甚而气虚者，治疗当缓肝，常用甘麦大枣汤合芍药甘草汤。缓与急相对。其病机一是由于肝阴肝血内损，使肝气失于涵养，急而横逆，症见头眩晕、易怒、胸闷、胁胀痛、脉弦等。一是由于脾胃气虚而不能"散精于肝"，导致肝气急者，症见胸闷、易怒、纳食不香、身体疲乏、无力、脉弦而虚等。二者都需要缓肝。但其造成肝急的病机不同，因此都要在缓肝的同时兼具补中或益肝的治疗。前者可加一贯煎，后者可合小建中汤等。这就是"肝苦急，急食甘以缓之""损其肝者缓其中"的具体运用。

4. 培土泄木法

肝气乘脾，症见脘腹胀痛者，当用六君子汤加吴茱萸、白芍、木香。培土，即培脾土，土厚则木气自荣，是从荣养肝体来着想的。泄木是疏泄肝木，疏泄正常，则肝条达，是从肝用来着想的。培土泄木，是在肝邪盛实而脾虚时使用，或者由于脾虚导致肝强乘土时使用，有肝病传脾的可能时也使用。特别是后者更为合适一些。这就是"见肝之病，知肝传脾，当先实脾"的具体运用。

5. 泄肝和胃法

肝气乘胃，症见胃脘吐酸，可用二陈汤合左金丸，或加豆蔻、川楝子等。泄肝和泄木、疏肝理气基本相同，是疏散

肝气郁结的方法。这里的肝郁，实际上是甲木顺乘胃土。肝木又有甲乙之分，胆为甲木，肝为乙木；土有阴阳之别，脾为阴土，胃为阳土。前面培土泄木，适用于乙木（肝）乘阴土（脾）之证，为木强土虚的证候；这里的泄肝和胃，适用于甲木（胆）乘阳土（胃）之证，是胆火上逆，胃气不降的证候。相对于泄木培土法来说，泄木培土是肝脾同治，以四君、六君为主，重点放在脾虚肝郁。而泄肝和胃，是胆和胃同治，以二陈汤、温胆汤为主，佐以左金丸，重点放在辛开苦泄而清胆火，降胃逆。临证治疗，最宜细辨之。

营卫刍议

营卫学说，是中医学理论的重要组成部分，《内经》曾有专章论述，后世医书也大都有所涉及。长期以来，它和中医学其他理论一样，一直指导着中医临床实践。但是，中医界对营卫的认识历来不尽一致，尤其是对营卫运行的看法，更是众说纷纭，莫衷一是。现根据笔者在读书与临证中的一些肤浅体会，对营卫学说中的若干问题作初步探讨。

营卫的含义

"营"，有些中医著作写作"荣"，是经营、营运、荣养的意思。营运是为了荣养，荣养必须营运，二者是相依而起作用的。"卫"有卫护之意，它通过"温分肉，充皮肤，肥腠理，司开阖"来抵抗病邪，保养人体。营卫也有阴阳属性，正如《素问·阴阳应象大论》所说："阴在内，阳之守

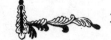

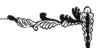

也；阳在外，阴之使也"。二者必须相互为用，才能发挥其生理功能。

营卫的来源

《灵枢·营卫生会》说："人受气于谷，谷入于胃，以传于肺，五脏六腑，皆以受气，其清者为营，浊者为卫。"可见营卫是水谷精微通过肺的气化而产生，并通过肺的气化而敷布、运行的。这就是说，营卫的物质基础来源于中焦，其敷布、运行则有赖于肺的宣降作用。《灵枢·决气》说："上焦开发，宣五谷味，熏肤、充身、泽毛，若雾露之溉，是谓气。"《素问·调经论》说："阳受气于上焦，以温皮肤分肉之间。"这些论述，都指出了上焦有敷布营卫的作用。但是，营卫气化的动力却来源于下焦。因肾藏元阴元阳，为先天之本，主藏精，主五液，主诸阴。所以中焦产生营气，入心化血，必须有肾脏先天气化功能为其气化的根基，才能完成这一生化过程。张氏《医通·诸血门》说："血之与气，异名同类，虽有阴阳清浊之分，总由水谷精微所化。其始也……未分清浊。得脾气之鼓运，如雾上蒸于肺而为气。气不耗，归精于肾而为精。精不泄，归精于肝而化清血。血不泻，归精于心，得离火之化而为真血。"《医贯·形景图说》说："五味入胃，津液上行，精者化为血脉，以成骨髓……有命门然后生心，心生血。"上述各家所论，都说明营气的物质基础是水谷精微，出于中焦，而气化的源泉则出于下焦。至于卫气，同样以中焦水谷精微为物质基础，赖下焦元阳为气化源泉，开发于上焦肺气。《中藏经》说："卫气出于上焦。"据我理解，是指卫气的开发、敷布而言的。而《灵枢·营卫生会》说："卫气出于下焦"；《灵枢·邪客》说："地有泉脉，

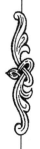

人有卫气"，则是说卫气的气化源泉在下焦。因此，关于营卫的来源，简而言之就是其物质基础来源于中焦，其开发、敷布有赖于上焦，气化的动力则来自下焦。

营卫的实质

营卫为水谷精微所化生，是人体生命活动所需要的一种物质，由于所处的部位及功能不同，所以同源异名，分别称为"营""卫"。营气属阴，其性精专，清纯，是血液组成的物质之一，其主要作用是营养全身。卫气属阳，主在外，其性质慓悍滑疾，其主要作用是卫护肌表，抵御外邪。

营卫既然是同源异名，它们之间存在着相互为用、相互影响的内在联系，故在某些方面常常表现出营中有卫，卫中有营，难以截然分开。正如张景岳所说："虽卫主气而在外，然亦何尝无血，营主血而在内，然亦未尝无气。故营中未必无卫，卫中未必无营。但行于内者，便谓之营，行于外者，便谓之卫，此人身阴阳交感之道，分之则二，合之则一而已。"但是，营和卫毕竟是两种不同形态、不同功能的东西，不能把它们完全等同起来。

营卫的运行

营卫在人体内是不断地运行的。《灵枢·动输》说："营卫之行也，上下相贯，如环无端。"《灵枢·营卫生会》说："营卫之行，不失其常。"都说明营卫是经常不断地运行于全身。但是，它们运行的轨道和速度不同。"营行脉中"，营气是在经脉之内运行，速度慢；"卫行脉外"，卫气是在经脉之外运行，速度快。下面具体谈谈营卫运行的几种不同形式。

营气运行的形式有两种。一种是行于脉中的循经运行，

即从手太阴肺经开始，注手阳明大肠经，注足阳明胃经，注足太阴脾经，注手少阴心经，注手太阳小肠经，注足太阳膀胱经，注足少阴肾经，注手厥阴心包经，注手少阳三焦经，注足少阳胆经，注足厥阴肝经，复从肝经注入肺经；向上沿喉咙的后面，入上腭骨的上窍，达到外鼻孔，从这里分出另一支别行的脉进入督脉、任脉，从任脉向上行，入缺盆，注肺中，然后又从手太阴肺经开始，成为一个循环周流的系统。这个周流全身的营气，是"精专"的，一个时辰行一经，一昼夜十二个时辰，在十二经绕行全身一周，周而复始，运行不止。这个周转的开始，是在平旦寅时从手太阴肺经开始，周流一周之后，十二经尽，十二个时辰亦尽，到次日寅时注入肺经，又开始第二天的运行。

营气运行的另一种形式，是在宗气支配下与卫气相将偕行，一昼夜在全身绕行五十周。正如《灵枢·营卫生会》说："上焦出于胃上口……常与营俱行于阳二十五度，行于阴亦二十五度，一周也，故五十周而复大会于手太阴矣"。"阳受气于上焦"，上焦是宗气之所聚，上焦之气与营气俱行，实质上就是卫气与营气偕行。

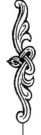

卫气的运行，情况比较复杂。《灵枢·五味》说："营卫之行奈何？伯高曰：谷始入于胃，其精微者，先出于胃之两焦，以溉五脏，别出两行营卫之道"。《素问·痹论》说："营者，水谷之精气也，和调于五脏，洒陈于六腑，乃能入于脉也。故循脉上下，贯五脏，络六腑也"。《灵枢·卫气行》说："卫者，水谷之悍气也，其气慓悍滑利，不能入于脉也，故循皮肤之中，分肉之间，熏于肓膜，散于胸腹。"从这些论述中可以看出，卫气与营气自中焦得到物质基础后，就分开各行其道，"营行脉中，卫行脉外"，二者似乎是分道扬镳，

互不相干。但由于阴阳、内外的相互感召，相互为用，"气帅血行""血载气行"等因素，所以卫气是与营气相将偕行的，这在上面谈营气运行时已经提到了。

卫气运行还有一种形式：自平旦出于足太阳经的睛明穴，循该经下行至小趾的至阴穴；分出一股别于目锐眦，不循经而散行于手太阳经的少泽穴；又一股在头上散行于足少阳经的窍阴穴；又一股循手少阳经至小指间的关冲穴；又一股上至耳前合于颔脉，注于足阳明经，下行至跗上的冲阳穴，入五指间的厉兑穴；又一股散至手阳明的商阳穴。这是日行于阳二十五度，行于手足六阳经。其注于足阳明经的一股，自冲阳穴入足心的涌泉穴，出内踝（阴跷照海穴），上行于目内眦而合于足太阳经的睛明穴为一周；由阴跷照海穴入于足少阴经，注于肾，肾注于心，心注于肺，肺注于肝，脉注于脾，脾复注于肾为一周。

从《灵枢·卫气行》可以看出，这是卫气运行的又一种形式，它自己构成一个循环系统，如环无端，但找不到来龙去脉。我认为营卫之气，均从上焦开发，从手太阴经出。而卫气之行，如何达到足太阳经，有没有大会于手太阴，其间找不到什么联系和会合，这就使它成为一个无头无尾的独立系统。还有，阴跷阳跷，都到达目内眦而通足太阳，但阳跷则更为直接到达睛明。经文叙述则自足阳明而入足心，出内踝而入阴分。其由阳入阴的，没有从阳跷而入阴跷；由阴出阳的，没有由阴跷而转出阳跷。本来跷脉有矫捷的作用，由阴出阳者，由阴跷而出阳跷，则阳气出于外而目张；由阳入阴者，由阳跷而入阴跷，则阳气内入而目瞑。《灵枢·卫气行》没有提到跷脉对于阴阳出入的桥梁作用，似乎有简脱。《灵枢·邪客》说："今厥气客于五脏六腑，则卫气独卫其外，行于阳，不得入于阴。行于阳则阳气盛，阳气盛则阳跷脉满，不得入于阴，阴虚，故目不瞑矣。"《灵枢·大惑论》也说："卫气不得入于阴，常留于阳，留于阳则阳气满，阳气满则阳跷盛，不得入于阴则阴气虚，故目不瞑矣"。又说："卫气留于阴，不得行于阳，行于阴则阴气盛，阴气盛则阴跷满，不得入于阳则阳气虚，故目闭也。"这说明阴跷、阳跷是卫气出入的桥梁之道。为什么《灵枢·卫气行》没有点明，而注家也没有提及，这是颇为费解的。

《内经》中对营卫运行叙述得比较乱，不容易理出头绪。这里把它分为三种形式。第一种是营气的循经运行，它是后来关于子午流注、脏腑经络气血旺衰的时间规律等理论的来源；第二种是营卫相将偕行，是在阴阳相互为用的情况下完成的，符合阴阳相互依存的理论；第三种是卫气"昼行于阳二十五度，夜行于阴二十五度，至阳而起，至阴而止"的运行形式，提示人体阴阳出入与天时气候有着密切的关系，从而在营卫运行方面为认识人体的生理活动、病理变化提供了理论根据。第一和第三种运行形式，《内经》里似乎是单纯指营气或卫气的运行而言的，其实二者都是由宗气与之俱行，而宗气里面包括了营卫二气的，因而就不是一气独行，而是营卫偕行。《内经》把这两种运行方式截然分开，只不过是突出营卫或卫气在某方面的作用而已。

营卫与血气的联系和区别

营与卫和血与气，有着密切的联系，但又有区别。营，虽然是血液组成的一种物质，有荣养作用，随血液运行于全身，与血有着密切的关系，但它本身并不是血。《灵枢·邪客》说："营气者，泌其津液，注之于脉，化以为血。"《灵

枢·营卫生会》说:"中焦亦并胃中,出上焦之后,此所受气者,泌糟粕,蒸津液,化其精微,注于肺脉,乃化而为血,以奉生身,莫贵于此,故得独行经隧,命曰营气。"这就说明了营是血液组成的一种物质,但它不等于血。卫,是各种气中的一种,它和各种气有着密切的联系,但有其独立的部位和功能,因而和各种气又有区别。正因为营、卫、血、气是有区别的,所以《伤寒论》中有"卫气不共荣气谐和"和"营弱卫强"的病机。温病学说中把温病的病程分为卫、气、营、血四个不同阶段。方剂中有人参养营汤、当归补血汤、补中益气汤,如此等等,都是各有所指,不可混淆的。

实践是检验真理的唯一标准。中医的理论,是从实践中来的,又转过来指导实践,并经大量的临床实践证明,是行之有效的。关于营卫的理论,也应通过反复的临床实践来检验其真理性。

《金匮要略》小议三则

则一

关于痰饮的治疗,《金匮要略》有很好的论述,对临床的指导意义也很大。其主要的论述在《痰饮咳嗽病脉证并治》中。

对痰饮的证治,本篇列有数首方剂,如苓桂术甘汤、泽泻汤、小半夏加茯苓汤及肾气丸等。其中说"心下有痰饮,

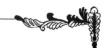

胸胁支满，目眩，苓桂术甘汤主之"。"夫短气有微饮，当从小便去之，苓桂术甘汤主之，肾气丸亦主之"。结合泽泻汤证的"心下有支饮，其人苦冒眩"，小半夏加茯苓汤证的"卒呕吐，心下痞，膈间有水，眩悸者"，以及苓桂术甘汤证，均有眩症（眩晕）。这个眩是由于脘膈间有水，水饮上逆，蒙蔽清阳，冲击清空所致。"心下有支饮"的水饮表现有"胸胁支满""心下痞""卒呕吐"等。这个水，当然有宿水，但发病的关键在于新受之饮，其水液不能输化而诱发。新饮引动宿饮的机理，与《伤寒论》五苓散证的"水入则吐，名曰水逆"的机理相似。《金匮要略》五苓散证亦有"吐涎沫而颠眩，此水也"的症状。这就说明了是新饮引动宿饮。由于脾胃阳虚，饮入之水，不能输化，水停心下，积在胸膈间的水，引动宿饮上逆所造成。这种水饮，属于外饮，古人所谓"外饮治脾"，所以在治疗上采用苓桂术甘汤等健运脾胃，以通阳气，茯苓、泽泻行水，半夏降逆蠲饮，总不出"以温药和之"的原则。

而肾气丸所治的水饮，属于内饮。由于肾虚不能镇水，以致水气上凌，古人所谓"内饮治肾"，用肾气丸温肾，通阳行水。

所谓外饮，即新饮入水，由于脾阳不运而停聚脘膈，引动宿饮，冲击清空所致；所谓内饮，即宿饮之水，由于肾阳衰微，或疲劳过度，外感或其他治疗不当，导致肾不镇水，水气上泛所造成。

"夫短气有微饮，当从小便去之，苓桂术甘汤主之，肾气丸亦主之"。这一条文叙述简略，在临床上对于何者系苓桂术甘汤证，何者系肾气丸证，很难辨别。喻嘉言对本条作如下辨别："微饮阻碍呼吸而短气，当辨之几微。若呼之气

短，是心肺之阳有碍，宜苓桂术甘汤通其阳，阳通则膀胱之气利矣；若吸之气短，是肝肾之阳有碍，宜肾气丸通阳，阳通则小便之关通矣"。在临床上苓桂术甘汤证，除有短气、头目眩晕、呕吐、心下悸之外，常伴小便不利；肾气丸证，除有短气、小便不利外，常伴有腰酸胀、小腹拘急等。在病机上，一则以脾阳虚为主，治当崇土而佐以温通肾阳，苓桂术甘汤主之；一则以肾阳虚为主，治宜温肾暖土而佐以通阳，肾气丸主之。

此外，还论述了大青龙汤、小青龙汤在治疗溢饮上的运用。如本篇云："病溢饮者，当发其汗，大青龙汤主之，小青龙汤亦主之"。溢饮的证候是"饮水流行，归于四肢，当汗出而不汗出，身体疼重"，而"饮水流行，归于四肢，当汗出而不汗出"是其病机，"身体疼重"则是其主要症状。治疗却有大小青龙之分。考大青龙汤是辛凉剂，治疗外有寒邪束表，内有烦热者。小青龙汤是辛温剂，治疗外有寒邪束表，内有停饮者。二者药性不同，治疗各异。《金匮要略》《伤寒论》两书，对大青龙汤治溢饮，尚无明确论证。喻嘉言认为"治饮证必以小青龙汤为第一义也"，这很可能是痰饮证很少表现为大青龙证的缘故。大小青龙汤均有麻黄、桂枝，似都能发汗，但大青龙汤的麻黄为六两，桂枝为二两，生姜为三两，而小青龙汤的麻黄为三两，桂枝为三两，细辛为三两，尚有白芍、五味子收干姜之守。论者每以发汗力之大小来区别大小青龙，发汗力小者为小青龙，发汗力大者为大青龙。其实小青龙汤治痰饮，在临床治疗上很少能达到发汗的效果，却能起到平喘、止咳、降水逆的作用。

《金匮要略》云："咳逆倚息，不得卧，小青龙汤主之。"这个咳逆倚息，自然不排除由于外感风寒所引起。但综观全

文，是以内饮为重点的。《伤寒论》云："伤寒，表不解，心下有水，干呕，发热而咳，或渴，或利，或噎，或小便不利，少腹满，或喘者，小青龙汤主之。"又说："伤寒，心下有水气，咳而微喘，发热不渴，服汤已渴者，此寒去欲解也，小青龙汤主之。"这两条虽然指出本证是由于伤寒引起的，但重点仍在内饮。前人指出小青龙汤证是"寒邪束表，内有停饮"的证候，因而认为小青龙汤是治疗痰饮证的发汗剂。笔者却认为不尽然。从小青龙汤的立法、方药组成及其加减法来看，是以蠲除饮邪为重，而不是以发汗解表为重。小青龙汤虽有发汗药，但比大青龙汤少，而且配以固守收敛药。何况小青龙汤加减法有五，其中去麻黄者四，可见其不重在发汗。再从临床治疗来看，对于咳逆倚息，不得卧，没有表证的痰饮证，投以小青龙汤往往有效。因为麻黄不但有发汗解表的作用，而且也有平喘行水的作用，所以即使无表证，不去麻黄，对痰饮喘咳来说，也是有效的药物。大青龙汤、小青龙汤均为表里两解的方剂，但大青龙汤治疗重点在表，小青龙汤治疗重点在里。

则二

《金匮要略·疟病脉证并治第四》说："疟脉自弦，弦数者多热……弦数者风发也，以饮食消息止之。"这里提示着饮食治疗的重要意义。特别是邪少正虚，或精血亏损的证候，更为重要。这种治疗方法，后世不断有所发展，广泛应用于临床。从上述条文分析，"以饮食消息止之"，是以"多热"导致"风发"为前提的。由于热邪劫夺胃的津液，不能滋养肝脏，液涸肝急，热极生风，大有传为"风消"之势，当急救阳明气津，故后人有"风耗其津，宜滋养胃阴"的说

法。"以饮食消息止之"，就是根据此原则，选用养胃、益气、生津的饮食物，达到既能营养身体，又能治疗疾病的目的。

则三

甘麦大枣汤见于《金匮要略·妇人杂病脉证并治第二十二》："妇人脏躁，喜悲伤欲哭，像如神灵所作，数欠伸，甘麦大枣汤主之。"原方组成为甘草八两，小麦一升，大枣十枚。脏躁的"脏"字，有人解为"子宫"。黄树增著《金匮要略释义》谓："脏指五脏而言，脏躁谓五脏之全部或一部，津液阴血不足，发为脏躁。"笔者同意黄树增的说法。但以肝脏阴液不足发为脏躁者，本方疗效较好。

随笔九则

则一

心肾相交，又称水火既济，是人体生理活动的正常现象。如果由于某种原因，引起阳的偏盛偏衰，在某种情况下，便会产生心肾不交的病理变化。心者主火，火性炎上；肾者主水，藏精，水性润下。欲要火不太过，不变为壮火，必须得肾水上济以潜；欲要阴精不下泄，必须得心阳才能上承。心在上，"心部之表"，以阳为用，肾在下，"肾治于里"，以阴为用，阴阳表里上下间相互渗透，不断地运动着，既相互对立，又相互为用，达到动态平衡，维持心肾相交的正常

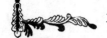

生理现象。另外，脾居中央，为上下升降的枢纽。心肾相交又有赖于脾气居中的斡旋，故与脾也有密切关系。导致心肾不交的主要原因，一则在于肾阴内耗，阴亏于下，不能涵蓄心阳，导致心阳不肯下降；一则为六淫化火，痰热内蕴，阳强不肯入阴。另外，大惊卒恐，心神肾志两伤，亦能导心肾不交。因此，心神不交的病理，大抵不出两途：一为阴虚不能潜阳，二为阳强不肯入阴。因而在治疗上，常用滋阴潜阳，滋阴降火，或用泻阳存阴等方法，同时注意枢机的斡旋作用，相应佐以健运脾胃。

则二

小柴胡汤治半表半里，重点在半表。该方的组成是柴胡半斤，黄芩三两，人参三两，半夏半升，炙甘草三两，生姜三两，大枣十二枚。加减法：若胸中烦而不呕，去半夏、人参，加瓜蒌实一枚；若渴去半夏，人参合前成四两半；若腹中痛者去黄芩，加芍药三两；若胁下痞硬，去大枣，加牡蛎四两；若心悸，小便不利者，去黄芩，加茯苓四两；若不渴，外有微热者，去人参，加桂枝三两，温服微汗愈；若咳者，去人参、大枣、生姜，加五味子半升，干姜二两。观上述小柴胡汤加减七法中，没有一法是去柴胡的，可知治疗重点在半表。

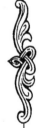

小青龙汤是治表有寒邪，心下有水气（水饮）的表里双病证。麻黄、芍药、细辛、炙甘草、桂枝、干姜各三两，五味子半升，半夏半升。加减法：若渴去半夏，加瓜蒌根三两；若微利者，去麻黄，加芫花如一鸡子，熬令赤色；若噎者，去麻黄，加附子一枚，炮；若小便不利，少腹满者，去麻黄，加茯苓四两；若喘去麻黄，加杏仁半升。在小青龙汤

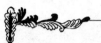

加减五法，可去麻黄者四法，可知其治疗的重点在里。

则三

"阴虚之证统于肺"一语，出自绮石的《理虚元鉴》"治阴虚者专责重于脾"一语，出自张锡纯的《医学衷中参西录》。一般说来，肾藏精，主水，主诸阴，内藏命门相火。临床上属于阴阳水火的偏盛偏虚的疾患，治疗多责于肾，往往获得较佳的疗效。绮石氏所说的"阴虚之证统于肺"，是专指治肺痨病中的虚证而言。绮石氏认为，凡因肺痨而致咳嗽、咯血、骨蒸潮热，有似肺肾精血亏损等证，那是由于肺阴虚而造成。肺虚则水精不布，肾源以绝，水子不能救金母。阴虚则热，阳虚则气散，导致气阴两虚，在治疗上必须清金补肺，使源流长，虚乃复。指出病非外感传里，化热化火，不宜用苦寒泻火，提出用生脉散一清一补一敛，为肺痨必用之药，其清金补肺之手法，可见一斑。

张锡纯氏所说的"治阴虚者专责重于脾"，是指治脾、肺、胃气阴两虚，不能化生和输布津液所致的津枯液涸的阴虚证而言。张氏引陈修园的话说："脾为太阴，乃三阴之长，故治阴虚者，当以滋脾阴为主，脾阴足，自能灌溉诸脏也。"滋脾阴的方法主要有：一是甘寒养胃阴，佐以健运脾阳以升生津液；一是调脾胃以进饮食，使津液有源。前者宜于胃热津枯之脾约，临床表现多口渴、能食。后者宜于脾虚不运，不能消谷生津，临床表现多不能食，口干不渴。二者均以津血枯涸低热为主要特征。查张氏治消渴的玉液汤（怀山药一两，黄芪五两，知母六两，生鸡内金二两，葛根一两半，五味子三两，天花粉二两），在一派清热滋阴药中加黄芪、葛根以升脾胃之清阳，使脾运则津液自生，阳升则津液

上腾，精升津布，阴虚乃复。与《伤寒论》炙甘草汤，滋阴生血，宣阳化阴，有异曲同工之妙。另一方面，张锡纯氏认为脾病累及于肺，致脾气不能散精达肺，则津液少，所以调其脾胃，脾胃旺多进饮食，自能生津养血，而真阴自足。因此滋阴生津液，则责重于脾。

由此可见绮石和张锡纯的上述论点，均是以特定的证候为依据的，对于治疗肺胃气阴两虚的疾患，可资借鉴，而不是所有的阴虚证都可以一概而论。

则四

徐灵胎在《杂病源·阴阳条》中说："经曰：阴胜则阳病，阳胜则阳病，阳胜则热，阴胜则寒，阴根于阳，阳根于阴，病有不可正治者，当从阳引阴，从阴引阳，各求其属以衰之。如求汗于血，生气于精，从阳引阴也；引火归原，纳气归肾，从阴引阳也。此即水中取火，火中取水之义。"《灵枢·营卫生会》说："夺血者无汗，夺汗者无血"，是血汗同源的意思。"求汗于血"，汗出于腠理皮毛，阳也；血行于血管之中，阴也。汗的属性属阳，血的属性属阴，所以"求汗于血"，称为"从阳引阴"，火中取水。《阴阳应象大论》说："味归形，形归气，气归精，精归化。"精气也是同源的。但精属阴，气属阳，气必须从精产生，叫作精生气。所以"生气于精"，也是"从阳引阴"的一种手法。火之源在肾，气之源也在肾，所以肾称为水火精气之窟宅。现在火气上浮，必须从补肾来纳气，温肾以引火。上浮阳也，从肾来招纳，所以叫做"从阴引阳""水中取火"。

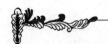

则五

《温病条辨》上焦篇第三条自注说："尺肤热，尺部肌肤热甚，火反克水也"。显然认为"尺肤热"的"尺肤"是指寸、关、尺的尺脉部位皮肤而言。火是指热甚，水是指尺脉属肾，肾为水脏，故有"火反克水"之说。这是错误的。因为临床上并没有单独尺脉部位一指之宽的皮肤发热的。"尺肤热"最早见于《灵枢经·论疾诊尺》："尺肤热甚，脉盛躁者，温病也。"《素问·平人气象论》云："尺热，曰温病。"后人一般写作"尺肤热"。笔者理解"尺肤热"是指由尺泽穴到大陵穴这一段肌肤发热，医生可以从触诊上感到。这种"尺肤热"不是温病初期卫分时的症状，而是到了气分以后才能出现。因此，吴氏除解释错误以外，把它列在第三条作为温病提纲，也是不适当的。

则六

《温病条辨》上焦篇第四条说："太阴风温、温热、温疫、冬温，初起恶风寒者，桂枝汤主之。"既是温病，而且包括了温热、温疫两证，即不应用桂枝汤以热治温，即使在温病初期，有微恶风、汗出，也不能用桂枝汤。这样处理温病，是不恰当的。其弊正如他自己所说的"晋唐以来诸名家……其故皆由不能脱却《伤寒论》蓝本"所致。

则七

《温病条辨》上焦篇第八条："太阴温病，脉浮大而芤，汗大出，微喘，甚至鼻孔煽者，白虎加人参汤主之，脉若散大者，急用之，倍人参"。按脉浮大而芤，是由于汗大出，

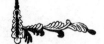

阳随津泄，津泄液伤，心阴心阳两衰的表现。因为汗为心液，"心为阳中之太阳"，故在表之汗出，不独伤心阴，而且伤心阳，每每出阴阳两伤的脉症，当用白虎加人参汤以强心益气，清热生津。若脉散大，是气伤而不敛，液伤而不充，心肺阳气皆衰，津液告竭，化源欲绝之候，拟用白虎汤合生脉散，较为合拍。

则八

《温病条辨》上焦篇第九条"白虎本为达热出表"。白虎汤中的石膏，是有解肌作用的。它的解肌，是由于清热生津，清解肌热的作用，而不是达热出表的作用。因为这个热，是邪入阳明经化热伤津的热。从表里来说，它属里证，从里证来说，它属里中的表证。这个表，无须从表解，也不能从表解，所以没有"达热出表"的必要。方中配以知母、甘草、粳米，完全是加强石膏清热生津的作用，毫无达表之意。前人有"表未解者不可以用石膏"之说，更足以说明石膏毫无达表的作用。如果要说达热出表的方剂，麻杏石甘汤较为适合。

则九

叶天士《外感温热》篇"热病救阴犹易，通阳最难。救阴不在血，而在津与汗；通阳不在温，而在利小便"。湘按：这里所说的"阳"，有两层意思：一是指胃中的真阳，一是指太阳，而以前者为主。因为外感湿邪，内合脾胃，湿邪除伤阳气以外，同时也伤阴气，所以有"阴邪多一分，则真阴少一分"的说法。湿邪内郁过久，蕴为湿热，则更伤阴气。故在治疗上宜宣通胃阳。胃阳生于胃中的津液。《伤寒论》

245 条有"阳绝于里，亡津液"，246 条有"胃气生热，其阳则绝"的论述。喻嘉言更点出，"胃中真阳，津液所胎"。因此，这里所说的"通阳"，是在滋养胃津的基础上进行的。没有津液，则胃阳不能恢复；没有津液，就没有小便，也就没有湿邪的出路。通过补津液以达膀胱而利小便，使邪有出路，这就叫作"通阳"。

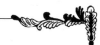

年谱

1906年3月26日生于广西贵港市。

1922年开始钻研医经，自学中医，并向当地名师求教。

1936年1月，在广西贵港市自办诊所，开始行医生涯。

1954年在广西贵港市创办"三好联合诊所"并任所长。

1956年6月，由贵港市被选调到广西南宁市参加广西中医专科学校的筹建，并任经史教研组组长。此后该校改为广西中医学院，又任中医基础教研室主任、中医医史文献研究室主任，至1987年离任。

1958年获国家卫生部发扬祖国医学遗产奖。

1959年秋，带领学生到广西百色澄碧河水库建设工地实习，用中医药方法成功救治大批流脑、伤寒及阿米巴痢疾患者。

1963年至1995年间，教学之余在广西中医学院第一附属医院、广西中医学院第二附属医院及广西中医学院直属门诊部从事临床工作。

1978 年晋升为副教授。

1979 年被选为政协广西壮族自治区第四届委员会会员。

1980 年 3 月，出席全国第二届科技大会。同年出席广西科技大会，《中医学基础教学参考资料》一书获广西科技大会奖励。

1980 年秋，任中国中医学会广西分会副会长。

1982 年晋升为教授。任广西医古文研究会主任委员、《广西中医药》杂志编委会副主任。

1984 年被选为政协广西壮族自治区第五届委员会会员。

1987 年秋，"林沛湘外感咳嗽电子计算机诊疗系统"获广西科技成果奖二等奖。

1990 年 10 月被国家卫生部、人事部、国家中医药管理局联合确认为国家级名老中医专家。

1998 年 7 月 9 日逝世于广西南宁市。